U0818390

卫生数据管理软件应用

卓　朗　苗春霞　主编

中国矿业大学出版社
·徐州·

内 容 提 要

本书是面向新世纪推出的新一代卫生专业数据管理软件应用的案例版教材。使用“社区居民高血压流行现况调查”这一实际工作案例，分别介绍了调查设计、数据处理、简单的统计描述、大量数据的录入、移动设备上进行调查数据录入和最终的数据统计分析，为读者从数据采集到撰写分析报告提供了全套的技术示范。

本书由浅入深，循序渐进，内容丰富而且通俗易懂、实用性强，既可以作为临床医学、全科医学、预防医学、护理学、社会医学、公共事业管理等专业的本科生和硕士研究生的教材，也可以作为岗位培训教材或相关专业人员的参考用书。本书和相应课程需要具备一定的计算机基础知识、统计学和流行病学基础知识。

图书在版编目(CIP)数据

卫生数据管理软件应用 / 卓朗，苗春霞主编.
徐州：中国矿业大学出版社，2025. 3. — ISBN 978-7-5646-6550-0

Ⅰ. R-058

中国国家版本馆 CIP 数据核字第 2024SC8499 号

书　　名 卫生数据管理软件应用
主　　编 卓　朗　苗春霞
责任编辑 史凤萍
出版发行 中国矿业大学出版社有限责任公司
（江苏省徐州市解放南路　邮编 221008）
营销热线 (0516)83885370　83884103
出版服务 (0516)83995789　83884920
网　　址 http://www.cumtp.com　**E-mail**:cumtpvip@cumtp.com
印　　刷 徐州中矿大印发科技有限公司
开　　本 787 mm×1092 mm　1/16　**印张** 19.5　**字数** 499 千字
版次印次 2025 年 3 月第 1 版　2025 年 3 月第 1 次印刷
定　　价 48.00 元
（图书出现印装质量问题，本社负责调换）

编委会

主　编　卓　朗　徐州医科大学

苗春霞　徐州医科大学

副主编　陈家应　南京医科大学

张洪成　徐州医科大学附属医院

孔蕴馨　徐州市肿瘤医院

编　者　（按姓氏笔画排序）

尹文强　山东第二医科大学

田　梅　新乡医学院

朱丽丽　徐州医科大学

刘国琴　遵义医科大学

许建强　徐州医科大学

李瑞锋　北京中医药大学

杨晓虹　成都医学院

宋国强　安徽医科大学

张　楠　内蒙古医科大学

郑　娟　徐州医科大学

赵　云　徐州医科大学

黄晓静　徐州医科大学

贾欢欢　徐州医科大学

秘　书　卢　忆　徐州医科大学

金　瑞　徐州医科大学

前　言

计算机类的书成千上万，计算机软件浩如烟海，作为新世纪医学人才，应知应会的内容有哪些？最实用的技术有哪些？做研究、写论文必需的基本功有哪些？这些问题靠自己摸索往往事倍功半，这本书为读者从一个数据管理的门外汉走向专业学者开辟了一条捷径，让读者在日常工作中如虎添翼，轻松应对往日只有计算机、统计学、流行病学专业人士才能解决的复杂问题。

本书第一章是概述及案例引入，讲解实际工作中对卫生数据管理技能的要求，介绍调研的基本技术，通过调查案例展示基本技术的组合应用，可以帮助读者撰写调研报告，甚至发表严谨、规范、高质量的学术论文。第二章重点介绍使用 Excel 2021 这款软件解决简单的数据处理工作，包括数据的录入、格式设置、排序、筛选、分类汇总，数据透视，使用公式与函数，绘制图表，宏编程等。第三章重点介绍软件 Epidata 3.0、问卷星的使用，解决批量调查资料的数据录入以及在移动平台上调查数据的收集问题，包括创建数据库、添加质量控制、自动计算与跳转、关联数据库的建立、数据库的连接、双录入与核对、数据导出以及问卷星的编辑和使用等。第四章重点介绍应用软件 SPSS 27 解决日常的统计描述与分析问题，包括 SPSS 数据管理、计量资料的统计分析、分类资料的统计分析、统计图形的绘制、非参数检验、相关与回归分析、logistic 回归、生存分析等。第五章和第六章分别使用 Stata 软件和 R 语言演示如何完成第四章中的工作。最后安排的是实习指导，这种安排可以让读者自主选择喜欢的软件风格，拓宽视野。

本书的特点是从实际工作案例开始，逐步地把计算机基本操作引向专业领域。真实的调查案例贯穿全书，读者可以清晰地看到一项研究如何从设计到统计，最后到研究报告，使本书成为一本从入门到精通的教材。

本书在编写和出版过程中得到了各参编单位的大力支持。文字校对工作得到了徐州医科大学陈思婷、杨雨姗、殷媛、李芯杨、潘龙杰、魏来、陈何露、刘奕彤、高语曦、李纯子、赵佳音、曹维海等多位同学的鼎力相助，在此一并向关心支持本书编写和出版的各位领导、同人、同学以及被引用文献的有关作者致以诚挚的谢意！

限于水平，疏漏和错误之处在所难免，敬请读者批评指正。

如果您在学习本书时需要示例数据库的电子版，请给主编写信或发电子邮件：

徐州医科大学　邮编：221002

卓　朗　E-mail：episoft@163.com

苗春霞　E-mail：jumpinghorse@163.com

如果您发现书中的错误，也请告知我们。我们在本书下一版出版时将对帮助者致以感谢。

作　者

2024.10

目　录

第一章　概述及案例引入

第一节　概　　述

一、什么是数据管理

自 1946 年美国人莫克利(John W. Mauchly)和艾克特(J. Presper Eckert)发明了世界上第一台通用计算机“ENIAC”以来,计算机在短短几十年的时间内经历了电子管、晶体管、集成电路和(超)大规模集成电路四个时代。其功能也从最初的科学计算逐渐拓展到数据存储、自动控制、人工智能,影响着人类社会生活的方方面面,包括个人计算、互联网、物联网、大数据、云计算等。人类产生的数据每两年翻一番,数据管理走进了每个人的生活。

在计算机科学中,数据是指所有能输入计算机并被计算机程序处理的符号的总称,包括数字数据和模拟数据。数字数据如各种统计或测量数据,模拟数据由连续函数组成,分为图形数据、符号数据、文字数据和图像数据等。

数据管理是指通过规划、执行和控制数据及其相关过程,以求最大化利用数据价值的综合性活动。它涵盖了数据的整个生命周期,包括数据的采集、存储、处理、分析和应用,确保数据的安全性、可用性和合规性。数据管理的目标是优化数据使用、支持决策制定、提高业务效率和效果。

大数据的兴起使得数据科学家成为热门职业。2010 年,在高科技劳动力市场上还很难见到数据科学家的头衔,但此后,数据科学家逐渐发展成为市场上最热门的职位之一,具有广阔的发展前景,并代表着未来的发展方向。目前,能够通过分析大数据支撑企业做出有效决策的数据管理人员和分析师,全球存在 150 万人的缺口。

在卫生服务领域,随着电子健康档案、大数据技术的兴起,医疗机构收集和存储了大量的医疗数据,包括患者的临床病历、医学影像、基因信息、医保信息等。通过分析这些数据,医生可以探索疾病的病因,研究疾病的发病机制,探索个性化的治疗方案,不仅能更好地满足患者的治疗需求、提高医疗质量和治疗效果,还能科学合理地控制医疗费用不合理的增长。数据管理已经成为当前卫生服务不可或缺的一项基本技能。

二、卫生领域的数据管理三环节

数据管理通常包含数据沉淀、数据治理与数据资源开发利用三个环节。在卫生领域,数据沉淀是指在日常工作中收集的卫生数据,包括患者和社区居民的人口学资料、疾病相关资料、健康生活行为等病因资料。这些数据可以通过日常诊疗、社区调查等获得。收集到的数据要进行治理、整理和清洗，以便更好地分析和应用。

数据治理，通常指为提高数据的可用性和安全性而采取的控制措施。为了提高可用性，卫生工作者需要具备基本的计算机操作、常见软件应用、专门系统管理和维护等方面的知识和技能，同时还要有足够的数据安全意识，除了要掌握数据的备份和恢复等通用数据安全措施，更重要的是要有意识地保障服务对象的健康权和隐私权。在日常卫生服务和数据沉淀过程中，要确保数据隐私和安全，防止数据泄露和未经授权的访问。通过数据治理，可以提高数据的完整性、一致性、准确性，保证数据质量满足相关业务的要求。

数据资源开发利用是指运用统计学和其他分析技术对收集到的卫生数据进行分析和评估。通过对数据的分析，可以发现潜在的卫生问题、病因和趋势，为改善社区居民的健康状况提供科学依据。这个环节，需要以卫生相关专业知识和技术为基础，尤其是要掌握卫生统计、数据可视化等技术。所谓数据可视化，是将数据转化为易于理解的图表、地图等，便于向社区居民和决策者传播，提高大众对健康问题的认识和理解，辅助决策者制定相应的卫生政策。例如，通过采取相应的健康促进活动预防慢性病的发生，制定干预措施，评价干预效果等。

数据管理在整个卫生管理活动中起着核心的、决策性的、关键的作用。数据管理技术也是医疗卫生相关专业的关键技术。

三、课程设计

1. 课程定位

“卫生数据管理软件应用”是一门介绍卫生数据管理相关的理论、方法、软件应用和实践技能的课程，定位于卫生工作者、卫生管理者在日常工作中必备的数据管理技能。本课程通过案例教学，让读者窥一斑而知全豹，在实际工作中再自主拓展和深入学习。

2. 本书内容

第一章概述和案例引入，通过案例介绍，让读者感受到自身的知识和技能与实际工作要求不匹配，从而激发求知欲望。整个课程围绕着解决案例提出的问题而展开。解决调查设计相关的理论和方法，简明扼要，深入浅出。第二章介绍了 Excel 的中级功能和高级功能，如宏编程，通过一两节课程就可以让读者完成往日只有 VBA 工程师才能完成的任务，日常工作效率会大大提高，如虎添翼。第三章介绍 Epidata 和问卷星。解决数据在电脑端和移动终端录入时的界面设计、质量控制等问题。问卷星技术可以在卫生管理日常工作中完成会议签到、分散投票、信息收集等功能。第四章介绍统计分析软件 SPSS 的应用，介绍了数据统计描述、统计推断、统计预测、数据的图表可视化，不仅传递了数据处理的技术，也形成了案例数据分析的全套思路。第五章是第四章的所有分析技术在 Stata 中的实现。第六章是第四章的所有分析技术在 R 语言中的实现。SPSS 界面友好，适用于统计学入门级读者，操作简单，容易上手。Stata 适用于统计学的中级用户，指令丰富，功能强大，虽然相对抽象，不容易理解和记忆，但一经掌握就会感到非常方便。R 语言是近年来新兴的一门数学编程语言，是医学研究者不可多得的工具。三套统计工具都处理了相同的数据，读者可以根据自己的兴趣爱好和专长选用，不同读者之间可以互相切磋和分享经验。

3. 教学法

本课程使用案例教学法，通过真实的卫生管理工作一线案例，使读者置身于真实的问题和环境中，通过分析问题和解决问题，培养管理能力和团队合作精神。案例教学法是一种开放式、互动式的新型教学方式，通常需要提前阅读案例内容，课堂上要组织讨论，形成反复的互动与交流，通过各种信息、知识、经验、观点的碰撞来达到互相学习技术和启迪思维的目的，分析问题和解决问题的能力在相互交流的氛围中得以提升。

4. 课程特色和价值

本课程具有实际性、实践性和实用性，并通过往届学生得到证实。例如陈同学，特别喜爱本课程的 Excel 宏编程技术，毕业后就职于南京某二级医院病案科，经过三年的工作积累，完成全部工作流程的系统化和程序化，被上海市某三级甲等医院病案科聘任。这个案例彰显了数据管理技能的价值。

实际性：本课程是以真实世界中实际工作案例为基础设计的。

实践性：要解决实际工作中遇到的问题，需要以多方面的理论知识和一系列的实践技能为基础。

实用性：陈同学体会到了本课程的技能实用性，通过能力迁移解决了更复杂的问题，表现出能力的迭代增长。

第二节　案例引入

一、案例定位

标题：社区高血压基线调查与数据处理。
适用专业领域/方向：卫生管理、公共卫生、公共管理。
关键词：社区诊断、调查问卷、数据管理、软件应用。
适用课程：“卫生数据管理软件应用”及相似课程。

二、案例正文

张同学，徐州医科大学公共事业管理专业本科应届毕业生，求职于本市某医院公共卫生科。招聘考试的题目如下。

市卫生健康委员会计划在某社区开展“社区居民健康生活方式促进”活动，干预目标是改善社区高血压的流行状况。现让您负责干预前的基线调查工作，需要设计调查方案，组织落实现场调查，并且完成调查报告。

请在 30 分钟内，书面罗列出主要技术要点。

三、张同学的回答

基线调查的目的是社区居民高血压患病率的摸底，主要技术要点如下。

(1) 估算调查样本量。

$$N=400Q/P$$

其中，P 为估计患病率，$Q=1-P$。

（2）随机抽样。

① 抽样框架：所有的小区名单。

② 分层整群随机。按人口构成分层：老小区、中小区、新小区。

按人口比例，在每个层中随机抽取1～2个小区，被抽中的小区实现全覆盖走访，面对面询问调查，考虑到无效数据，调查人数不低于于样本量的1.2倍。

（3）调查工具的设计。见图1-1。

编号：________

社区居民高血压流行现况调查表

1. 姓名：________

2. 性别：① 男　② 女

3. 出生年月：____年____月____日

4. 文化程度：① 文盲　② 小学　③ 初中　④ 高中或中专　⑤ 大专　⑥ 本科及以上

5. 您是否被确诊患有高血压？

① 是→您是否服药？

① 规律服　② 难受服　③ 不服

② 否

6. 身高：______厘米

7. 体重：______千克

8. 收缩压：______ mmHg

9. 舒张压：______ mmHg

10. 脉搏：______次/分

调查日期：________　调查员：________

图1-1　社区居民高血压流行现况调查表

（4）调查和培训方案制定，调查员培训，预调查，正式调查，现场督导，5%的抽样重复调查，计算复测信度。

（5）用Epidata设计数据库，两次录入调查数据；如果能够配备平板电脑，可以使用问卷星实现调查和数据录入的同步进行。

（6）数据导出，Excel的数据清洗，计算产生新变量，使用数据透视进行简单的统计描述。

（7）导入统计分析软件，如SPSS、Stata、R语言，对计数资料、计量资料进行必要的统计推断、统计预测，绘制必要的统计图表。

（8）撰写调查报告，撰写并发表相关论文。

四、张同学的得分

张同学的面试打分情况见表1-1。

表 1-1　面试打分表

项目	评委 1	评委 2	评委 3	评委 4	评委 5	最高分	最低分	平均分
分数	83	95	77	100	50	100	50	85

去掉最高分和最低分后，张同学的得分是 85 分，85 分是所有面试者中的最高分。张同学顺利通过面试，进入考录程序。

五、回顾与思考

您作为今天的读者、明天的面试者，能否轻松回答下面的问题？

(1) 为什么要计算样本量？不计算可以吗？

(2) 为什么要进行随机化？不随机可以吗？

(3) 制定调查问卷有什么技巧？如何保证问卷的信度和效度？

(4) 为什么要制定培训方案、现场督导，还要随机抽取 5%进行复核？

(5) Epidata 是什么？为什么要用 Epidata 设计数据库，还要进行两次录入？

(6) 数据怎么清洗？用洗衣机吗？什么是数据透视？用 X 射线吗？

(7) 统计学是不是很晦涩难懂？有什么方法能学得轻松一点吗？

(8) 撰写调查报告、撰写论文的基本格式是什么？

如果您还不能轻松应对这些思考题，也不要着急，跟着我们一起学习“卫生数据管理软件应用”这门课程，您也能像张同学一样优秀。因为张同学也是跟着这套学习材料完成训练的，当然是在大学期间全面、系统教育的基础上。

第三节　现场调查设计的基本技术

严谨的结论离不开规范的设计、高质量的数据收集和科学的统计分析。

一、现场调查设计的一般步骤

(1) 发现问题，提出假设。有人说解决一个问题并不难，难的是提出一个问题。“发现问题，提出假设”是在不断思索病因和疾病传播过程中产生的，或者是在相互讨论中提出的，或者是通过对资料进行描述性流行病学分析后产生的。针对病因、疾病传播方式(传播媒介)、疾病的危险因素等环节，均可以产生假设。

(2) 设计研究方案，拟定调查内容。结合研究的主要目的、生物学可能的假设、研究方法等，明确并罗列各项重要变量：暴露因素变量、疾病结果变量、潜在的混杂因素变量和分组变量等，科学地设计研究方案，抽取适当的样本，明确资料的收集方法，确定相应的统计分析方法。

(3) 为获取所需资料，在文献调研和专家访谈的基础上设计调查表，注意问卷的信度和效度。问卷的信度和效度检验是确保问卷数据可靠性和有效性的重要步骤。信度主要关注问卷测量结果的一致性和稳定性，效度则关注问卷测量内容的准确性和有效性。检验信度的方法包括但不限于以下几种。

① 重复检验法:对同一组访问对象在不同时间进行两次测量,通过两次测量结果间的相关性分析评价信度,也叫复测信度。

② 交错法:使用两个不同形式的等价问题对同一位受访者在不同的时间点上进行测量,评价两次测量结果间的相关性,也叫副本信度。

③ 折半法:将两份问卷合成一份,考察两部分测量结果之间的相关性,也叫折半信度。

④ 信度检验方法:克隆巴赫(Cronbach's) α 系数、Kappa 系数、组内相关系数等,通过 SPSS、Stata 等软件进行可靠性分析,如 Stata 中的"指令:alpha v1 v2 v3, std"指令,可以轻松计算复测变量的克隆巴赫系数,当系数大于 0.7 时,证明一致性高、可信度高。Kappa 常用于分类变量的一致性检验。组内相关系数用于连续变量的检验。

⑤ 效度分析:包括表面效度、内容效度、标准效度、结构效度和观念效度等的检验。通过问卷产生的过程、专家的评价,标准效度与其他量表对比,采用因子分析等方法分析结构效度等。

问卷的信度和效度直接关系到研究结果的可靠性和有效性,因此信度和效度检验是必要的。利用上述方法,可以有效地评估问卷的质量,确保研究结果的准确性和可信度。

(4) 收集资料过程的质量控制,包括调查员培训、模拟调研、充分讨论、改进问卷、录音录像、巡回督导和回访调查等。

(5) 数据双录入和清洗。数据录入是将纸质问卷转化成计算机中数据库的过程。Epidata 3.1 软件比 3.0 版软件增加了实时校对功能,即第二次录入的时候,可以完成和第一份资料的实时校对,大大提高了资料录入的准确性和效率。这是本书第三章重点介绍的内容。

(6) 描述性分析:病例计数、频数分布、构成比、计量指标的平均值、标准差等。

(7) 关联的测定:四格表、显著性检验、可信区间计算。

(8) 偏倚的控制:通过分层分析评价混杂因素和交互作用,必要时做多因素分析。

(9) 合理解释结果,谨慎评价因果关系。

其中,(6)~(9)的内容是本书第四章要重点介绍的内容。

二、实施质量控制,获得精准数据

要想获得精准数据,一般应注意以下几个环节。

(1) 保证样本的代表性:简单随机、整群随机、分层整群随机、多阶段分层整群随机。

(2) 对调查员进行培训:专业的沟通技巧,避免诱导性提问,减少调查员偏倚。例如,询问出生日期而不是直接询问年龄,因为年龄误差大;住房面积、经济收入、医疗费用等隐私、敏感的数据,容易缺失,不容易获取真实值,可以用选择题来降低准确度、提高应答率。发现异常值后,立即重新测量或核实。

(3) 如果使用仪器设备,使用前要校准,避免系统误差。

(4) 进行预调查,熟悉过程,发现问题,并及时汇总、讨论、完善调查内容。

(5) 参与调查的各方责权利明确,调查全过程进行巡回督导,随机抽取 5%进行复查。

(6) 尽量使用盲法:单盲(盲受试对象)、双盲(盲受试对象和调查员)、三盲(盲前两者的基础上再加统计分析人员)。确保揭盲密码合理保存,能及时、准确揭盲,否则变成"瞎忙"。

三、问卷的设计与处理步骤

1. 问卷的设计

有人认为：问卷只不过是几个问题加上一些选项罢了，十几分钟的时间就能设计一份问卷。其实不然，设计调查问卷的目的是通过问题来测量被调查人员的认知和理解。尤其是留置调查，因为缺少与调查对象的直接交流，调查对象理解的正确性和可靠性就完全取决于问卷本身的质量，只有好的问卷设计才能得出有用的调查结果。因此，如何设计好的问卷就是科研人员必须掌握的一项基本功。

（1）调查问卷的基本结构

调查问卷一般包括以下三个部分。

① 前言。前言包括问卷标题、调查说明及填表要求。问卷标题要简明扼要。调查说明又称指导语，对调查目的、意义及填表要求等进行说明。一般采取匿名调查，减少调查对象的心理抵触，提高调查对象的依从性。填表要求须简明易懂，简短而恳切，能激发调查对象的兴趣。

② 主体。问卷的主体是调查所要收集的主要信息，它由一些问题及相应的选择项组成。通过问题的设计和调查对象的答复，调查者可以对调查对象的个人基本情况、环境、生活习惯、行为方式、病因接触时间、剂量、频次以及对某特定事物的态度、意见等有较充分的了解。

③ 结束语。问卷结束语主要对调查对象的合作表示感谢，记录调查员姓名、调查时间、调查地点、联系方式等，涉及敏感信息的则可以省略，结束语应简短明了。

（2）调查问卷的设计原则

一张成功的问卷能使调查对象愿意接受调查并顺利完成填写。

① 降低填写难度。问卷结构要符合一定的逻辑顺序。问题要循序渐进，由浅入深逐渐展开，例如：您的年龄→性别→工作→婚姻状况→收入→兴趣→爱好，而不是您的收入→性别→工作→爱好→年龄→兴趣→婚姻状况。

② 缩短填写时间。问卷的篇幅在能说明问题的前提下应尽可能短小。一般自填问卷不超过 20 分钟，文化层次较高的人群填写的问卷不要超过 30 分钟。篇幅较大的问卷应该由调查员询问填写，调查员要经过事先培训，了解调查的目的、意义。调查过程中，询问要有礼貌、措辞委婉，要给调查对象足够的时间讲完他要讲的话。如果遇到一个十分健谈的人，可以在他两句话之间的喘息之机，用下一个问题来引导他逐步完成调查，而不是生硬地打断或过多的解释。不要对任何答案做出负面评价，不要让调查对象感到尴尬，即使答案令人开心，也不要显露出来。调查完毕如果赠送一些小礼品，可以提高依从性。

③ 方便数据处理。问卷多数题目应该设计成封闭的选择题，应该减少开放性题目，减少填空题，使回收后的问卷便于统计、整理和分析。在卷面设计上，答案区域要排列整齐有序、错落有致，便于计算机录入。

（3）问题设计原则

① 问题设计要合理，即问卷内容必须与调查主题紧密相关。需要的题目一个不能少，不需要的题目一个也不能多。如果是查明病因的流行病学调查表，要以文献研究（系统综述）为基础、专家讨论意见为补充，问卷涉及的病因要尽可能全面，真正的病因如果没有设计

在问卷中可能会使调查徒劳无功。

如果是市场调查、态度调查,问题应该尽可能少,能合并的问题要合并。

② 问题通俗易懂,不要使用专业词汇。在问卷设计时,设计者要时刻谨记问卷的调查对象不是自己,只有设身处地站在调查对象的角度来选择用词,才能让调查对象正确理解问卷里的问题以及各种选项的确切含义,才能期待他们提供可信的数据。问卷设计者常常犯的错误是使用自己看来明白无误的专业词汇。

例如:您本次看病一共花了________元,直接医疗成本________元,直接非医疗成本________元,间接成本________元。

还不如说:您本次看病一共花了________元,花在医院________元,花在其他地方(如吃住行)________元,看病期间少挣了________元。

因此,一份问卷的每个句子、每个词都应该仔细斟酌,让它们能够向调查对象传递出准确无误的信息。

③ 问题含义准确,选项的内涵和外延要周全。选项应该是个全集,各选项之间没有交叉和重叠,不产生歧义。

例如,“您目前的婚姻状况:① 已婚;② 未婚”。这个问题看似周全,其实未必。一个人在第一次离异之后到第二次结婚之前,算已婚还是算未婚?所以一个人的婚姻状况从出生到死亡应该有“① 未婚;② 初婚;③ 分居;④ 离婚;⑤ 再婚;⑥ 丧偶”等不同的状态。

类似的问题还有:您是否经常吸烟?① 经常吸烟;② 偶尔吸烟;③ 不吸烟。何谓经常?何谓偶尔?何谓不吸?能不能定义周全?遇到这样的问题可以直接调查频数,如您平均一天吸________支香烟。

④ 有些两难问题需要折中。虽然调查越精细可能越便于分析,分析结果也越有说服力,但是调查越精细,调查对象的依从性就越差。

例如,您每月的收入为________元。这个问题很多人拒绝回答,有刺探隐私的嫌疑。这时可以根据调查对象的情况,给出几个选项,如“① ≤1000 元;② 1001~3000 元;③ 3001~6000 元;④ >6000 元”,反而依从性高。

再如,调查年龄一般问:您的出生日期是________年________月________日。如果调查中学生、青年人一般没问题,7 岁以下不如问他几岁了,70 以上不如问他是什么属相的。

⑤ 问题不能带有诱导性。问题中不要出现贬义词、褒义词以及调查员的个人态度等。例如,“人人生来平等,您认为每个人是否都应该公平地享有医疗保险:① 是;② 否”。这样的问题受访者往往受到诱导,而给出非本意的回答。

⑥ 调查隐私的问题,可以对第三人进行提问,或者采用随机化问答技术。

(4) 问卷印刷前的准备

① 正式印刷前要做预调查、预分析。一般在有代表性的受访对象中进行预调查 20~50 份。调查后要进行数据处理、数据预分析,总结调查、分析中出现的问题(问卷 20 分钟内能否完成,有没有答案全都相同的问题等),改进问卷后才能开展大规模调查。一般来说,问卷的设计者、分析者都要参与预调查。

② 问卷的编排格式要清楚,翻页要顺手,指示符号要明确,填写问卷时不能有“瞻前顾

后”的麻烦。

③ 印刷纸张不能太薄，字体、间隔不能太小，装订不能随意，要符合精美的原则。

(5) 常用问卷调查方法

按照问卷发放的途径不同，可分为现场调查、通信调查、电话调查、留置调查四种。

① 现场调查，是指调查员亲自登门入户面对面调查，按事先设计好的问卷，有顺序地依次提问，让调查对象回答的一种调查方法。

现场调查的优点：应答率高，回收及时，质量高。

现场调查的缺点：调查成本高，耗时，费力。

② 通信调查，是指将调查表或问卷邮寄给调查对象，由调查对象填写后寄回的一种调查方法。

通信调查的优点：成本低廉。

通信调查的缺点：问卷的回收率低、时间长。

③ 电话调查，是指按照事先设计好的问卷，通过电话向调查对象询问或征求意见的一种调查方法。

电话调查的优点：取得信息快，节省时间，回答率较高。

电话调查的缺点：询问时间不能太长，3～5 分钟为宜，问题数量受限制。

④ 留置调查，是指调查员将问卷或调查表当面交给调查对象，由调查对象自行填写，再由调查员约定时间收回的一种调查方法。

留置调查的优点：可以留给调查对象充分的独立思考时间，避免其受调查员倾向性意见的影响，从而减少误差，提高调查质量。

留置调查的缺点：需要两次甚至多次登门入户，时间长，回收率不高。

(6) 问卷调查法的缺点

问卷调查法具有便于统计处理与分析、结果容易量化等优点，所以目前越来越多的人使用问卷调查法。但研究者需要清醒地认识到该方法的缺点和局限性。

① 经验不丰富的人设计问卷是困难的。

② 调查结果广而不深。

③ 应答率不高，问卷回收困难。

④ 即使回收的问卷也无法保证质量，问卷调查法所得资料的信度与效度问题一直是困扰问卷调查法的“幽灵”。

2. 问卷的处理步骤

(1) 数据录入

在调查结束后，数据需要录入计算机，这个过程需要注意以下环节。

① 调查表排序、编号并装订成册，便于数据核查。

② 开发 Epidata 数据录入系统，预录入 20 份左右，完善录入系统。对于多选题，一般每一个选择项都按一个问题来处理。

例如，“您获得艾滋病知识的主要媒体(可多选)：① 广播；② 电视；③ 网络；④ 其他”。

处理成 Epidata 数据库时变成 4 个问题：“您获得艾滋病知识是否从广播中获得：① 是；② 否；是否从电视中获得：① 是；② 否；是否……”

③ 重要数据一般双份录入，对录入的数据进行核查和纠正。

④ 数据清洗：检查数据有无逻辑错误、缺漏。如果有，可以补救的数据尽可能补救。补充缺失数据有就近补、均衡补、按比例补等原则，补上去的数据要符合逻辑。如果难以弥补数据，则考虑剔除这个问卷。

⑤ 数据预分析：一边清洗数据，一边分析数据，保存分析程序。

⑥ 数据正式分析：数据清洗完毕，重新运行所保存的分析程序。

⑦ 整理分析结果、撰写论文、规范统计图表。

（2）数据分析

数据分析时应注意以下几点。

① 当 *RR* 或者 *OR* 值较大，经检验有统计学差异时，未必意味着暴露因素就是病因。研究设计、实施和分析阶段可能存在多种误差，会使人为的关联呈现统计学意义。选择性偏倚、信息偏倚、混杂作用、逆向因果、关联掩盖等都可能影响 *RR* 或者 *OR* 值。同理，经检验无统计学差异的，未必不是病因。

② 因果关系判断的 Mill 准则和 Hill 准则。在排除了各种可能的影响因素后，就应该考虑关联的因果关系问题了。关联强度、生物学合理性、关联的重复性、时间顺序及剂量反应关系是最常见的因果关系判断准则。

③ 在现场调查中，病因不一定都能满足因果关系的判断准则，不能因为与判断准则不符就放弃应有的结论。

四、现场调查的注意事项

流行病学研究要从获得人群资料入手，在现场调查过程中一般需要注意以下事项。

（1）争取行政支持，先与基层协作单位建立联系，形成融洽关系。调查对象、调查者、协作单位三方责权利明确。

（2）选定目标人群，安排调查内容、体检内容，必要时考虑发放一些纪念品。

（3）安排周密，一般提前1～2天通知调查对象和参与活动的各方人员。

（4）如果要入户调查，一般调查员要男女搭配，着工作服，佩戴调查员胸牌。

（5）如果是集中调查，在调查当天提前1～2小时布置场地，悬挂横幅标语，布置简单的家具如桌椅板凳。注意避风避雨，夏天提供饮用水、避免阳光直射。

（6）设计现场工作流程。例如，编号发表→调查员询问→体检登记→交表→审核→领取纪念品。

（7）后勤管理与安全维护。保证调查员的饮食和交通安全等；确保有协作单位选派一名或几名协理员参与全过程管理，现场协调和处理突发事件。

五、不要滥用统计分析工具

统计学是一门具有艺术性的科学，使用方法得当，统计分析工具就是艺术家表演的道具；使用方法不得当，统计分析工具就成了小丑表演的行头。有位署名“立波”的学者在网上发表以下看法，非常有道理。他说：“统计工作在电子计算机的帮助下，变得快捷而方便，多元回归、神经网络模型如靠手工计算，是不可想象的。但软件只是工具，关键在于统计工作者的思维，如思维有误，或应用软件有误，则错误不可避免。在流行病学和统计学工作中，常说一句话‘Garbage in，Garbage out（垃圾进去，垃圾出来）’。然而，统计不慎，便会造成

'Diamond in,Garbage out(钻石进去,垃圾出来)'。"因此,在使用统计软件时,在具体工作中经常需要选择方法、变换数据、编辑更为复杂的统计程序,稍有闪失,结果便为虚假关联,而且往往统计工作者自己也难以发觉。一定要小心谨慎,对结果要多方验证,才能保证统计工作的正确性,所以不能滥用统计分析工具。

六、调研报告的格式

标题页

1. 标题
2. 负责人
3. 课题来源
4. 日期

内容目录

1. 章节标题、副标题、页码
2. 图表目录
3. 附录目录

摘要

1. 目标的简要陈述
2. 调研方法的简要陈述
3. 主要调研结果的简要陈述
4. 结论与建议的简要陈述
5. 其他相关信息(如特殊技术,局限,背景信息)

调研方法

1. 研究类型、研究意图、总体的界定
2. 样本设计与技术规定
   (1) 样本单位的界定
   (2) 设计类型(概率性与非概率性,特殊性)
3. 调查问卷
   (1) 一般性描述
   (2) 对使用特殊类型问题的讨论
4. 特殊性问题或考虑
5. 统计分析方法
6. 局限
   (1) 样本规模的局限
   (2) 样本选择的局限
   (3) 其他局限(抽样误差、时机、分析等)

分析与结果(详细)

1. 调查基础信息

2. 一般性的介绍分析类型

3. 表格与图形

4. 解释性的正文

结论与建议

附录

1. 调查问卷

2. 技术性附录(如统计工具、统计方法)

3. 其他必要的附录(如调查地点的地图等)

第四节　调查资料展示

本节展示的是一个真实的国家级调查,展示内容以电子资源为主,这里仅列出内容框架和示意性的截图。

一、调查员培训资料

相关资料示例见图 1-2、图 1-3。

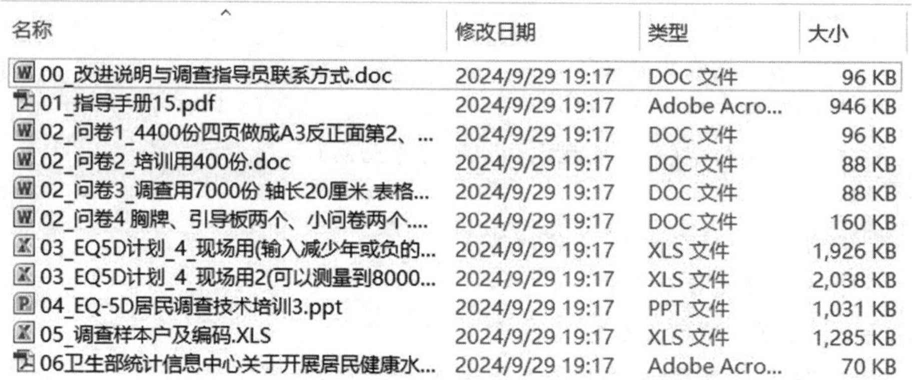

名称	修改日期	类型	大小
00_改进说明与调查指导员联系方式.doc	2024/9/29 19:17	DOC 文件	96 KB
01_指导手册15.pdf	2024/9/29 19:17	Adobe Acro...	946 KB
02_问卷1_4400份四页做成A3反正面第2、...	2024/9/29 19:17	DOC 文件	96 KB
02_问卷2_培训用400份.doc	2024/9/29 19:17	DOC 文件	88 KB
02_问卷3_调查用7000份 轴长20厘米 表格...	2024/9/29 19:17	DOC 文件	88 KB
02_问卷4 胸牌、引导板两个、小问卷两个....	2024/9/29 19:17	DOC 文件	160 KB
03_EQ5D计划_4_现场用(输入减少年或负的...	2024/9/29 19:17	XLS 文件	1,926 KB
03_EQ5D计划_4_现场用2(可以测量到8000...	2024/9/29 19:17	XLS 文件	2,038 KB
04_EQ-5D居民调查技术培训3.ppt	2024/9/29 19:17	PPT 文件	1,031 KB
05_调查样本户及编码.XLS	2024/9/29 19:17	XLS 文件	1,285 KB
06卫生部统计信息中心关于开展居民健康水...	2024/9/29 19:17	Adobe Acro...	70 KB

图 1-2　指导手册、调查问卷、培训用 PPT、抽样框架、相关文件等文档

二、数据处理与录入

相关资料示例见图 1-4。

三、报告撰写与论文发表

相关资料示例见图 1-5～图 1-7。

注:本书从图 1-2 起所有的图均为计算机截图。

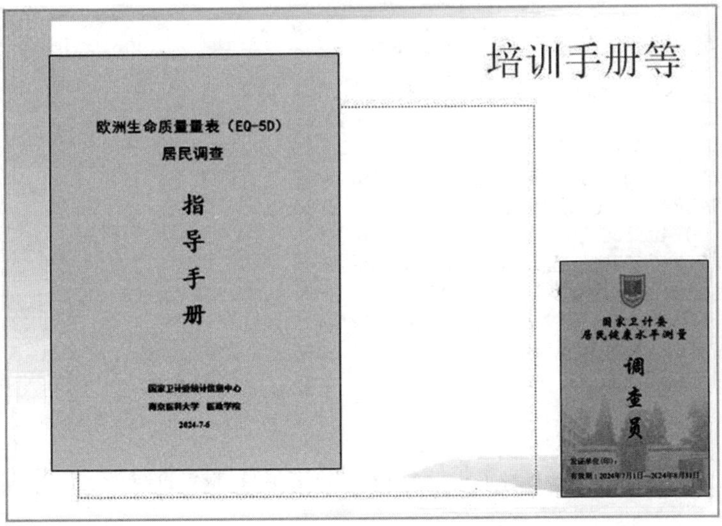

图 1-3　指导手册、调查员胸牌等细节

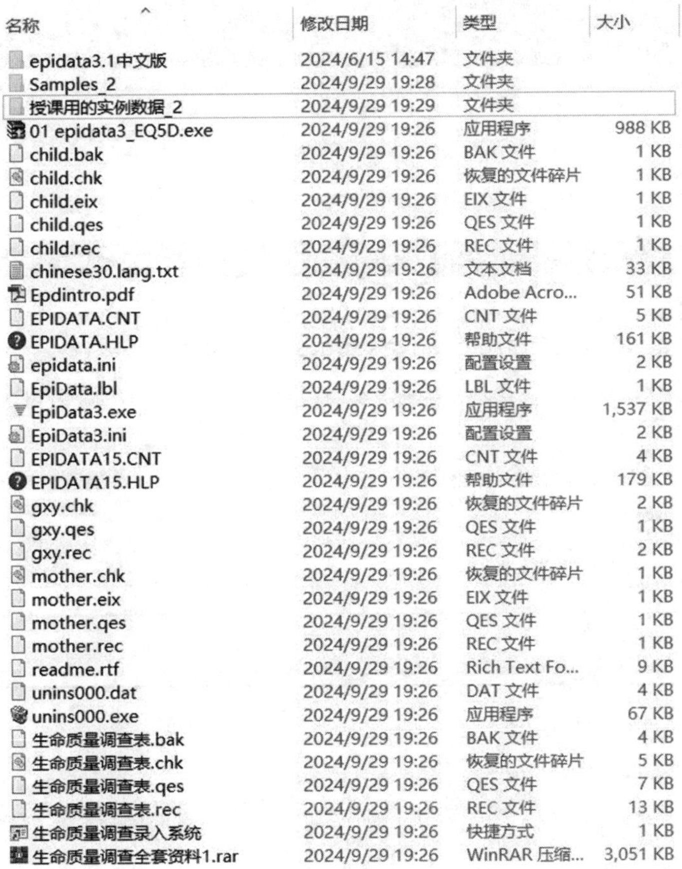

名称	修改日期	类型	大小
epidata3.1中文版	2024/6/15 14:47	文件夹	
Samples_2	2024/9/29 19:28	文件夹	
授课用的实例数据_2	2024/9/29 19:29	文件夹	
01 epidata3_EQ5D.exe	2024/9/29 19:26	应用程序	988 KB
child.bak	2024/9/29 19:26	BAK 文件	1 KB
child.chk	2024/9/29 19:26	恢复的文件碎片	1 KB
child.eix	2024/9/29 19:26	EIX 文件	1 KB
child.qes	2024/9/29 19:26	QES 文件	1 KB
child.rec	2024/9/29 19:26	REC 文件	1 KB
chinese30.lang.txt	2024/9/29 19:26	文本文档	33 KB
Epdintro.pdf	2024/9/29 19:26	Adobe Acro...	51 KB
EPIDATA.CNT	2024/9/29 19:26	CNT 文件	5 KB
EPIDATA.HLP	2024/9/29 19:26	帮助文件	161 KB
epidata.ini	2024/9/29 19:26	配置设置	2 KB
EpiData.lbl	2024/9/29 19:26	LBL 文件	1 KB
EpiData3.exe	2024/9/29 19:26	应用程序	1,537 KB
EpiData3.ini	2024/9/29 19:26	配置设置	2 KB
EPIDATA15.CNT	2024/9/29 19:26	CNT 文件	4 KB
EPIDATA15.HLP	2024/9/29 19:26	帮助文件	179 KB
gxy.chk	2024/9/29 19:26	恢复的文件碎片	2 KB
gxy.qes	2024/9/29 19:26	QES 文件	1 KB
gxy.rec	2024/9/29 19:26	REC 文件	2 KB
mother.chk	2024/9/29 19:26	恢复的文件碎片	1 KB
mother.eix	2024/9/29 19:26	EIX 文件	1 KB
mother.qes	2024/9/29 19:26	QES 文件	1 KB
mother.rec	2024/9/29 19:26	REC 文件	1 KB
readme.rtf	2024/9/29 19:26	Rich Text Fo...	9 KB
unins000.dat	2024/9/29 19:26	DAT 文件	4 KB
unins000.exe	2024/9/29 19:26	应用程序	67 KB
生命质量调查表.bak	2024/9/29 19:26	BAK 文件	4 KB
生命质量调查表.chk	2024/9/29 19:26	恢复的文件碎片	5 KB
生命质量调查表.qes	2024/9/29 19:26	QES 文件	7 KB
生命质量调查表.rec	2024/9/29 19:26	REC 文件	13 KB
生命质量调查录入系统	2024/9/29 19:26	快捷方式	1 KB
生命质量调查全套资料1.rar	2024/9/29 19:26	WinRAR 压缩...	3,051 KB

图 1-4　Epidata 3 的数据录入系统

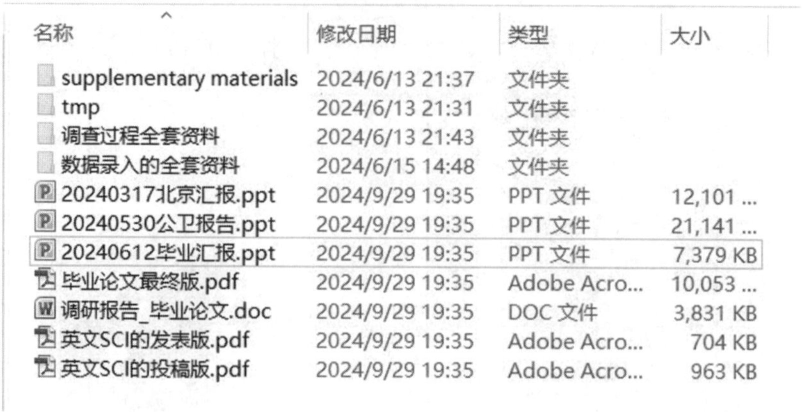
名称 修改日期 类型 大小
supplementary materials 2024/6/13 21:37 文件夹
tmp 2024/6/13 21:31 文件夹
调查过程全套资料 2024/6/13 21:43 文件夹
数据录入的全套资料 2024/6/15 14:48 文件夹
20240317北京汇报.ppt 2024/9/29 19:35 PPT 文件 12,101 ...
20240530公卫报告.ppt 2024/9/29 19:35 PPT 文件 21,141 ...
20240612毕业汇报.ppt 2024/9/29 19:35 PPT 文件 7,379 KB
毕业论文最终版.pdf 2024/9/29 19:35 Adobe Acro... 10,053 ...
调研报告_毕业论文.doc 2024/9/29 19:35 DOC 文件 3,831 KB
英文SCI的发表版.pdf 2024/9/29 19:35 Adobe Acro... 704 KB
英文SCI的投稿版.pdf 2024/9/29 19:35 Adobe Acro... 963 KB

图 1-5 各种汇报交流 PPT、论文撰写、报告撰写等

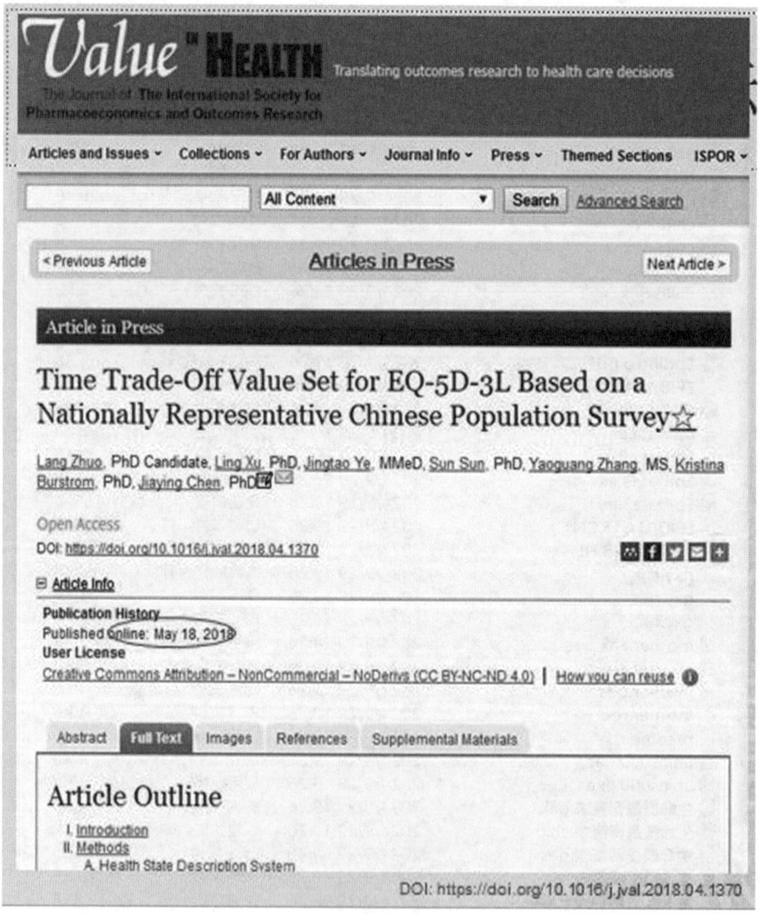

图 1-6 论文发表

调　研　报　告

题　　目：欧洲五维度生命质量量表(EQ-5D-3L)中国人群效用值综合指数研究

负 责 人：卓朗

课题来源：科技部课题项目

单位名称：南京医科大学 徐州医科大学

2024.06.01

目　　录

图 1-7　调研报告

第五节　案例分析示例数据

我们从实际调查的资料(依据图 1-1 设计的问卷)中随机抽取了 200 人,社区居民的高血压示例数据见表 1-2。经过脱敏处理,现在分享给大家,后续课程内容基于这些示例数据完成。

表 1-2　示例数据

CODE	性别	出生日期	文化程度	是否诊断过高血压	是否服药	身高	体重	收缩压	舒张压	脉搏	调查日期
1	1	1955/7/7	2	2		168	65	120	70	70	2024/4/30
2	1	1951/9/9	2	2		170	75	125	80	71	2024/4/30
3	1	1949/11/11	2	2		172	65	125	80	70	2024/4/30
4	1	1962/3/3	3	2		170	68	127	73	61	2024/4/30
5	1	1954/10/10	2	2		170	72	138	83	62	2024/4/30
6	1	1932/9/9	3	2		167	67	143	81	67	2024/4/30
7	2	1957/10/10	2	2		156	72	120	80	71	2024/4/30
8	2	1952/2/2	2	2		155	64	125	75	72	2024/4/30
9	2	1954/10/10	2	2		156	56	138	78	72	2024/4/30
10	2	1944/5/5	1	2		159	68	143	80	66	2024/4/30
11	2	1962/10/10	3	2		163	65	110	80	74	2024/4/30
12	2	1942/7/7	1	2		148	53	160	80	84	2024/4/30
13	2	1936/1/1	1	2		155	43	180	96	68	2024/4/30
14	1	1962/6/6	3	2		170	66	126	80	65	2024/4/30
15	1	1951/2/2	4	2		156	70	115	75	76	2024/4/30
16	2	1955/3/3	1	2		158	62	128	75	66	2024/4/30
17	1	1953/7/7	3	2		174	58	126	78	70	2024/4/30
18	1	1955/11/11	3	2		162	69	138	84	72	2024/4/30
19	1	1948/1/1	2	2		166	72	124	82	72	2024/4/30
20	1	1937/10/10	2	2		170	66	130	80	75	2024/4/30
21	1	1946/6/6	2	2		165	56	125	80	76	2024/4/30
22	2	1962/9/9	2	2		162	62	118	80	76	2024/4/30
23	2	1952/9/9	2	2		157	53	105	67	72	2024/4/30
24	1	1932/10/10	1	2		168	60	140	80	74	2024/4/30
25	2	1947/2/2	2	2		157	62	120	78	75	2024/4/30
26	2	1942/2/2	1	2		158	55	120	80	69	2024/4/30
27	1	1921/4/4	1	2		160	60	150	90	62	2024/4/30

表 1-2(续)

CODE	性别	出生日期	文化程度	是否诊断过高血压	是否服药	身高	体重	收缩压	舒张压	脉搏	调查日期
28	2	1947/10/10	1	2		160	60	120	80	70	2024/4/30
29	1	1949/7/7	2	2		172	80	130	90	60	2024/4/30
30	2	1951/4/4	2	2		160	73	130	95	74	2024/4/30
31	2	1952/7/7	1	2		165	66	120	80	68	2024/4/30
32	2	1952/8/8	1	2		164	65	132	88	59	2024/4/30
33	2	1951/4/4	2	2		160	73	130	95	74	2024/4/30
34	2	1956/2/2	1	2		157	60	120	80	68	2024/4/30
35	1	1961/11/11	3	2		165	55	140	90	64	2024/4/30
36	1	1939/4/4	1	2		171	65	120	77	62	2024/4/30
37	2	1925/3/3	1	1	1	150	54	181	111	80	2024/4/30
38	2	1932/1/1	1	2		164	55	143	83	85	2024/4/30
39	1	1945/12/12	2	2		170	65	121	81	79	2024/4/30
40	2	1952/2/2	2	2		156	55	140	85	78	2024/4/30
41	2	1948/8/8	3	2		156	58	110	70	68	2024/4/30
42	2	1955/8/8	1	2		159	47	115	75	75	2024/4/30
43	1	1952/1/1	3	2		170	75	140	90	80	2024/4/30
44	2	1962/10/10	3	2		161	52	110	76	76	2024/4/30
45	1	1950/8/8	3	2		165	57	120	80	76	2024/4/30
46	2	1936/1/1	2	2		143	52	140	76	96	2024/4/30
47	2	1956/6/6	2	2		155	65	120	80	74	2024/4/30
48	1	1913/2/2	3	2		160	50	150	90	77	2024/4/30
49	2	1955/1/1	2	2		150	60	120	90	73	2024/4/30
50	1	1940/4/4	2	2		164	66	141	74	62	2024/4/30
51	1	1951/2/2	3	2		172	80	134	71	67	2024/4/30
52	2	1919/3/3	1	2		157	55	145	90	61	2024/4/30
53	2	1957/1/1	1	2		156	50	130	88	72	2024/4/30
54	1	1940/4/4	2	2		172	67	140	85	72	2024/4/30
55	1	1916/6/6	1	2		160	49	150	85	76	2024/4/30
56	1	1952/6/6	3	2		176	85	120	90	73	2024/4/30
57	1	1943/6/6	1	2		165	67	120	80	76	2024/4/30
58	1	1925/6/6	1	2		168	61	140	80	91	2024/4/30
59	1	1953/5/5	3	2		155	56	120	80	72	2024/4/30
60	1	1953/7/7	3	2		163	50	110	80	96	2024/4/30
61	2	1940/1/1	1	2		155	55	125	85	74	2024/4/30
62	2	1956/10/10	1	2		160	55	120	70	77	2024/4/30

表 1-2(续)

CODE	性别	出生日期	文化程度	是否诊断过高血压	是否服药	身高	体重	收缩压	舒张压	脉搏	调查日期
63	2	1930/1/1	1	2		160	50	110	60	77	2024/4/30
64	1	1937/2/2	1	2		155	48	117	70	74	2024/4/30
65	1	1922/1/1	1	2		155	60	108	65	73	2024/4/30
66	1	1936/1/1	2	2		169	60	115	70	74	2024/4/30
67	1	1949/1/1	1	2		168	70	125	75	75	2024/4/30
68	2	1955/11/11	1	2		159	60	105	61	74	2024/4/30
69	2	1952/10/10	1	2		154	55	125	85	73	2024/4/30
70	1	1962/3/3	3	2		177	74	135	72	72	2024/4/30
71	2	1922/8/8	1	2		150	50	145	78	74	2024/4/30
72	2	1945/6/6	1	2		150	58	138	68	60	2024/4/30
73	2	1941/6/6	1	2		159	62	126	54	61	2024/4/30
74	1	1942/8/8	3	2		163	62	113	78	71	2024/4/30
75	1	1945/10/10	3	2		166	67	147	82	69	2024/4/30
76	2	1962/11/11	3	2		155	58	97	65	75	2024/4/30
77	2	1952/11/11	1	2		147	61	141	76	65	2024/4/30
78	1	1944/11/11	3	2		165	55	125	75	72	2024/4/30
79	1	1940/8/8	3	2		168	60	130	80	72	2024/4/30
80	1	1957/8/8	3	2		170	65	120	70	70	2024/4/30
81	1	1951/6/6	1	2		168	65	117	79	69	2024/4/30
82	2	1950/4/4	4	2		163	60	113	82	69	2024/4/30
83	1	1926/5/5	3	2		161	69	129	91	68	2024/4/30
84	2	1940/2/2	1	2		162	60	124	96	65	2024/4/30
85	2	1923/1/1	1	2		168	52	103	62	63	2024/4/30
86	2	1962/5/5	3	2		160	56	90	60	64	2024/4/30
87	1	1950/3/3	2	2		172	62	113	73	71	2024/4/30
88	1	1951/8/8	4	2		167	60	120	70	85	2024/4/30
89	2	1949/2/2	1	2		163	60	125	75	72	2024/4/30
90	2	1950/11/11	2	2		155	52	112	82	71	2024/4/30
91	2	1962/10/10	3	2		155	60	110	77	72	2024/4/30
92	1	1953/4/4	2	2		168	65	120	70	70	2024/4/30
93	2	1951/12/12	1	1	1	150	53	130	90	80	2024/4/30
94	1	1920/2/2	1	2		157	60	130	90	82	2024/4/30
95	2	1953/10/10	3	2		162	67	131	85	67	2024/4/30
96	2	1945/5/5	3	2		155	55	129	81	65	2024/4/30
97	1	1953/12/12	2	2		160	65	132	86	63	2024/4/30

表 1-2(续)

CODE	性别	出生日期	文化程度	是否诊断过高血压	是否服药	身高	体重	收缩压	舒张压	脉搏	调查日期
98	1	1945/6/6	2	2		173	68	139	84	79	2024/4/30
99	1	1944/6/6	2	2		177	66	131	84	65	2024/4/30
100	1	1949/5/5	3	2		173	76	141	87	65	2024/4/30
101	2	1961/8/8	2	2		166	53	111	71	63	2024/4/30
102	2	1935/2/2	1	2		153	54	148	84	65	2024/4/30
103	2	1937/8/8	2	2		158	72	147	91	85	2024/4/30
104	2	1950/8/8	3	2		160	65	120	81	81	2024/4/30
105	1	1963/9/9	3	2		160	54	102	82	80	2024/4/30
106	2	1963/5/5	2	2		150	58	120	80	82	2024/4/30
107	2	1954/6/6	3	2		156	70	122	82	80	2024/4/30
108	2	1939/12/12	2	1	1	152	53	170	100	76	2024/4/30
109	2	1961/2/2	2	2		168	66	140	88	70	2024/4/30
110	1	1956/2/2	2	2		167	64	120	70	72	2024/4/30
111	1	1950/12/12	2	2		170	70	126	76	70	2024/4/30
112	2	1957/11/11	2	2		158	63	130	66	64	2024/4/30
113	2	1925/10/10	1	2		160	61	140	80	66	2024/4/30
114	2	1950/10/10	3	2		160	50	134	82	66	2024/4/30
115	2	1958/12/12	1	2		155	60	120	70	64	2024/4/30
116	1	1955/8/8	3	2		165	55	130	80	70	2024/4/30
117	2	1956/2/2	4	2		165	65	120	80	80	2024/4/30
118	2	1926/12/12	1	2		156	65	190	100	68	2024/4/30
119	2	1953/9/9	2	2		160	60	125	70	64	2024/4/30
120	2	1930/2/2	1	2		150	48	120	75	78	2024/4/30
121	2	1962/12/12	3	2		152	49	120	90	78	2024/4/30
122	1	1953/11/11	3	2		170	83	120	90	72	2024/4/30
123	2	1961/10/10	1	2		165	62	115	70	70	2024/4/30
124	1	1948/4/4	2	2		170	68	137	65	68	2024/4/30
125	1	1921/3/3	1	2		170	65	132	89	71	2024/4/30
126	1	1931/10/10	1	2		164	62	151	95	69	2024/4/30
127	2	1948/9/9	1	2		167	60	142	92	80	2024/4/30
128	2	1963/10/10	1	2		155	62	121	83	66	2024/4/30
129	2	1912/11/11	1	1	1	153	46	180	93	71	2024/4/30
130	2	1947/7/7	1	2		166	62	130	85	70	2024/4/30
131	2	1945/11/11	1	2		159	60	120	80	72	2024/4/30
132	2	1936/1/1	1	2		146	42	159	119	78	2024/4/30

表 1-2(续)

CODE	性别	出生日期	文化程度	是否诊断过高血压	是否服药	身高	体重	收缩压	舒张压	脉搏	调查日期
133	1	1949/7/7	2	2		169	68	135	76	69	2024/4/30
134	2	1941/12/12	1	2		155	53	119	76	70	2024/4/30
135	2	1936/2/2	1	2		153	42	151	86	79	2024/4/30
136	1	1923/11/11	1	2		169	68	133	79	74	2024/4/30
137	1	1952/5/5	2	2		167	70	123	78	70	2024/4/30
138	2	1959/12/12	3	2		164	60	128	70	68	2024/4/30
139	2	1951/6/6	2	2		153	54	128	72	66	2024/4/30
140	2	1962/6/6	2	2		156	47	118	69	72	2024/4/30
141	1	1921/11/11	1	2		173	60	139	78	74	2024/4/30
142	2	1963/12/12	3	2		156	50	120	71	71	2024/4/30
143	1	1947/10/10	3	2		169	65	137	79	78	2024/4/30
144	2	1930/6/6	1	2		149	57	177	95	68	2024/4/30
145	2	1934/5/5	1	2		147	50	150	84	84	2024/4/30
146	1	1938/10/10	2	2		162	69	131	83	70	2024/4/30
147	1	1950/10/10	2	2		170	68	143	77	76	2024/4/30
148	2	1954/7/7	1	2		156	53	119	69	84	2024/4/30
149	1	1943/10/10	2	2		170	70	130	70	78	2024/4/30
150	1	1949/11/11	2	2		164	67	137	77	78	2024/4/30
151	1	1952/12/12	2	2		171	68	135	77	68	2024/4/30
152	2	1943/5/5	2	2		155	51	145	89	71	2024/4/30
153	2	1950/3/3	1	2		153	55	131	90	76	2024/4/30
154	1	1956/12/12	3	2		164	72	121	85	72	2024/4/30
155	2	1962/2/2	3	2		159	54	93	70	72	2024/4/30
156	2	1954/10/10	2	2		155	65	137	87	78	2024/4/30
157	2	1943/7/7	2	2		155	60	134	88	78	2024/4/30
158	1	1962/3/3	3	2		165	70	131	82	80	2024/4/30
159	1	1951/11/11	1	2		167	60	127	75	76	2024/4/30
160	2	1944/12/12	2	2		152	45	135	88	79	2024/4/30
161	1	1956/1/1	2	2		170	75	158	108	68	2024/4/30
162	1	1943/11/11	2	2		165	63	127	81	67	2024/4/30
163	1	1946/5/5	3	2		172	60	122	78	69	2024/4/30
164	1	1936/12/12	2	2		169	63	169	98	69	2024/4/30
165	2	1957/8/8	2	2		163	56	131	80	69	2024/4/30
166	1	1940/3/3	1	2		160	56	153	108	77	2024/4/30
167	2	1938/11/11	2	2		168	62	132	82	67	2024/4/30

表 1-2(续)

CODE	性别	出生日期	文化程度	是否诊断过高血压	是否服药	身高	体重	收缩压	舒张压	脉搏	调查日期
168	2	1921/10/10	1	2		150	47	157	93	69	2024/4/30
169	1	1920/8/8	1	2		168	67	159	82	68	2024/4/30
170	2	1928/10/10	1	2		163	55	144	80	72	2024/4/30
171	1	1955/6/6	2	2		170	60	130	70	73	2024/4/30
172	1	1948/6/6	2	2		175	68	127	77	67	2024/4/30
173	2	1948/2/2	1	2		160	60	150	84	76	2024/4/30
174	1	1943/10/10	2	2		170	65	150	84	70	2024/4/30
175	2	1947/8/8	1	2		158	65	105	58	63	2024/4/30
176	2	1958/11/11	1	2		157	58	105	70	64	2024/4/30
177	1	1941/2/2	3	2		171	80	122	71	63	2024/4/30
178	1	1963/4/4	3	2		167	65	109	75	68	2024/4/30
179	1	1940/12/12	2	2		170	85	128	84	72	2024/4/30
180	1	1945/11/11	2	2		170	70	129	70	67	2024/4/30
181	2	1962/7/7	3	2		170	67	133	75	74	2024/4/30
182	1	1962/8/8	3	2		170	63	119	72	70	2024/4/30
183	2	1940/10/10	1	2		148	50	115	71	69	2024/4/30
184	1	1925/12/12	1	2		161	54	117	73	70	2024/4/30
185	1	1954/5/5	3	2		168	62	140	90	71	2024/4/30
186	2	1956/3/3	1	2		160	55	123	74	68	2024/4/30
187	2	1945/6/6	1	2		160	55	141	81	67	2024/4/30
188	2	1923/10/10	1	2		156	62	123	72	74	2024/4/30
189	2	1948/2/2	2	2		150	50	119	73	67	2024/4/30
190	1	1954/4/4	4	2		160	60	109	73	68	2024/4/30
191	1	1950/12/12	3	2		173	64	109	73	63	2024/4/30
192	2	1930/4/4	1	2		144	52	160	81	67	2024/4/30
193	1	1949/2/2	1	2		176	76	120	79	76	2024/4/30
194	2	1951/6/6	2	2		152	57	80	43	60	2024/4/30
195	2	1936/10/10	1	2		154	52	120	77	71	2024/4/30
196	2	1955/1/1	1	2		160	65	129	80	65	2024/4/30
197	1	1943/7/7	2	2		172	75	119	78	68	2024/4/30
198	1	1946/9/9	2	2		170	72	118	74	65	2024/4/30
199	1	1962/4/4	3	2		175	80	128	78	78	2024/4/30
200	1	1941/7/7	3	1	2	160	72	130	90	66	2024/4/30

注：为方便学生在 Excel 中录入数据，表中日期采用年/月/日的形式。

第二章　简单数据的处理——Excel 2021 应用提高

在社区卫生工作中，卫生管理工作者除了开展卫生调查外，更多情况下是管理各种数据、制作各种报表。计算机电子表格软件具有功能强、速度快、计算准确、图表美观的特点。

本章以社区卫生工作为背景，介绍如何使用软件 Excel 2021 管理数据、完成各种表格的创建和运算，如录入调查资料，人群高血压年龄别患病率、标化患病率的计算，绘制高血压患病率随年龄变化的曲线等，以及如何利用 Excel 2021 做简单的统计描述。

有一定经验和基础的读者，可以跳过相应内容。

第一节　Excel 2021 基本知识

Excel 是微软公司出品的 Office 2021 系列办公软件中的组件之一，它是一个电子表格软件，可以用来完成各种工作报表，完成许多复杂的数据运算，进行数据的统计分析和预测，还可以制作各种美观的图表，如曲线图等。Excel 2021 及以上版本还可以制作网页。

一、认识 Excel 界面

1. *启动* Excel

操作步骤如下。

(1) 单击“开始”按钮。

(2) 打开“程序”菜单。

(3) 找到“Excel”命令，并单击它，见图 2-1。

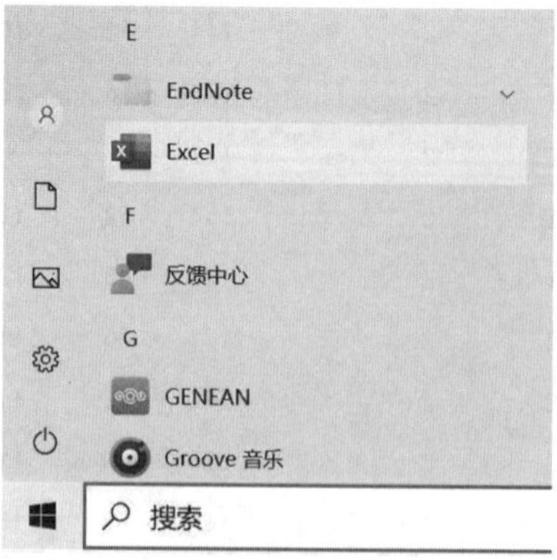

图 2-1　启动 Excel

(4) 经过启动界面,进入 Excel 的开始界面,选择空白工作簿进入,见图 2-2。

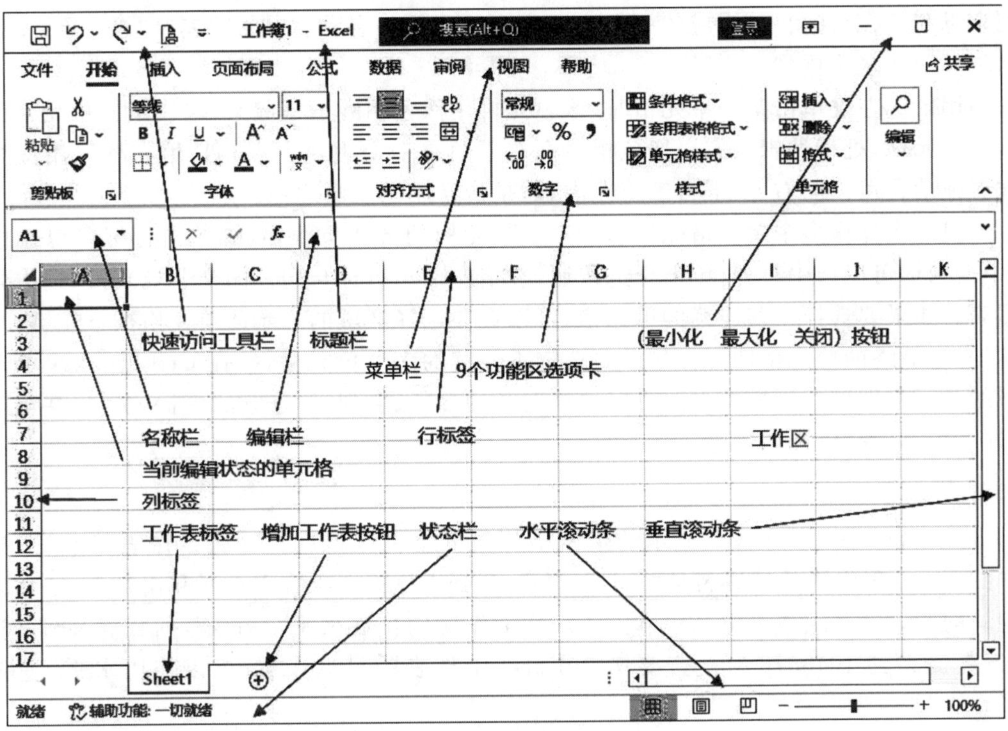

图 2-2　Excel 2021 的主界面

标题栏:显示当前程序名称和工作簿名称。注意:标题栏中的“工作簿 1”是 Excel 预设的新建工作簿的名称,每次运行 Excel 时,工作簿 1 都会被 Excel 自动打开。

快速访问工具栏:位于工作界面左上角,包含“保存”“撤销”“恢复”等按钮。若单击右侧的倒三角按钮,可在展开的列表中选择要在其中显示(隐藏)的工具按钮。

功能区:位于标题栏下方,和菜单栏组合在一起,形成 9 个选项卡。单击不同的选项卡标签,则切换功能区中显示的工具命令。在每一个选项卡中,不同的组中分类放置着不同的命令,组的右下角是对话框启动按钮,可用于打开与该组命令相关的对话框,对要进行的操作做进一步设置。

名称栏:显示当前所在的单元格地址。

编辑栏:界面中央最大的区域,显示当前单元格中的内容,如所输入的数据、公式、计算结果。

工作区:用 Excel 制作电子表格的所有操作都在这个工作表区域进行。

列标签、行标签:用来标识单元格所处的位置,是 Excel 所特有的。

状态栏:位于底部的信息栏,提示当前进行的操作。

工作表标签:显示工作表的名称,对工作簿中不同的工作表进行操作可通过工作表标签进行切换。

水平、垂直滚动条:用来改变工作表水平、垂直方向的可见区域。

2. 单元格

列与行相交处的矩形区域就是单元格,它是 Excel 工作表的基本组成单位,用户录入数据的操作就是在这些单元格中进行的。为了方便识别,Excel 将每一个单元格用其所在列的列字母和所在行的行数构成的一个地址称为单元格的名称,如“A1”表示“第一行 A 列”,该名称显示在名称框中。

当用鼠标左键单击某一单元格时,该单元格用黑色粗线框框起来,以表示此单元格为当前活动单元格,处于编辑状态。黑色粗线框右下角是一个黑色方点,叫“填充柄”,用鼠标双击或者拖动它可以向右、向下自动填充内容,是最常用的工具之一。

如何一次操作多个单元格呢?选定多个单元格的方法有很多:如单击行标可以选中一行,单击列标可以选中整列,单击全选按钮(表格左上角行标与列标的交会处)可以选中整个工作表。如果要选择一些连续的单元格,可以在要选择区域的开始的单元格按下左键,拖动鼠标,直到最终的单元格即可。如果要选定不连续的多个单元格,按住 Ctrl 键,依次单击要选择的单元格即可。同样的方法可以选择连续的多行、多列,不连续的多行、多列,甚至进行行、列、单元格混合选择,等等。

3. 工作表

进入 Excel 以后,屏幕上显示的带网格背景的空白区域就是一张工作表,1997～2003 版本的 Excel 工作簿的扩展名是“. xls”,它由 A 到 IV 来记录的 256 列和由数字 1～65536 来记录的 65536 行组成。更高版本的 Excel 工作簿的扩展名是“. xlsx”,列数提高到 16384 列,行数提高到 1048576 行。若要切换 Excel 工作表的可见区域,可以使用水平、垂直滚动条。

和单元格一样,工作表也有自己的名字——工作表标签。进入 Excel 以后,系统自行建立的工作表标签名为 Sheet1、Sheet2、Sheet3。双击工作表标签,可以修改标签名。

4. 工作簿

工作簿是由各自独立的一个或多个工作表构成的集合。进入不同版本的 Excel 后,系统默认建立 1～3 个工作表,它们的标签名分别为 Sheet1、Sheet2、Sheet3,这三个工作表组成“工作簿 1”。在工作簿中,用户可自行增加、删除工作表。Excel 2021 版本的工作簿最多可包含 255 个工作表,相当于一个小型数据库规模,能满足绝大多数工作场景的需要。

在 Excel 中,工作簿就像记录日常管理数据的一个账簿,而工作表就是这个账簿中的每一个账页,这种完善的文件管理方式为用户使用 Excel 建立规范、系统的统计报表提供了方便。

二、数据输入

1. 输入文本数据

用 Excel 制作表格的基础工作是从输入表格信息开始的,通常的表格信息包括文字和数字。

向单元格中输入文本的操作步骤如下。

(1) 单击“输入法指示器”图标,选择输入中文方法,或使用“Ctrl＋Shift”进行选择。

(2) 选定 A1 单元格为活动单元格。

(3) 在 A1 单元格中键入“社区居民高血压年龄别患病率”,此时,在编辑栏中将出现与单元格相一致的内容,见图 2-3。

(4) 然后按回车键(Enter 键)，这几个文字自动以左对齐方式保留在 A1 单元格中。文本通常以左对齐方式存放在单元格中。

(5) 分别在 A3、B3、C3、D3 单元格中输入文本“年龄组”“总人数”“患病数”“患病率%”，分别在 A4～A14 区域中输入图 2-3 所示的文本内容。

> **输入数据的技巧**　在对每个单元格完成任何操作后使用回车键，这时粗线边框会自动平移到下行的单元格；使用 Tab 键，这时粗线边框会平移到右侧的单元格中。方向键也可以让粗线边框上下左右移动。

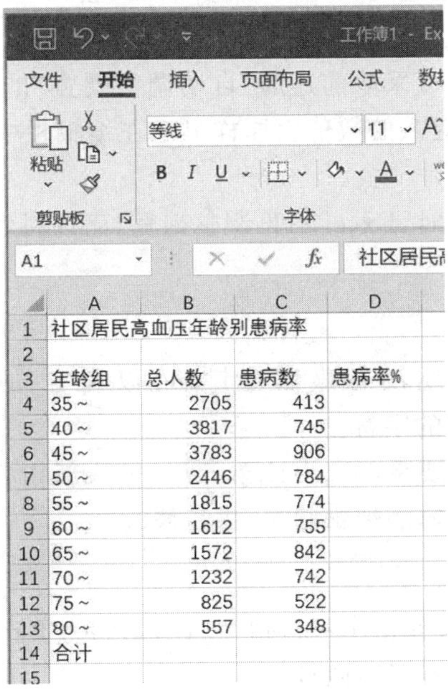

图 2-3　在 Excel 中输入数据

2. 输入文本时遇到的问题

在输入文本时，有时要键入一长串字符，而 Excel 系统设定一个单元格的标准宽度是 8.43 个英文字符，通常一个汉字占两个英文字符的位置，也就是说在一个单元格中最多只能输入 4 个汉字。超过时，文本会溢出到相邻的空白单元格，见图 2-3 所示的 A1 单元格。此时若在相邻的单元格 B1 中输入内容，会遮挡 A1 单元格中的内容。

遇到这种情况不必惊慌，数据并没有丢失，可以采用如下两种方法解决。

方法一：用“自动调整列宽”的方法，将隐藏的部分显示出来。将鼠标指针指向单元格所在列的列标签的右边框处，当出现一个左右带箭头的黑色十字时，双击鼠标左键，Excel 会自动将列宽调整到最适宜的宽度，使隐藏的内容显示出来。

方法二：用“文本换行”解决。其操作步骤如下。

(1) 双击需要调整的单元格。

(2) 在出现键入标记“I”后，将键入标记插入到要换行的字符前。

(3) 按“Alt＋Enter”键，完成换行。

(4) 最后需按 Enter 键确认。

3. 输入数字

输入数字的方法：首先选定要输入数据的单元格，使其成为当前活动单元格，然后键入数字，最后按 Enter 键确认输入完成。所输入的数字自动以右对齐方式存放在单元格内。

4. 输入数字时遇到的问题

在输入一个较长的数字时，列宽会自动加宽，如果不喜欢过宽，可以将鼠标指针指在单元格所在列的列标签的右边框处，当出现一个左右带箭头的黑色十字时，按下左键左右拖拽来人工调整列宽。此时输入超过此列宽的数值，Excel 会以“########”来代替数值的显示，以提示用户此单元格内有数字溢出。

若要显示被隐藏的数值，可采取前述的“自动调整列宽”的办法。如果只想查看隐藏的数值，可以单击此单元格，所键入的数值会原样显示在编辑栏中；或者双击此单元格，数值就直接显示出来。

当数字的位数达到 12 位时，Excel 不再调整列宽，而以科学计数法的形式显示，并四舍五入存放在单元格中。

5. 修改错误输入

单元格输入有误，如果还没有敲回车键，可以用方向键移动光标，用 Delete 键、Backspace 键删除光标后或前的字符。

如果已经敲回车键，则需要重新选中该单元格，输入新内容，旧的内容被删除。还可以双击该单元格，进入单元格内容的编辑状态，进行修改。

6. 将数字转化为文本

有时输入编号“001”后，单元格中只保留了“1”，是因为 Excel 把“001”当成数值了，这时需要将数字转化为文本，方法有下面两种。

方法一步骤如下。

在键入的数字前先输入一个英文半角单引号（'），然后键入“001”，按回车键，Excel 将由数字组成的输入视为文本放在单元格并且左对齐，而单引号（'）并不显示出来。

方法二步骤如下。

（1）单击需要转化为文本的单元格，在“开始”功能区“单元格”组单击“格式”的“▼”按钮，选择“设置单元格格式”。

（2）在“设置单元格格式”对话框中选择“数字”选项卡，单击“文本”选项，这时系统将此单元格视为文本格式而不再是数值格式，即使输入数值，Excel 也把它当作字符串。

（3）输入“001”，单击“确定”按钮，数字以文本左对齐方式存在单元格中。

需要说明的是：字体的对齐方式并不代表单元格的数值类型，即使类型不变，用户仍然可以自行设定字体的对齐方式。

三、使用简单公式

上例中合计值、患病率都还空着，接下来学习如何完成简单的计算过程。

1. 使用自动合计

选中 B4～B14 区域（以下用[B4:B14]来表示一个区域）。

在“公式”选项卡的功能区中，点击“函数库”组的自动求和按钮“$\sum$”。

合计值可自动出现在最底端的空格里。

> **自动合计的技巧**　选中[B4:C14]，可以同时完成两列的自动合计。选中[B4:D14]，可以同时完成所选列、行的自动合计。选中区域时，尽量包含下边或者右侧放置合计值的空白单元格。

2. 使用简单的公式

患病率的计算不是求和计算，所以不能使用自动合计。因为患病率等于患病数除以总人数再乘以 100%。要完成此计算，操作步骤如下。

(1) 选中单元格 D4。

(2) 输入“=C4/B4 * 100”(输入引号中的内容，不输入引号)，见图 2-4。

(3) 按回车键，计算完成。

(4) 每一行都需要计算，但 Excel 不需要逐一输入公式，它提供了自动填充功能。

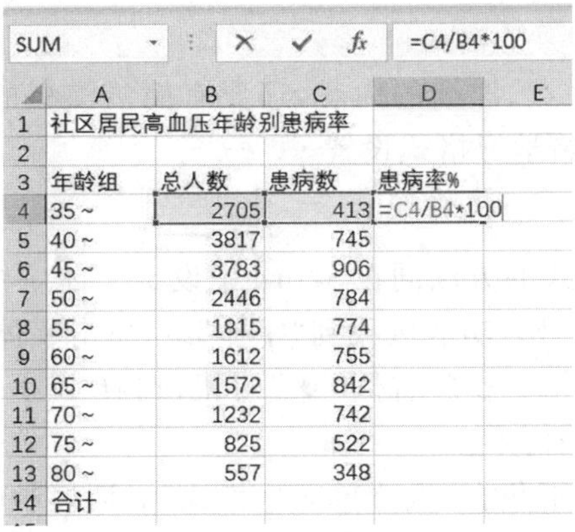

SUM　=C4/B4*100

	A	B	C	D	E
1	社区居民高血压年龄别患病率				
2					
3	年龄组	总人数	患病数	患病率%	
4	35 ~	2705	413	=C4/B4*100	
5	40 ~	3817	745		
6	45 ~	3783	906		
7	50 ~	2446	784		
8	55 ~	1815	774		
9	60 ~	1612	755		
10	65 ~	1572	842		
11	70 ~	1232	742		
12	75 ~	825	522		
13	80 ~	557	348		
14	合计				

图 2-4　使用简单的公式

> **使用公式的技巧**　公式不仅可以用键盘输入，还有更便捷的方法，那就是直接用鼠标点击。以本例来说：选择 D4 单元格，键盘输入“=”，鼠标点击 D3 单元格，键盘输入“/”，鼠标点击 D2 单元格，键盘输入“ * 100”，按回车键，公式与直接输入是一样的。
>
> 公式中运算符的优先级如下。
>
> (1) 先计算括号内的运算。
>
> (2) 先乘方后乘除再加减。
>
> (3) 同级运算按从左到右的顺序。

四、自动填充

自动填充非常实用，操作步骤如下。

(1) 将光标重新移到 D4 单元格。

(2) 用鼠标指向右下角的“填充柄”，鼠标变成黑十字状。

(3) 向下拖动“填充柄”到 D14 单元格，或者直接双击填充柄。

(4) 完成自动填充，计算完成。

(5) 计算结果保留了 8 位小数,通常习惯保留两位。

下面通过设置单元格的格式来保留两位小数。

> **自动填充的技巧** 自动填充有以下技巧。
>
> (1) 复制填充。选定一个或多个单元格,然后向下或者向右拖动填充柄,被拖动的单元格中的数据(包括公式、格式等)依次按照相应的位置复制到所拖动的单元格区域。
>
> (2) 按步长为"1"填充。如果被拖动的单元格既有文本又有数字,则拖动产生的结果不是单纯性的复制,而是数字按递增序列填充。这类填充包括日期、时间等。
>
> (3) 按等差序列填充。当选择两个数值型的单元格时,拖动的结果是以两个数值的差为步长,进行自动填充。
>
> (4) 复杂填充。先选定被填充值和填充区域,然后单击"开始\编辑\填充",在弹出的下拉菜单中重新设置填充方向。若要设置填充序列,选择"序列"选项,根据对话框提供的方案进行选择,最后单击"确定"按钮。

五、单元格格式设置

工作表既要有鲜明的特点、详细的内容,还要有简洁漂亮的外观,Excel 中的格式设置并不逊色于 Word。下面开始学习格式设置。

1. 设定字符格式

在 Excel 中设定字符格式的方法同在 Word 中设定字体一样。先按住鼠标左键拖动鼠标,选中要修饰的字符,在"开始"功能区找到"字体"组,单击字体框右侧"▼"按钮,从下拉菜单中选择需要的字体;再单击字号框右侧"▼"按钮,选择字号;单击字体颜色按钮右侧的"▼"按钮,弹出颜色模板,选择颜色。

关于字体所有的修饰都汇集在"设置单元格格式"对话框中的"字体"选项卡中,方法为:单击"开始\字体组\右下角箭头",会弹出"设置单元格格式",在弹出的对话框中选择"字体"选项卡。

2. 设定数字格式

设定数字格式首先要设置数字类型,因为不同的数字类型有不同的数字格式。设置数字类型的操作步骤如下。

(1) 选定要修饰的单元格。

(2) 单击"开始\字体组\右下角箭头",会弹出"设置单元格格式",见图 2-5。

(3) 选择"数字"选项卡,在"分类"选项区中选择数据类型,选择"数值"型后,"分类"选项区的右侧会打开一个"示例"窗口,在"示例"窗口中找到适宜的数字格式,设定适宜的小数位数,最后单击"确定"按钮。

3. 设定对齐方式

设定对齐方式最简单的方法是在"开始"功能区"对齐方式"组中使用几个常用按钮,包括左对齐、右对齐、居中对齐等。

另外,也可以在选择"设置单元格格式"对话框中选择"对齐"选项卡,见图 2-6。

这里可以设定的内容包括:水平对齐方式、垂直对齐方式、文本倾斜角度、文本控制等。

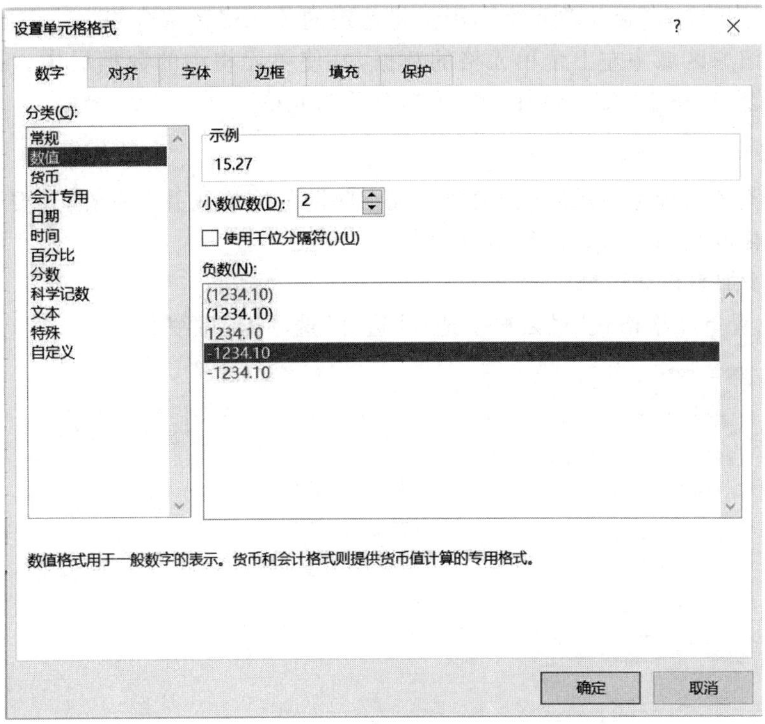

图 2-5　“设置单元格格式”对话框的“数字”选项卡

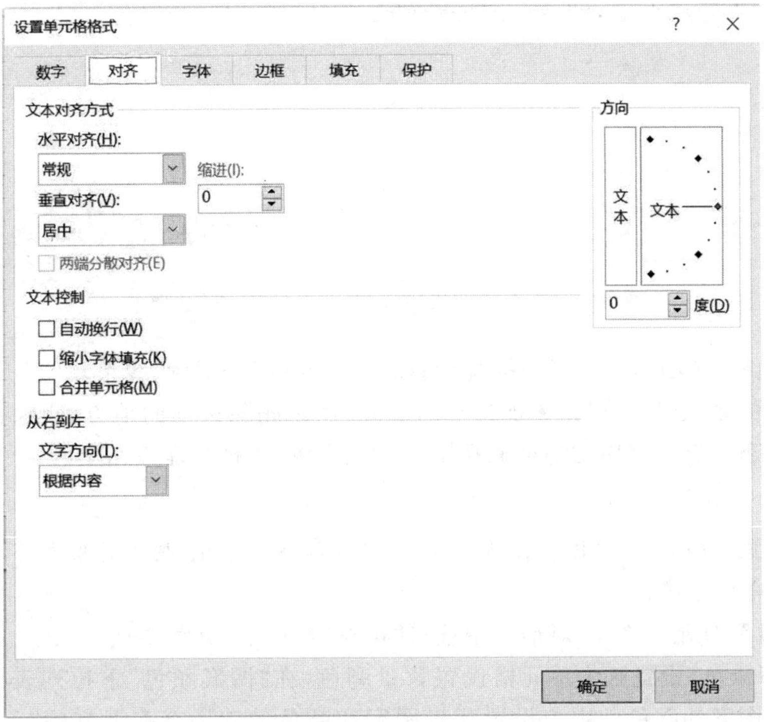

图 2-6　“设置单元格格式”对话框的“对齐”选项卡

“对齐方式”组中有“合并单元格”，用于将选定的单元格区域合并为一个单元格，合并后的单元格只保留原区域中左上角单元格的数据，并使单元格中的数据居中。这个功能非常适合表格的标题，请选中[A1:A4]区域，将其合并单元格。

4. 添加边框

用打印预览按钮预览显示时，会发现呈现在眼前的网格线并不存在，还要使用边框功能才算完成了表格的绘制工作。操作步骤如下。

(1) 选定添加表格线区域。

(2) 在“设置单元格格式”对话框中选择“边框”选项卡，见图 2-7。

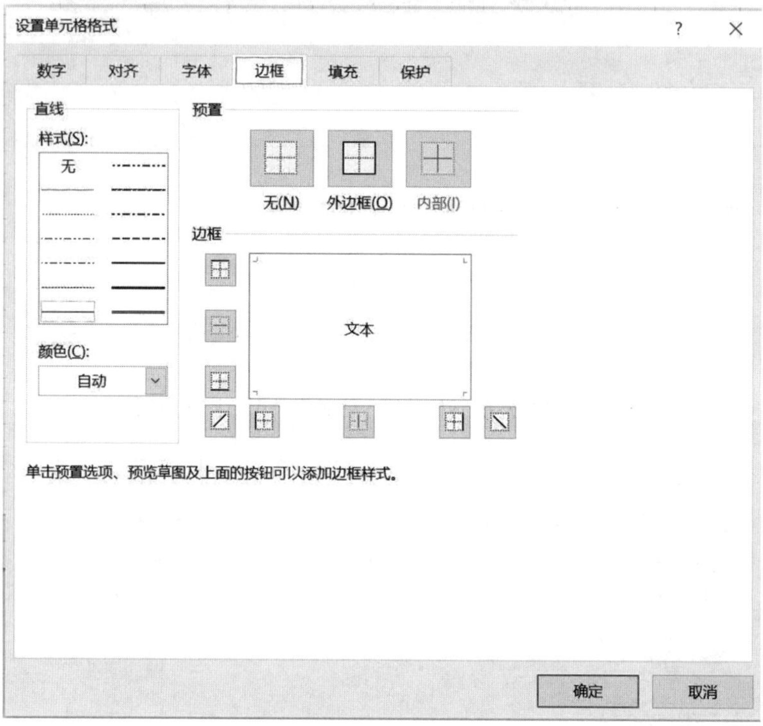

图 2-7 “设置单元格格式”对话框的“边框”选项卡

(3) 在“边框”选项卡中选择边框类型，在左侧选择线条形状、线条颜色。

值得注意的是：这里不仅是添加边框的地方，还是删除边框的地方，删除也就是添加上“无”边框的状态。有些常用的边框放在了“开始\字体”边框功能按钮里。

5. 单元格背景颜色和图案

有时需要添加颜色以突出显示，如合计列以红色背景显示，操作步骤如下。

(1) 选定合计区域。

(2) 在“设置单元格格式”对话框中选择“填充”选项卡，见图 2-8。

(3) 在“背景色”设置区为单元格设置背景颜色，在“图案颜色”下拉列表框中设置单元格背景图案和图案的颜色。用户设置背景图案和颜色的效果会在下方的“示例”区中显示出来。

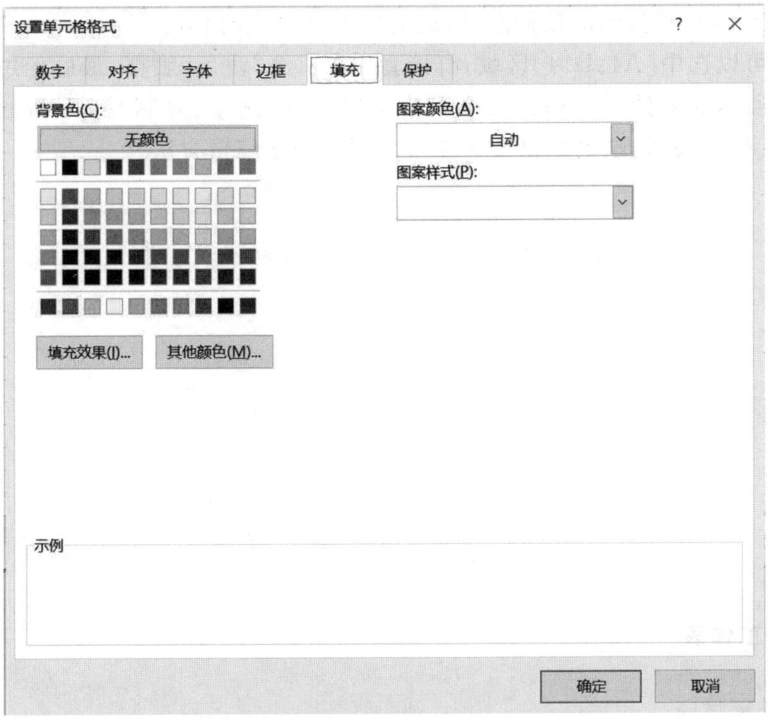

图 2-8　“设置单元格格式”对话框的“填充”选项卡

6. 设定行高和列宽

Excel 工作表中行高和列宽的默认值都是固定的,但可以根据实际需要进行设置。

方法一:将鼠标指向要设置的行的行标签底部边框,当出现一个上下带箭头的“十”字形符号时,向上拖动鼠标使该行变窄,向下拖动鼠标使该行变宽,达到适宜的高度时释放鼠标,调整完毕。当行的高度为 0 时,该行消失,称为隐藏。选中隐藏行前后的行,单击鼠标右键,在弹出菜单中选择“取消隐藏”,隐藏的行就显示出来了。

如果想用此种方法改变多行的高度,并且要求多行的高度一致时,请先选中多行,再将鼠标指针指向被选行,当出现“十”字符号时,拖动鼠标完成调整多行的行高操作。

方法二:改变行的标准高度。选定区域,右击行标,在弹出菜单中选择“行高”选项,输入数值确定行高即可。此种方法的优点是行高精确。

改变列宽的方法同行高的调整。

7. 自动套用格式

对工作表进行一系列格式化操作能够规范表格信息,但操作有些烦琐。如果使用比较常见的表格格式,可以利用 Excel 的“自动套用格式”功能。它是系统已预先定义好的表格格式,只要单击一些按钮,就能完成表格的格式化,简化对表格的设置过程。其操作步骤如下。

(1) 选定要套用的区域。

(2) 单击“开始\样式\套用表格格式”,打开 “自动套用格式”下拉菜单。

(3) 在这个下拉菜单中,一共有“浅色\中等深浅\深色”3 个系列供用户选择,选择好样式后，将鼠标指针指向它，单击鼠标左键，就完成了对格式的套用。

（4）本例可以选中[A1:D14]区域，直接套用第一个“浅色”表格，最后经过格式设置，可以形成图 2-9 所示的统计学表格。这个表格可以通过“选中、复制、打开 Word、粘贴”等操作，进入 Word 软件编辑，这也是论文写作时常用的表格编辑方法。

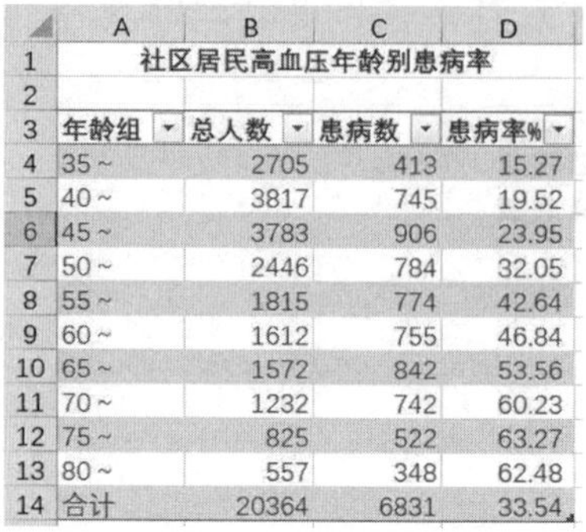

	A	B	C	D
1	社区居民高血压年龄别患病率			
2				
3	年龄组	总人数	患病数	患病率%
4	35～	2705	413	15.27
5	40～	3817	745	19.52
6	45～	3783	906	23.95
7	50～	2446	784	32.05
8	55～	1815	774	42.64
9	60～	1612	755	46.84
10	65～	1572	842	53.56
11	70～	1232	742	60.23
12	75～	825	522	63.27
13	80～	557	348	62.48
14	合计	20364	6831	33.54

图 2-9　自动套用格式后的规范表

六、编辑工作表

1. 单元格定位

若想在工作表中找到所有包含公式的单元格，使用鼠标一个一个地指向单元格，然后观察编辑栏是否包含公式，这种方法既费时又费力。使用“定位”命令，就可以迅速指向要选定的单元格。

定位单元格的操作步骤如下。

（1）单击“开始\编辑\查找和选择\转到”，弹出“定位”对话框。

（2）在“引用位置”的插入点处键入选定的单元格地址，如 A1:D14（Excel 中不区分大小写，a1:d14 也是一样的）。

（3）点击“定位条件”，打开“定位条件”对话框，选择 “公式”为定位条件。

（4）单击“确定”按钮，所有包含公式的单元格都被选中（黑色粗线框）。

2. 修改数据

方法一：

（1）将鼠标指针指向单元格，双击鼠标左键。

（2）双击后，在单元格中出现一个插入光标，将插入点移到要修改的字符右侧。

（3）使用 Backspace 键删除错误字符，或在光标处插入新的字符。

（4）按 Enter 键确认对单元格内容的修改。

方法二：

（1）单击需要修改的单元格，使其成为当前活动单元格。

（2）键入新的内容，单元格中原来的内容会自行消失，而不需要清除。

方法三：

（1）使用定位方法，选定需要清除的单元格区域。

（2）按 Delete 键，立即清除所选单元格区域中的所有数据。

（3）重新输入所需要的内容。

3. 复制与粘贴数据

当一个工作表中有相同的录入内容时，采用复制、粘贴的方法，既简单又快捷。

操作步骤如下。

（1）选定被复制的单元格。

（2）选择“开始\剪贴板\复制”命令，或直接按“Ctrl＋C”，此时 Excel 用移动的点化线框围绕选定的区域，并将这个复制内容保存在剪贴板中。

（3）单击鼠标左键，选定需要复制的目标单元格。

（4）选择“开始\剪贴板\粘贴”命令，或直接按“Ctrl＋V”，被复制的数据就被粘贴在新的单元格中。

（5）最后按 Esc 键去掉点化线框。最后一步常省略，因为当另外一个单元格进入编辑状态时，此点化线框自动消失。

4. 移动数据

方法一：选定被移动区域，单击“开始\剪贴板\剪切”按钮，选择粘贴区域，单击“粘贴”按钮，就完成了移动。

方法二：利用鼠标移动单元格中数据，其操作步骤如下。

（1）选择被移动区域。

（2）将鼠标指向移动区域边框，当鼠标变为一个中空箭头时，按住鼠标左键不放，拖动鼠标移到目标位置，释放鼠标，完成移动。

如果是将移动区域移至另一个工作表中或其他工作簿中，还要继续执行以下操作。

（3）按 Alt 键，同时按住鼠标左键拖动鼠标。

（4）将鼠标指针拖到目标工作表的标签名处，打开此工作表。

（5）仍旧按住 Alt 键和鼠标左键，拖动选择区域的轮廓到所选工作表区域，释放 Alt 键和鼠标左键，完成移动。

可以使用快捷键“Ctrl＋C”“Ctrl＋V”“Ctrl＋X”快速地复制、粘贴和剪切。

5. 插入单元格

插入整行或整列，其操作步骤如下。

（1）单击行标签或列标签。

（2）单击鼠标右键，在出现的快捷菜单中选择“插入”命令，选择整行标签就插入整行，选择整列标签就插入整列。

6. 插入单元格区域

在一个已输入数据的工作表内插入一块空白区域的方法是，先选定要插入单元格的区域，右击弹出关联菜单，选择“插入”命令。弹出“插入”对话框，设置合适的选项，假若选择“活动单元格下移”选项，Excel 插入一个新的空白区域，原选择的单元格区域向下移动。

7. 删除单元格

操作步骤如下。

（1）选定要删除的单元格区域。

(2) 单击鼠标右键,在弹出的快捷菜单中选择“删除”命令,打开“删除”对话框。

(3) 根据用户的需要设置选项,若接受默认选项,单元格会以左移方式来填充删除后的空位置。

8. 查找和替换数据

与 Word 功能相似,在一个很大的工作表中使用“查找”和“替换”功能,可以节约大量的时间。

查找数据的操作步骤如下。

(1) 选定一个单元格作为查找的起始位置,例如选定 A1 单元格。

(2) 单击“开始\编辑\查找和选择”,在下拉菜单中选择“查找”。

(3) 单击“查找内容”文本框,出现插入点,键入要查找的内容。

(4) 单击“查找下一个”按钮,查找到的单元格就会被选中。

(5) 如果想继续查找,就单击“查找下一个”按钮,直到在指定区域中全部找完。

查找的技巧 若想查看工作表上与查找内容有关的数据,可不必关闭“查找”窗口。只要点击“下一个”,窗口就会自动移位到其他区域,显示被遮盖的查找内容。

在不能准确地知道查找内容所包含的字符时,可以使用通配符。通配符有两种,一种是“?”,其作用是可代替任意一个字符;另一种是“*”,其作用是可代替任意一个或多个字符。例如,查找所有姓陈的,查找内容为“陈*”。

如果用户要查找的内容本身含有这两个符号,就必须在这些字符的前面加上英文半角的“~”符号。例如,要查找的字符串为“陈*”,在键入查找内容时需输入“陈~*”。

替换数据的功能与 Word 非常相似,不过在替换前,要先选定替换的范围,先用鼠标选定一个单元格区域,Excel 就只在这个范围内进行查找、替换。这个功能与 Word 类似,这里不再赘述。

9. 选择性粘贴

Excel 的单元格不仅包含文字、数值,还包含公式、格式等。如果只复制了患病率一列,把它粘贴到 Sheet2 时,数值全都变成了“#DIV/0!”。原来粘贴过来的是公式,公式的内容是前两列的商,前两列是空值等于零,不能求商。若要把患病率的数值粘贴过来,可以使用选择性粘贴功能,操作步骤如下。

(1) 选定患病率数值区域,并复制。

(2) 选择 Sheet2 的合适位置。

(3) 鼠标右击该单元格。

(4) 单击“选择性粘贴”命令,打开“选择性粘贴”对话框,见图 2-10。

(5) 在“粘贴”一栏中选择“数值”,单击“确定”按钮,数值就可以粘贴过来了。

一个单元格所包含的各种元素,如公式、数值、格式、批注、有效性、列宽等都可以有选择地粘贴过来,所以叫作选择性粘贴。

此外,一些简单的计算也可以在选择性粘贴的过程中完成:选中并复制 A1 单元格,然后选中 B1 单元格,右击 B1 单元格,执行“选择性粘贴”命令,打开“选择性粘贴”对话框,在“运算”一栏选择“加”,单击“确定”按钮,B1 单元格的数值就等于原来 B1 的数值加上 A1 单元格的数值。其他操作符的含义相同。当然,运算只对数值型单元格有效。

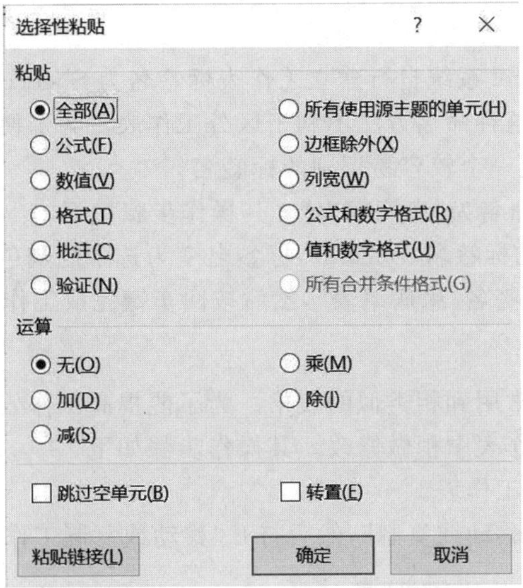

图 2-10　“选择性粘贴”对话框

选择性粘贴还有一个很常用的功能就是转置功能。简单理解就是把一个横排的表变成竖排的表，或把一个竖排的表变成横排的表。操作方法：选择并复制这个表格，切换到另一个工作表中，打开“选择性粘贴”对话框，选中“转置”前的复选框，单击“确定”按钮，可以看到行和列的位置相互转换了过来。通过两次转置，表格可以复原。

七、工作表的操作

1. 插入工作表

默认情况下，Excel 工作簿中有 1～3 个工作表，在实际使用中往往是不够的。这时，就需要在工作簿中插入新工作表。

例如，在 Sheet1 和 Sheet2 之间插入一张空白工作表。其操作步骤如下。

(1) 单击 Sheet2 工作表标签，使工作表 Sheet2 变为当前工作表。

(2) 在 Sheet2 工作表标签上单击鼠标右键，选择“插入”，在“插入”对话框中选择“工作表”选项，点击“确认”，就立即插入一张新工作表放在当前工作表的左边，默认名称为 Sheet4。

“插入工作表”的命令也可以直接点击工作表标签右边的“插入工作表”按钮⊕。

2. 删除工作表

插入过多的工作表时，可以将多余的工作表删除掉。其操作步骤如下。

(1) 将要删除的工作表变为当前工作表。

(2) 在将要删除的工作表标签上单击鼠标右键，选择“删除”，则该工作表将会永久删除。

注意：Excel 在删除工作表时，会将工作表永久删除，而没有撤销操作，所以在从工作簿中删除某个工作表以前，应该仔细确认所删除的工作表。

3. 重命名工作表

在插入工作表时，Excel 系统自行建立工作表标签名为 Sheet1，Sheet2，依次类推。

当有多个工作表时，这种命名方法不利于区分工作表。为了便于选择工作表，可根据工作表中的内容给工作表起一个较容易识别的标签名。

例如，为“Sheet1”表命名为“患病率表”。其操作步骤如下。

(1) 双击 Sheet1 表的标签名“Sheet1”，标签名变为选中的灰色。

(2) 直接键入新的标签名“患病率表”，然后按回车键完成工作表的命名工作。

4. 复制工作表

在日常工作中，要经常用到相类似的表格。为了能提高工作效率，可以采取复制工作表的办法，然后在复制的工作表中稍做修改。其操作步骤如下。

(1) 先选定要复制的工作表。

(2) 单击右键，选择“移动或复制”，然后打开“移动或复制工作表”对话框，见图 2-11。

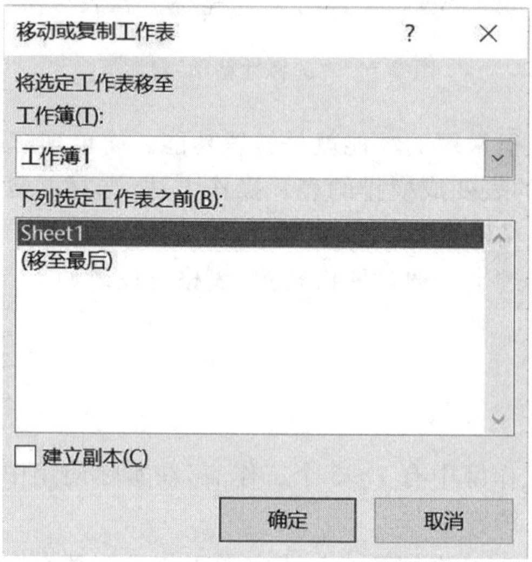

图 2-11 “移动或复制工作表”对话框

(3) 在对话框中选择复制的新工作表的存放位置，然后单击“建立副本”选项，再单击“确定”按钮，就完成了工作表的复制。如果不选择“建立副本”选项，就等于执行了移动工作表的操作。

5. 调查工作表顺序

在经历了一系列的操作，相继建立了数据表格后，工作簿中的工作表就会变得很杂乱，如 Sheet5 排在 Sheet2 前面。此时可以通过调整工作表顺序将工作表重新排序，以便使工作簿更有条理。操作步骤如下。

(1) 单击 “Sheet5”的工作表标签处，按住鼠标左键。

(2) 当标签名处变为黑色倒三角指针时，拖动鼠标。

(3) 拖动工作表指针到“Sheet4”的右侧，释放鼠标左键，就完成了工作表的移动。

八、预览与打印

1. 打印预览

一般在打印工作表之前都会先预览一下，可以防止打印出来的工作表不符合要求，单击常用工具栏上的“打印预览”按钮，就可以切换到“打印预览”窗口中了。也可以单击“文件\打印”，页面的右侧即“打印预览”窗口，并可以使用“下一页”按钮一页一页地预览。

2. 切换视图

在编辑的时候，如果想知道这个表有几页，可以打开“视图\工作簿视图\分页预览”，现在的视图状态下可以直接拖动分页符的位置。如果想恢复普通视图，打开“视图”菜单，单击“普通”命令就可以了。

在“分页预览”视图中，蓝色的虚线就是默认的分页符，蓝色的实线就是可打印区域。把鼠标放到上面，鼠标就变成了这样的移动标记“↔”；按住左键可以左右拖动打印区域，打印区域可以自由设置，打印内容自动进行缩放，以适应纸张大小和页边距设置。

用户还可以自己插入分页符，选中要分页位置的单元格，然后打开“页面布局\页面设置\分隔符”，单击“插入分页符”命令，在选中的单元格的左边和上面就出现了分页符的标记，这样就设置好分页了。如果只想上下分，选中要分页的行，插入一个分页符就可以了。用与插入分页符同样的方法可以删除该单元格上的分页符。

3. 页面设置

单击“页面布局\页面设置”右下角箭头，可以打开“页面设置”对话框，见图 2-12。

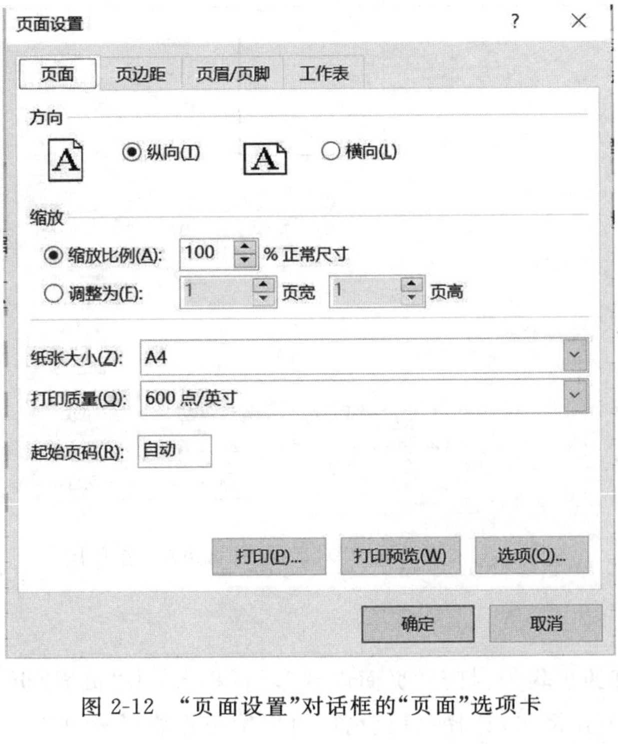

图 2-12　“页面设置”对话框的“页面”选项卡

预览时常常会发现表格过宽，不能打印到一页中，想要解决这个问题有四种办法。

(1) 可以选择一种宽度较大的纸，单击“纸张大小”下拉列表框，从弹出的列表中选择一种比较宽的纸型，比如将 A5 换成 A4。

(2) 把纸张横过来使用：在“方向”栏中选择“横向”，然后单击“确定”按钮。

(3) 进行缩放：可在“缩放比例”输入框中输入 80，单击“确定”按钮，或者索性将“缩放”一栏选择为“调整为 1 页宽 1 页高”，让 Excel 自己调整缩放比例。有些表格特别长，可以删除“1 页高”中的“1”字，让 Excel 自动去分页。也可以插入“分页符”，强行分页。值得注意的是，如果设置了“调整为 1 页宽 3 页高”的话，分页符可能会不起作用，必须设置为“调整为 1 页宽 1 页高”，手工设置的分页符才起作用。

(4) 进入“视图\工作簿视图\分页预览”，直接拖动打印区域和分页符。

4. 设置页边距

在“页面设置”对话框中有“页边距”选项卡，页边距的设置非常直观。当整个工作表都打印出来时，如果表不在纸张的中间，此时需要选中“居中方式”一栏中“水平”和“垂直”前面的复选框，单击“确定”按钮，表格就居中显示了，见图 2-13。

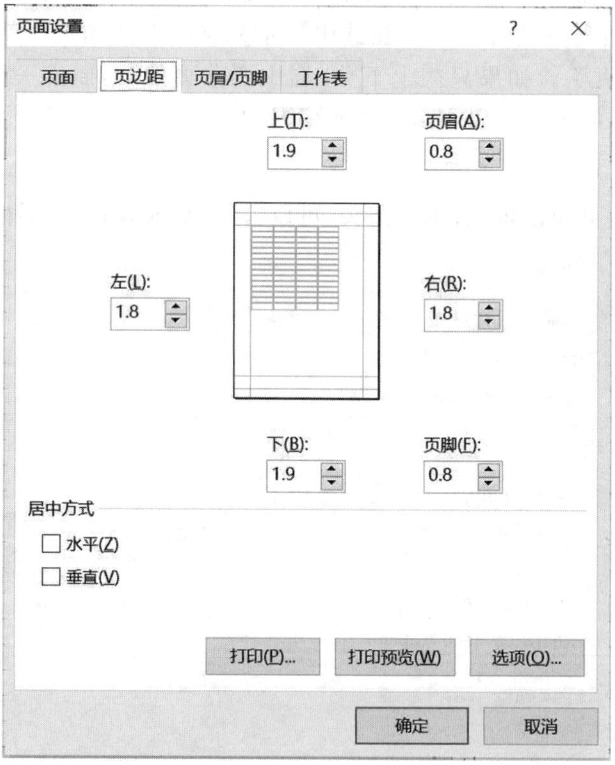

图 2-13 “页面设置”对话框的“页边距”选项卡

5. 页眉页脚

设置页眉和页脚的步骤为：打开“页面设置”对话框，单击“页眉/页脚”选项卡，单击“页眉”下拉列表框中的下拉箭头，选择页眉设置，可以给工作表设置页眉。页脚的设置相似。

自定义页眉和页脚：单击“自定义页脚”按钮，打开“页脚”对话框，可以看到页脚的设置分为左、中、右三个部分，可以输入一些文字，设置为需要的字体，在合适的地方插入当前页码，单击“确定”按钮回到“页面设置”对话框，单击“确定”按钮就可以看到设置的页脚的效果了。自定义页眉和自定义页脚相似。

6. 设置表头

有时表格很长，只有第一页中有表的表头，而其他的页中都没有，这样打印出来的表看起来很不方便，可以通过给工作表设置一个打印表头来解决这个问题。

打开“页面布局\页面设置\打印标题”，进入“页面设置”对话框中“工作表”选项卡，见图 2-14，单击“顶端标题行”中带箭头的“拾取按钮”，对话框变成了一个小的输入条，在工作表中选中数据上面的几行作为表头，单击输入框中的返回按钮，回到“页面设置”对话框，单击“确定”按钮。现在单击“打印预览”按钮，所有的页中就都有标题了。最后，单击“确定”按钮。如果需要重复列标题，单击“从左侧重复的列数”中带箭头的“拾取按钮”，其他操作类似。

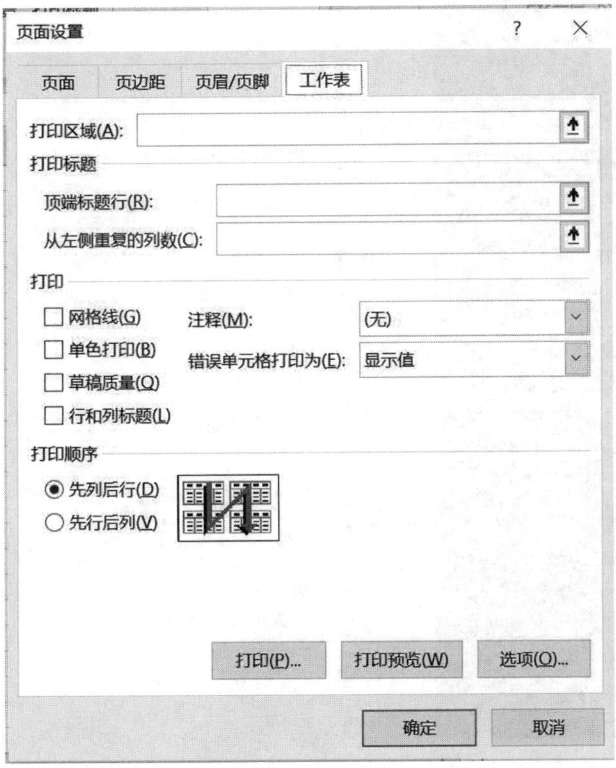

图 2-14　“页面设置”对话框的“工作表”选项卡

如果不习惯使用“拾取按钮”，可以直接输入行号，如使用 1～2 行为标题，则直接输入英文半角字符的 $1:$2。

7. 设置打印区域

在计算数据时经常会用到一些辅助的单元格，需要把这些单元格作为计算的中转站，这些内容不好删除又不想打印出来，此时可以设置一个打印区域，只打印有用的那一部分数据。操作步骤如下。

（1）选择要打印的区域。

（2）打开"页面布局\页面设置\打印区域"，选择"设置打印区域"命令。

（3）单击"打印预览"按钮，可以看到打印出来的只有刚才选择的区域。

8. 打印选项

各种设置结束后，就可以打印报表了。进入"文件\打印"，见图 2-15。这里可以设置一次打印几份工作表。在"份数"输入框中输入"3"，单击"确定"按钮，就可以一次打印 3 份工作表了。这里还可以设置其他选项，如打印开始和结束的页码，只需要在"页数"一栏中填上开始和结束的页码；还可以设置打印选定的工作表是整个工作簿或是选定的区域。

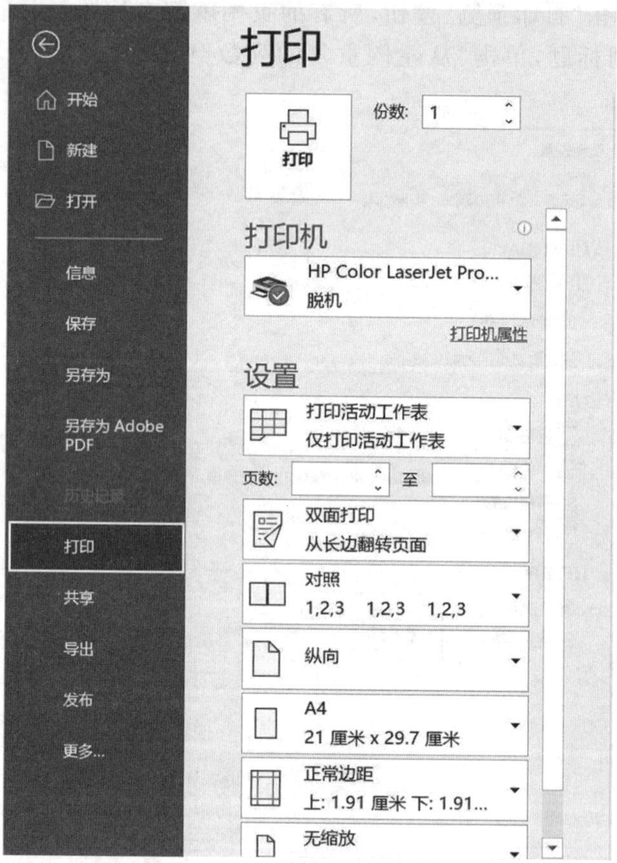

图 2-15 "打印"对话框

九、工作簿操作

1. 保存工作簿

单击快速访问工具栏中的"保存"按钮或"文件\保存"命令可以实现保存操作，在工作中要注意随时保存工作簿。

在"文件"菜单中还有一个"另存为"选项。前面已经打开的工作簿，如果定好了名字，再使用“保存”命令时就不会弹出“另存为”对话框，而是直接保存到相应的文件中。但有时要把当前的工作做一个备份，或者不想改动当前的文件，要把所做的修改保存在另外的文件中，用“另存为”选项。打开“文件”菜单，单击“另存为”命令，弹出“另存为”对话框，见图 2-16。

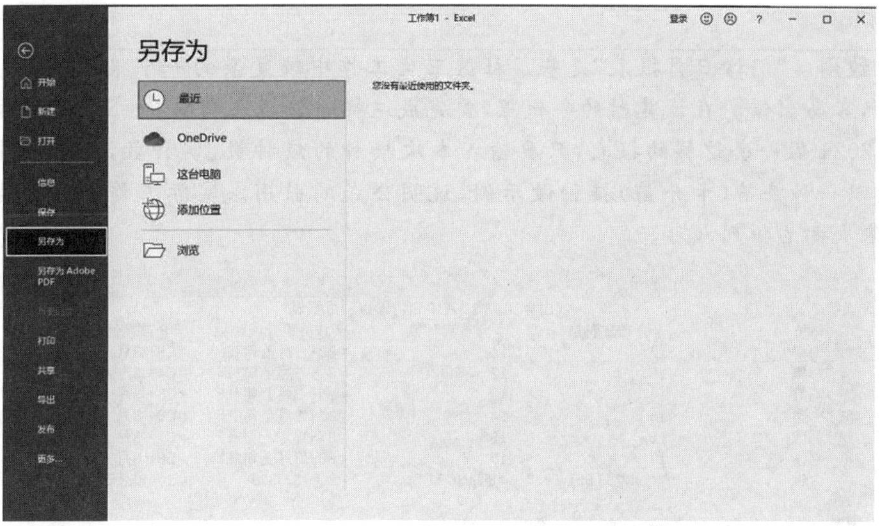

图 2-16　另存为对话框

这个对话框与 Word 2021 中保存文件的对话框是相同的，如果想把文件保存到某个文件夹中，单击“浏览”，从中选择相应文件夹，在“文件名”框中键入文件名，单击“保存”按钮，文件就可以保存到指定的文件夹中。

2. 多工作簿之间切换

如果同时打开了几个工作簿，需要切换到另外一个工作簿中去，则进入“视图\切换窗口”下拉菜单，菜单中列出了当前打开的所有工作簿的名称，而且在当前编辑的工作簿名称前面有一个对号，单击下面另外的工作簿名称，它就成了当前编辑的工作簿。如果要回到刚才的工作簿，就再单击“切换窗口”菜单，选择原来的工作簿名称。

3. 关闭工作簿

单击标题栏右端“关闭”按钮就退出了 Excel。如果同时打开了两个工作簿，只需要关闭当前编辑的一个，可以单击“开始”选项卡上的“关闭”按钮，当前工作簿就被关闭了。单击标题栏右端“最小化”按钮，界面中的工作簿就变成了状态栏中的按钮，可以用鼠标拖动它的边框，改变它的位置，这样在同时使用多个工作簿时就可以方便地选择要编辑的工作簿，切换也很方便。

4. 打开工作簿

打开工作簿有多种方法。

(1) 在桌面、我的电脑和资源管理器中双击相应的文档，可以直接打开这个文档。

(2) 在 Excel 中使用快速访问工具栏上的打开按钮，也可以打开一个 Excel 工作簿。

(3) 在 Excel 中单击“文件\打开”命令，就会弹出“打开”对话框，找到适当的文件夹和文件，双击即可。

(4) 在 Excel 中按快捷键“Ctrl＋O”，同样可以弹出“打开”对话框。

(5) 在 Excel 的“文件”功能区下方，可以看到 4 个最近打开的文档名称，在工作重复性高时这样打开文档很方便。打开“文件”菜单，在文件列表中单击相应的文件名，就可以打开相应的文档。

学以致用 “门诊日月报表”是基层社区卫生工作中较复杂的一个报表，接种疫苗多，运算量大，容易出错。在计算器的年代里，要完成这样一份报表需要 2～3 天的时间。现在用 Excel 2021 做一套这样的报表，只要输入本次接种的应种数、实种数，其余的均自动计算。下面以一种疫苗（卡介苗）接种做示例，说明公式的引用。实际工作中可能是多种疫苗，只要依次向右排列即可。

	A	B	C	D	E
1	铜山县2023年3月中旬门诊接种月报表				
2	单位	卡介苗应种数	卡介苗实种数	卡介苗累计应种数	卡介苗累计实种数
3	何桥	12	11	=B3+'3月上旬'!E3	=C3+'3月上旬'!E3
4	郑集	13	12	=B4+'3月上旬'!E4	=C4+'3月上旬'!E4
5	刘集	14	13	=B5+'3月上旬'!E5	=C5+'3月上旬'!E5
6	柳泉	15	14	=B6+'3月上旬'!E6	=C6+'3月上旬'!E6
7	利国	16	15	=B7+'3月上旬'!E7	=C7+'3月上旬'!E7
8	毛庄	17	16	=B8+'3月上旬'!E8	=C8+'3月上旬'!E8
9	合计	=SUM(B3:B8)	=SUM(C3:C8)	=SUM(D3:D8)	=SUM(E3:E8)
10					
11					

aaa | bbb | Sheet1 | Sheet2 | Sheet3 | 3月上旬 | 3月中旬 | Sheet6

就绪

公式虽然很多，使用自动填充功能设置也很简单。第一步，只要在 D3 单元格中输入“＝B3＋'3 月上旬'！E3”，然后双击自动填充柄即可，公式的含义是 D3 单元格的值等于本工作表 B3 单元格的值加上“3 月上旬”工作表的 E3 单元格的值。在公式中，如果跨工作表引用，需要使用单引号加感叹号的形式。第二步，在 E3 单元格输入“＝C3＋'3 月上旬'！E3”，然后双击自动填充柄即可。第三步，在 B9 单元格中输入“＝sum(B3：B8)”，然后向右拖拽自动填充柄至最后一个需要计算的列，可以完成列的合计计算。

为什么在累计应种、累计实种计算中加的都是上一旬的累计实种数？这是实际工作中统计的需要，这里不做解释，仅仅介绍 Excel 软件的用法。

第二节　数据的管理

一张工作表有 16384 列 1048576 行，一个工作簿又包含 255 个工作表，所以越来越多的人喜欢用 Excel 工作簿来管理自己的数据。Excel 提供了数据排序、筛选、分类汇总、数据透视等数据管理手段，用 Excel 来管理社区、单位、个人的数据十分简单、方便、直观。

在开始本节学习之前，请回到图 1-1，请每位读者依据自己的情况填写“社区居民高血压流行现况调查表”。如果完成了 200 份这样的问卷，如何把问卷录入到 Excel 中以便于数据处理和统计分析？

一、数据库设计与数据录入

1. 设计数据库结构

一个 Excel 工作簿中的一张工作表就可以构建一个简单的数据库。表中的列相当于数据库的字段，列标题则被看作数据库的字段名，每一个字段对应问卷中的一个问题或多选题的一个选项(统计分析中习惯称之为变量)。每一份问卷录入一行，每一行就构成数据库中的一条记录。一般会使用工作表中第一行的各列存放字段名，例如根据上一章“社区居民高血压流行现况调查表”的内容，使用第一行的[A1:K1]区域分别输入：CODE、性别、出生日期、文化程度、是否诊断过高血压、是否服药、身高、体重、收缩压、舒张压、脉搏，这样就构建了一个包含 11 个字段的简单数据库，根据调查表的内容，每份调查表当作一条记录，录入一行。表 1-2 提供了一个 200 个样本的示例数据库，是一个实际社区调查的样本资料。后文所介绍的内容都是基于这个样本数据库进行介绍的。

2. 利用“数据验证”进行质量控制

为了保证数据录入的质量，常设置一些质量控制措施。例如，在调查表上“性别为：① 男；② 女”，录入时可以录入“男”或“女”，但是为了提高录入速度，经常录入编号，也就是录入“1”或“2”。为了能控制在“性别”字段录入其他数值时不被接受，常常需要设置字段的数据验证。操作步骤如下。

(1) 选中单元格或单元格区域。

(2) 选择“数据\数据工具\数据验证”，打开“数据验证”对话框，见图 2-17。

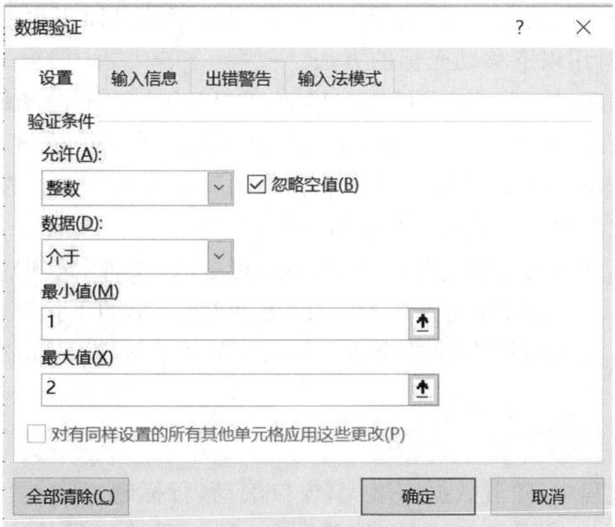

图 2-17　“数据验证”对话框

(3) 打开“设置”选项卡中的“允许”下拉列表，选中允许输入的数据类型，本例应选中“整数”。

(4) 在“数据”下拉列表中选择所需的数据范围逻辑，如介于、小于、大于或等于之类，然后指定数据的上限、下限。如果选择的数据范围逻辑为“介于”，就可以在“最小值”和“最大值”选项中输入具体数值，还可以为它指定单元格引用或公式。

(5) 如果允许数据单元格为空，则应选中“设置”选项卡中的“忽略空值”选项，反之则应将该选项清除。

有效性检查设置结束后，一旦输入有效范围以外的数据，按回车键后，Excel 2021 就会弹出“此值与此单元格定义的数据验证限制不匹配”对话框；单击“重试”按钮，可修改已输入的数据；单击“取消”按钮，可清除已输入的数据。

如果想取消对单元格或单元格区域的有效性，只需按以上步骤打开“设置”选项卡，单击其中的“全部清除”按钮即可。

控制文本输入的技巧 利用 Excel 数据菜单中的数据验证功能可以控制单元格的数据类型、范围等，还可以快速、准确地输入一些文本数据。例如，需要在“文化程度”字段下输入“文盲”“小学”“中学”“大学及以上”等固定的内容，在这种情况下利用数据的有效性，便可快速、准确地输入。具体的步骤如下。

(1) 选中要输入数据的区域。

(2) 单击菜单“数据\数据验证”命令，打开“数据验证”对话框。在这里设置允许条件为“序列”，选中“提供下拉箭头”，并在来源里输入“文盲，小学，中学，大学及以上”，用英文半角状态的逗号将各选项分开。单击“确定”按钮。

(3) 选中需要输入数据的单元格内，此时便会有一个下拉箭头，按下“Alt＋↓”，在弹出的下拉列表中选择需要的数据，按回车键即可。也可以直接用鼠标选取。

3. 数据录入时光标的移动

为了提高数据录入的速度，在数据录入时一般只使用键盘而不再使用鼠标。除了方向键可以移动光标外，常用以下移动光标的方法。

输入一个数据以后，按 Tab 键光标向右移动，按“Shift＋Tab”键光标向左移动。点击回车键，光标向下移动；按“Shift＋回车”键，光标向上移动。按 Home 键，光标移动到该行的第一列；按“Ctrl＋Home”键，光标移动的该工作表的第一行第一列。按“Ctrl＋End”键，光标移动到该工作表包含数据的最后一行最后一列。

如果希望按回车键后光标移动到右侧单元格，可进入“文件\选项\高级”，然后在“编辑选项”区选中“按 Enter 键后移动所选内容”，在“方向”复选框的下拉菜单中选择“向右”，最后按“确定”按钮即可完成对回车键的设置。这样，使用回车键、Home 键就可以快速录入数据。

4. 窗口冻结

在录入数据的过程中，随着数据库增大，窗口滚动，行标题、列标题等移动到视域外，带来了输入的不便。可以使用窗口冻结，使第一行、第一列始终保持在窗口中。操作步骤如下。

(1) 选定 B2 单元格。

(2) 单击“视图\窗口\冻结窗格”命令，则显示冻结窗格下拉菜单：冻结窗格、冻结首行、冻结首列。

(3) 撤销冻结的步骤与前相同，“冻结”命令变成了“取消冻结窗格”。

掌握了以上技术，就可以快速高质量地录入数据。

5. 保持数据库格式标准统一与完整

用 Excel 构建数据库十分灵活方便，但是用 Excel 构建数据库时不能随意录入数据，必须保证数据库的完整性。所谓完整性包括：每一列最上端必须有字段名，字段名不能重复。数据区域是一个连续完整的区域，中间不能有空行，也不能有空列。一列数据的数据类型要一致，不能错乱，如出生日期都设置为 1972/3/6 格式，既不能输入“060372”，也不能输入“1972 年 3 月 6 日”等。在数据区域之外如果必须写入内容，请空开一列，占据数据区域右侧的列，尽量不要占据数据区域下面的空行。万一操作不慎删除或者损坏了数据，请用“Ctrl＋Z”组合键进行恢复。重要的数据在操作前务必备份。

二、数据排序

1. 简单排序

在查阅数据的时候，经常会希望表中的数据可以按一定的顺序排列，以方便查看。例如，现在要观察所有样本以“出生日期”从小到大的排序，最简单的操作方法是选中“出生日期”单元格，单击“数据\排序和筛选”中的“升序”按钮 $^{A}_{Z}\downarrow$；如果想递减排列，单击其中的“降序”按钮 $^{Z}_{A}\downarrow$。

2. 复杂排序

Excel 还可以完成一些复杂的排序。例如，分性别再分年龄排序，即同性别排列在一起，然后按出生日期由小到大排序，操作步骤如下。

(1) 打开“数据\排序”命令，打开“排序”对话框，见图 2-18。可以看到 Excel 自动选定了一个排序区域，要注意看它的选取是否正确。

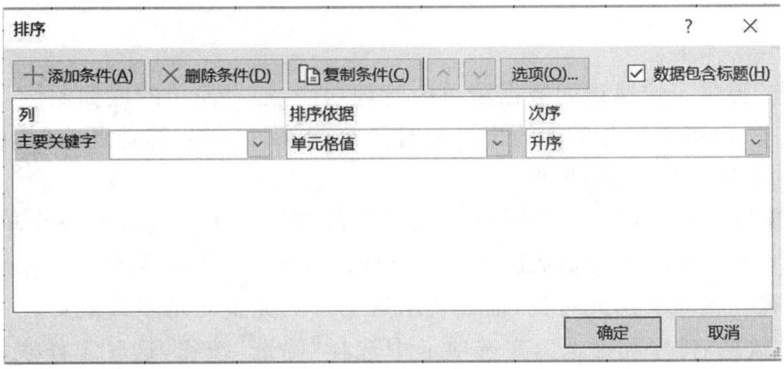

图 2-18　“排序”对话框

(2) 在“排序”对话框中可以添加多个排序的条件，这里需要添加两个，现在工作表排序的主要关键字(排序依据)是“性别”，按升序排序。

(3) 设置次要关键字。单击“添加条件”按钮，即可设置次要关键字。点击“排序依据”一栏中下拉列表框的下拉箭头，从列表中选择“出生日期”，后面也选择为升序排序。此处不再设置第三关键字。

(4) 注意下面的标题行的设置，这里选择“数据包含标题”，否则标题行也将一起参与排序；然后单击“确定”按钮。

3. 按行排序

有时需要按照行来排序，这在 Excel 中也可以实现，操作步骤如下。

（1）打开“排序”对话框。

（2）单击“选项”按钮，打开“排序选项”对话框，见图 2-19。

（3）这里可以设置是否区分大小写、方向、方法等，此时选择方向为“按行排序”，单击“确定”按钮返回排序对话框。

（4）“主要关键字”下拉列表框中的内容变成了按行 1、按行 2，等等。

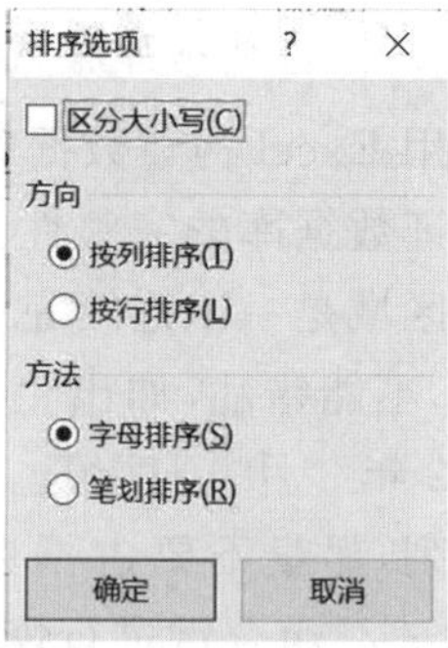

图 2-19　排序选项对话框

排序的技巧　在排序时，经常选中字段名单元格，让 Excel 自动选择排序区域。如果自动选择的区域不符合要求，可以手工选择一个区域进行排序，Excel 将对选择的区域进行排序，忽略区域以外的数据。

值得注意的是：自己选择区域排序会造成该区域和区域以外的数据错位，如只选择“性别”字段列进行排序，而其他列不变，结果导致“性别”字段和编号“字段”不再一一对应，数据库遭到了破坏。如果发生了这种情况，立即用“Ctrl＋Z”快捷键来撤销刚才的操作。平时重视数据的备份非常重要。

三、数据筛选

有时为了更加清晰地分析数据，只需要某些特殊的记录或满足特定条件的数据，如只选择女性来分析，这时就可以使用“筛选”功能，让 Excel 从数据清单中只抽取相关的数据作为具体分析的依据。

1. 简单筛选

“简单筛选”提供了快速访问数据清单的管理功能，通过简单的鼠标操作，就可以将特定的记录筛选出来，而将不符合条件的记录暂时隐藏起来。例如，筛选所有“诊断过高血压的男性”，使用“简单筛选”的操作步骤如下。

（1）在数据清单中选定一个单元格。只要在数据区域中选定任意一个单元格即可，在进行数据库操作时 Excel 会自动从这个单元格向四周扩展，直到遇到空行或者空列为止，便自动选定一个操作区域。由此可见，前面要求数据库的完整性是多么重要。

（2）单击“数据\排序和筛选”，在选项卡中选择“筛选”按钮，这时工作表就变为图 2-20 的模样。

（3）在表格各字段右侧出现一个筛选按钮，使用它可以对数据清单中的数据进行筛选。

（4）在“性别”下拉菜单中取消选择“2”前面的复选框，在“是否诊断过高血压”下拉菜单中取消选择“2”前面的复选框，系统会自动将不需要的数据隐藏起来，显示的是诊断过高血压的男性患者。

2. 自定义筛选

当以复杂条件筛选记录时，使用“筛选”可能就无法实现了。例如，“筛选 1940 年 1 月 1 日—1940 年 12 月 31 日出生的记录”就无法用“简单筛选”完成，因为“简单筛选”只能按字段中存在的数据项进行筛选。这时使用“自定义”筛选方式，就能够很容易地完成。其操作

	A	B	C	D	E	F
1	CODE	性别	出生日期	文化程度	是否诊断过高血压	是否服药
2	1	1	1955/7/7	2	2	
3	2	1	1951/9/9	2	2	
4	3	1	1949/11/11	2	2	
5	4	1	1962/3/3	3	2	
6	5	1	1954/10/10	2	2	
7	6	1	1932/9/9	3	2	
8	7	2	1957/10/10	2	2	
9	8	2	1952/2/2	2	2	
10	9	2	1954/10/10	2	2	

图 2-20　筛选时的工作表

步骤如下。

（1）单击数据清单中任一个单元格。

（2）先执行"筛选"，然后单击"出生日期"字段的筛选按钮，在弹出的下拉菜单中选择"日期筛选\自定义筛选"选项，这时会打开"自定义自动筛选方式"对话框，见图 2-21。

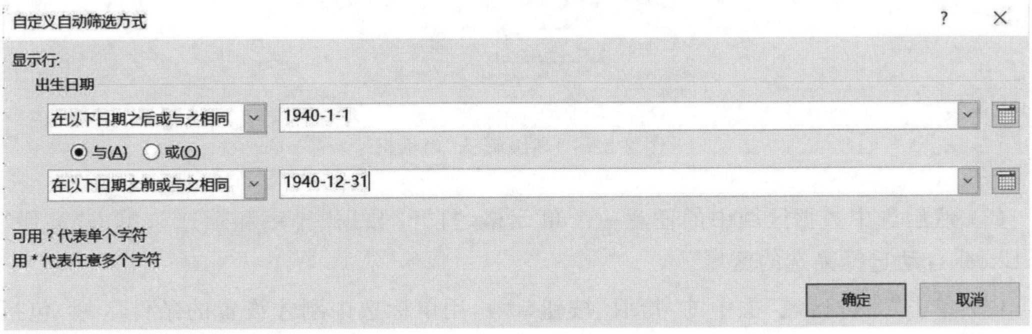

图 2-21　"自定义自动筛选方式"对话框

（3）在第一行下拉列表框中选择"在以下日期之后或与之相同"，在右侧的编辑框中输入"1940/1/1"。

（4）在"与和或"单选钮中选择"与"，表示两个条件同时满足。

（5）在第二行下拉列表框中选择"在以下日期之前或与之相同"，在右侧的编辑框中输入"1940/12/31"。

（6）最后单击"确定"按钮。

撤销筛选的技巧　所有筛选都可以通过单击"筛选"按钮再选择"全部显示"来撤销选择条件。

要取消保留在表格项目栏中的"筛选"按钮，单击"数据\筛选"，再一次点击"筛选"即可取消自动筛选功能。

3. 高级筛选

自定义筛选可以同时使用两个筛选条件，如果条件比较多，只有使用"高级筛选"来进行。如想要筛选 1940 年 1 月 1 日—1940 年 12 月 31 日和 1950 年 1 月 1 日—1950 年 12 月 31 日出生的人，使用高级筛选功能可以一次把想要看到的数据都找出来。操作步骤如下。

(1) 在数据区域右侧,隔开一列,设置一个条件区域:第一行输入用于筛选的字段名称,字段名称下面输入筛选条件;同一行的条件表示“和”,表示必须同时满足;不同行的条件表示“或”,表示满足其一即可,见图 2-22。

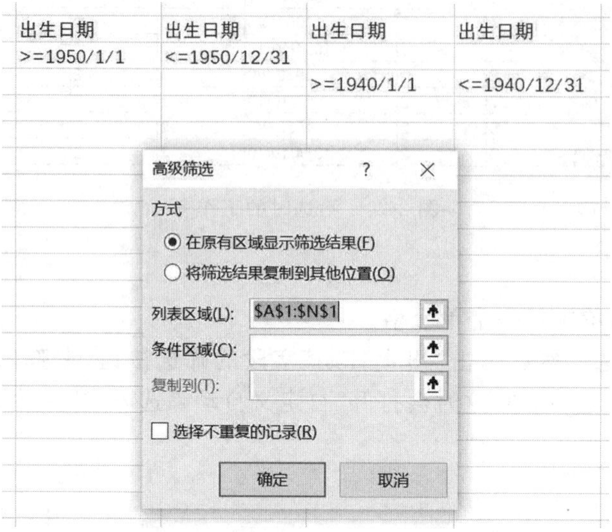

图 2-22 “高级筛选”对话框

(2) 然后选中数据区域中的任意一个单元格,打开“数据\排序和筛选”,单击“高级”命令,Excel 自动选择筛选的区域。

(3) 单击“条件区域”框中的“拾取”按钮( ),用鼠标选中刚才设置的条件区域,包括标题行和条件行一共三行四列,单击拾取框中的“拾取按钮”返回高级筛选对话框。

(4) 单击“确定”按钮,现在表中就是希望看到的结果了。此处经常遇到的错误是把同一行的两个条件输入在一个单元格中,或者条件中使用了中文字符“≥”号。

取消高级筛选的方法:打开“数据\排序和筛选”,单击“筛选”即可。

筛选失败的常见原因:两个条件放在一个单元格中;“出生日期”输入成“出生年月”或者“ 出生日期”(前面多加了一个空格)。

四、分类汇总与分级显示

前面讲的都是 Excel 查阅工作表的方法,下面学习如何把数据直接统计汇总出需要的信息。例如,查看调查对象的性别构成,也就是多少男性、多少女性。操作步骤如下。

(1) 单击“性别”字段单元格。

(2) 单击 “升序”按钮,把表按照“性别”进行排序。

(3) 然后在“数据\分级显示”中单击“分类汇总”对话框,在分类字段的下拉列表框中选择分类字段为“性别”,选择汇总方式为“计数”,汇总项选择“性别”,见图 2-23。

(4) 单击“确定”按钮,汇总后的数据分三级显示。

(5) 在工作表的左上角出现三个按钮 1、2、3,单击按钮 1,在表中就出现“总计数 200”;单击按钮 2,出现的就是汇总的部分。可以清楚地看到每个性别的汇总,性别 1 计数 95,性

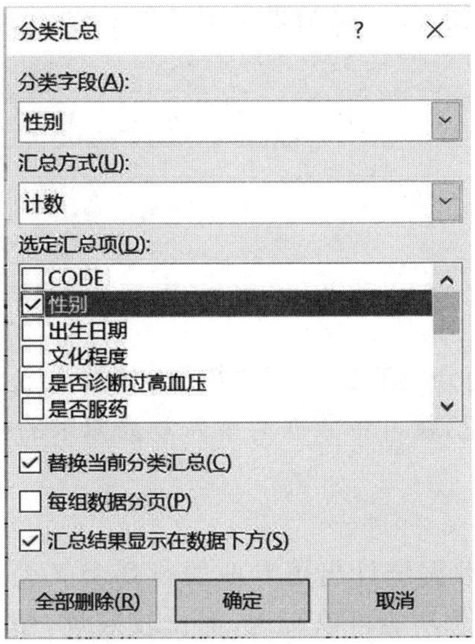

图 2-23 “分类汇总”对话框

别 2 计数 105，总计数 200，见图 2-24。单击按钮 3，可以显示所有的记录信息外加汇总信息。

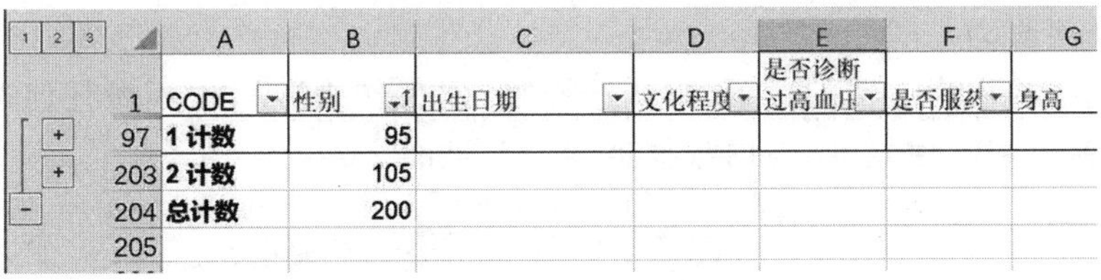

	A	B	C	D	E	F	G
1	CODE	性别	出生日期	文化程度	是否诊断过高血压	是否服药	身高
97	1 计数	95					
203	2 计数	105					
204	总计数	200					
205							

图 2-24 分类汇总的二级显示

(6) 如果需要分性别求身高、体重、收缩压、舒张压的平均值，在前面分类汇总的基础上，按性别排序后做如下设置：分类字段为性别、汇总方式为平均值、汇总项为身高、体重、收缩压、舒张压，见图 2-25。

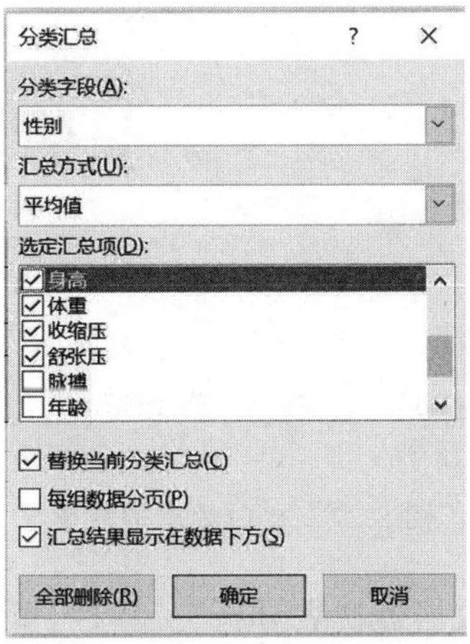

图 2-25 改变分类汇总的汇总方式

设置结束，点击“确定”按钮，第二级结果见图 2-26。

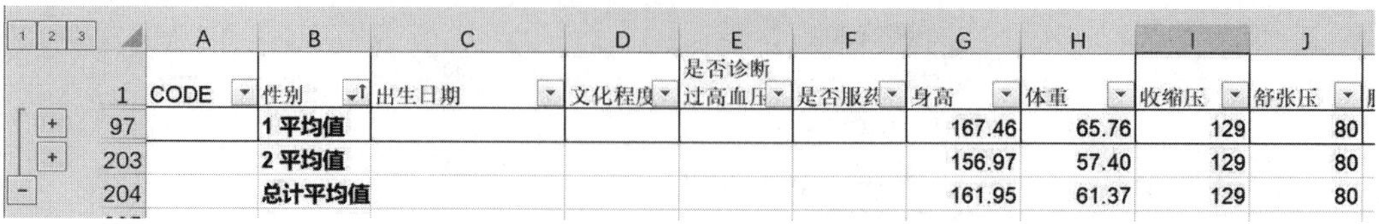

	A	B	C	D	E	F	G	H	I	J
1	CODE	性别	出生日期	文化程度	是否诊断过高血压	是否服药	身高	体重	收缩压	舒张压
97		1 平均值					167.46	65.76	129	80
203		2 平均值					156.97	57.40	129	80
204		总计平均值					161.95	61.37	129	80

图 2-26　分类汇总的二级显示结果

（7）要清除数据清单中的分类汇总，单击“数据\分类汇总”命令，在打开的“分类汇总”对话框中单击“全部删除”按钮，就可将数据清单恢复为原来的样式。

五、数据透视

数据透视就是使用原始数据统计出更专业的行列交叉表，如分“性别”观察“是否高血压”的频数。用排序和分类汇总功能可以实现，但比较麻烦，使用数据透视表非常便捷。操作步骤如下。

（1）单击数据表中任一数据单元格。

（2）打开“插入\表格\数据透视表”命令，打开“来自表格区域的数据透视表”对话框。

第一步，选择透视表的数据来源的区域，Excel 已经自动选取了范围，这里它的选取是正确的，不做任何改动。

第二步，选择透视表放置的位置，默认选择“新建工作表”项，也不做任何改动，单击“确定”按钮，现在就出现了建立的“空白数据透视表”，见图 2-27。

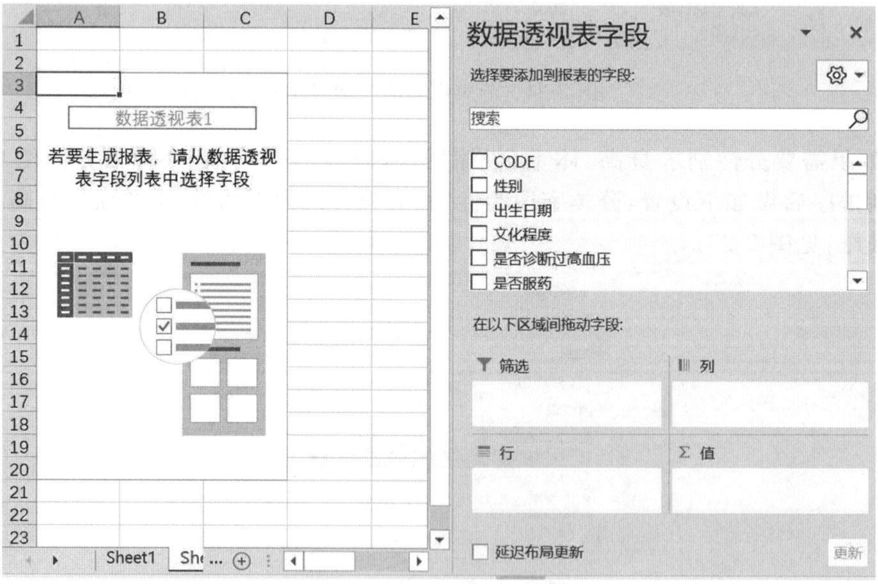

图 2-27　空白数据透视表

（3）工作表中出现了一个“数据透视表分析”工具栏，里面列出了多种计算工具。

（4）左侧数据透视表的各个部分都有灰色提示，需要把右侧“数据透视表字段”中的“性别”字段拖动到行框中，将“数据透视表字段”中的“是否诊断过高血压”字段拖动到列框中，将“数据透视表字段”中的“CODE”字段拖动到值框中，数据透视完成了，见图 2-28。

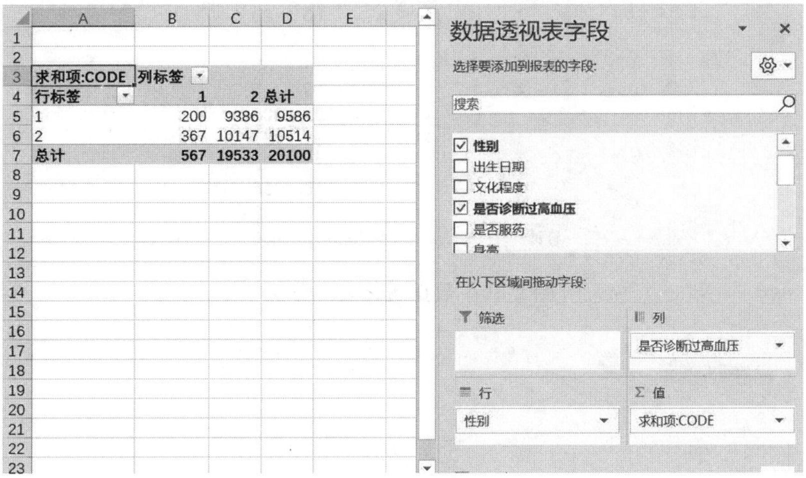

图 2-28 数据透视表的求和

(5) 完成的数据透视表并不是所需要的内容，因为表格的左上角显示的是“求和项”。实际需要的是计数，而非求和。双击数据透视表字段右下角“求和项：CODE”，打开“值字段设置”对话框，在“值字段汇总方式”列表框中选择“计数”，单击“确定”按钮，显示计数，见图 2-29。

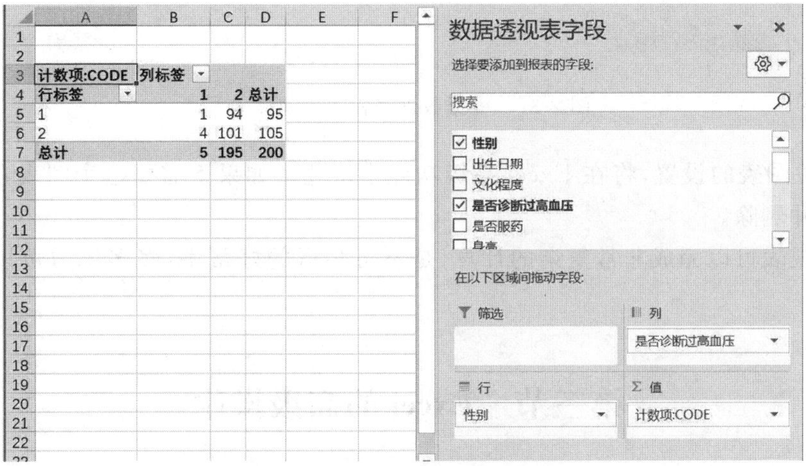

图 2-29 数据透视表的计数

(6) 继续将“文化程度”字段拖拽到“性别”字段下方，可以得到按性别分层的结果，见图 2-30。

(7) 如果不需要按照性别分层，而直接使用文化程度做行变量，则把数据透视表中“性别”字段拖出透视表，放到无关的空白区域即可，也可以直接把“性别”字段拖放到“筛选”处。

(8) 单击“数据透视表分析”工具栏上的“工具\数据透视图”按钮，可以在工作簿中插入一张由透视表产生的图表，见图 2-31。

计数项:CODE	列标签		
行标签	1	2	总计
⊟1	1	94	95
1		20	20
2		37	37
3	1	34	35
4		3	3
⊟2	4	101	105
1	3	54	57
2	1	29	30
3		16	16
4		2	2
总计	5	195	200

图 2-30　数据透视表的分层

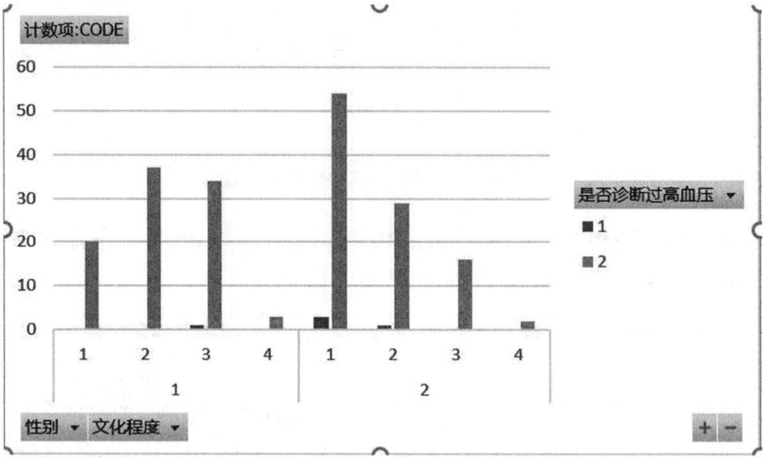

图 2-31　根据数据透视表创建图表

(9) 有关图表的设置，将在 Excel 高级功能中讲述。如果不需要这个图表，可以直接将该图表选中并删除。

数据透视表可以完成非常复杂的计算，是不可多得的好帮手，多多练习可以触类旁通、举一反三。

第三节　Excel 的高级操作

Excel 除了基本的数据计算、数据管理功能外，还有一些非常实用的高级功能。下面介绍它的图表、函数、宏等功能。

一、使用图表

图表是指以图形方式显示数据，更加直观地表达数据信息的内在含义。俗话说一图胜千言，制作图表是统计人员进行数据分析时必不可少的环节，本节介绍使用 Excel 绘制出漂亮的图表。

1. 创建图表

Excel 创建图表的操作非常简单，因为系统为用户提供了“图表向导”，只要按照图表向导中四个对话框的提示一步步进行即可。下面就为“社区居民高血压年龄别患病率”制作一个图表。创建图表的操作步骤如下。

(1) 按住 Ctrl 键分别选定[A3:A13]和[D3:D13]两个用来绘图的数据区域，见图 2-32。

	A	B	C	D
1	社区居民高血压年龄别患病率			
2				
3	年龄组	总人数	患病数	患病率%
4	35～	2705	413	15.27
5	40～	3817	745	19.52
6	45～	3783	906	23.95
7	50～	2446	784	32.05
8	55～	1815	774	42.64
9	60～	1612	755	46.84
10	65～	1572	842	53.56
11	70～	1232	742	60.23
12	75～	825	522	63.27
13	80～	557	348	62.48
14	合计	20364	6831	33.54
15				

图 2-32　选定两个用来绘图的数据区域

(2) 单击菜单“插入”命令，点击常用工具栏的图表右下角箭头按钮( )，打开“插入图表”对话框，见图 2-33，有“推荐的图表”和“所有图表”两个选项卡。

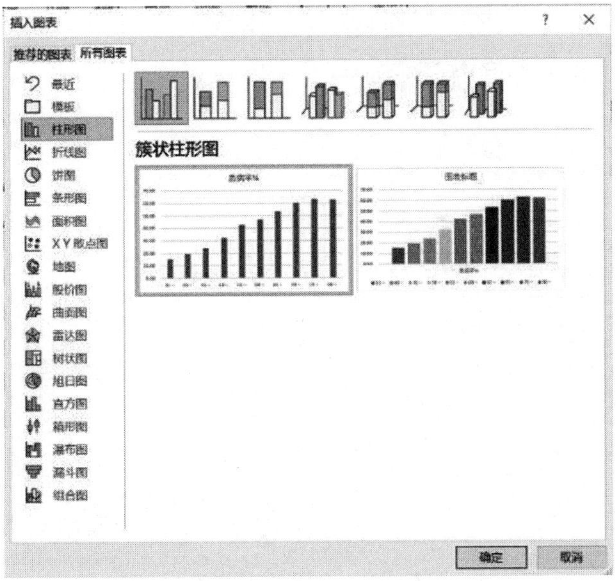

图 2-33　“插入图表”对话框

柱形图：系统默认的格式，适合于比较数据之间的数量关系。

条形图：适用于显示在一段时间内数据的变化情况。

折线图：能够体现数据的连续变化趋势。

饼图：适用于表示一个数据系列各自所占的百分比情况。

XY 散点图：用于显示两个相对独立的数据之间的相关性。

面积图：适用于显示数据随时间或类别的变化而成比例变化的情况。

圆环图：以圆环的形状显示数据，与饼图类似，但是它可以显示多个数据系列，每一个系列占一个环。

雷达图：将各种数据做成多边形的顶点，并以多边形的凹凸来表示相对中心点的数据变化。

气泡图：用气泡来表示数据，气泡的大小反映了数值的大小。

股价图：通常用于显示股票市场的活动。

在 Excel 2021 中还有许多其他的图表类型可供选择，包括地图、曲面图、树状图、旭日图、直方图、箱型图、瀑布图、漏斗图和组合图，可按需要进行选择。

图表创建好之后，也许选定的图表类型并不令人满意。没关系，可以直接将它转换为其他类型的图表。或者创建组合图表，即将一种类型的图表放在另一个图表的上面，作为"覆盖图"。

(3) 在"图表类型"选项区中选择"折线图"选项，因为数据是显示随年龄变化的高血压患病率的变化趋势。对话框的右侧是折线图的七个"子图表类型"样式，用鼠标选定每一个，图表下面出现简单的说明。选第四个"带数据标记的折线图"，见图 2-34。然后，单击"确定"按钮。

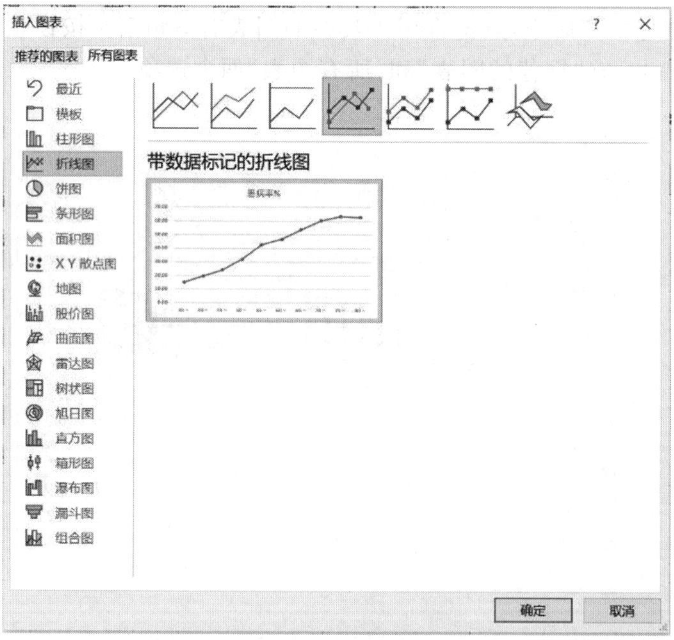

图 2-34　图表向导页面

(4) 选中图表，打开"图表设计/图表布局"，在工具栏中选择"添加图表元素"，见图 2-35。选择需要补充的选项，补充输入图表的标题、坐标轴标题，根据需要设定。

(5) 打开"图表设计/位置"，在工具栏中选择"移动图表"，见图 2-36 所示。在这个对话框中选择创建图表的位置。选择"对象位于"就能将图表创建在当前的工作表上，最后单击"确定"按钮，就完成了创建图表的全部操作。

当用表格中的数据创建图表后，Excel 就以这些数据在数据表格和图表间建立链接，当工作表的数据值发生变化时，图表自动更新，无须重新绘制图表。

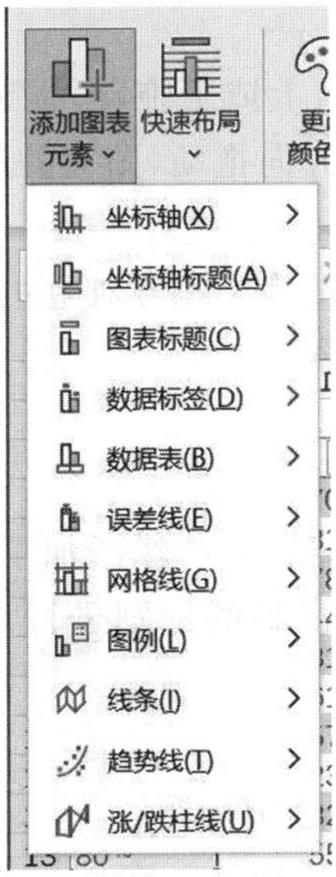

图 2-35　添加图表元素

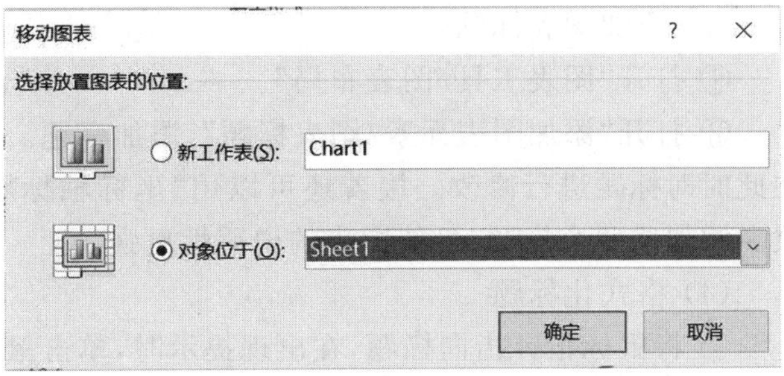

图 2-36　“移动图表”对话框

2. 编辑图表

新创建的图表效果还不十分令人满意，现在等于只完成了创建图表一半的工作。为了美化图表，下面对图表进行编辑。一个图表一般包括标题、数据系列、绘图区、图例、背景墙、分类轴、图表区、数据轴等部分，见图 2-37 所示。

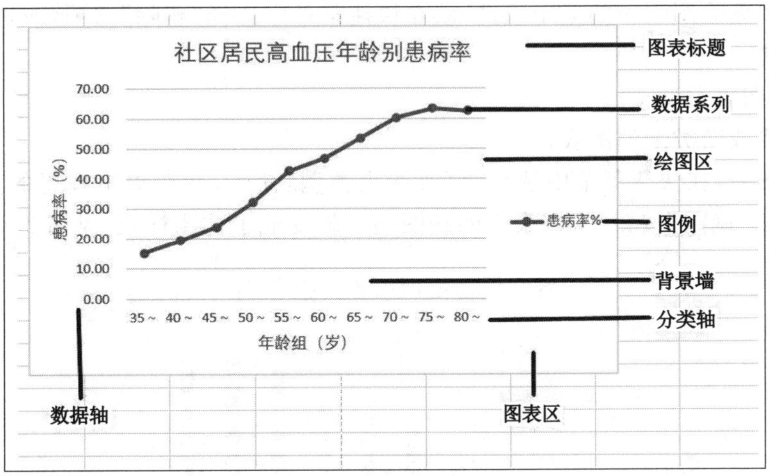

图 2-37　图的各部分名称

下面简单介绍图表的编辑方法。

(1) 移动图表

用鼠标左键单击图表区，图表被选定后，在整个图表的四周出现 8 个控制柄。此时用鼠标指向图表空白区域，按住鼠标左键，拖动鼠标，可以将它放置到新的位置。如果按 Delete 键，可将图表从工作表中删除。

(2) 调整图表大小

将鼠标指针指向图表边框上处于中间的控制柄，向左或右、向上或下拖动，能调整图表的宽度和高度。如果将鼠标指针指向图表四角的控制柄，沿对角方向拖动，图表的高度和宽度会同时增大或减小。

还可对“绘图区”“图例”的位置和大小进行调整，因为它们是图表中相互独立的部分，也能在选定后出现控制柄，其调整的方法与调整整个图表的操作相同。

(3) 添加图表标题

① 打开“图表工具/图表布局”。

② 打开“添加图表元素/图表标题”，添加标题。如果在创建图表时已经添加了标题，可在此时对标题进行修改。接着还可以用“坐标轴标题”对纵轴和横轴的标题进行添加和修改。添加这两个标题，可使图表的说明性更强。

(4) 格式化标题

① 将鼠标指针指向标题，在出现提示时，单击鼠标左键，就能选定标题。

② 单击右键，在弹出的快捷菜单中选择“设置图表标题格式”选项。在此可以设置图案、字体、对齐方式。

(5) 格式化分类轴

① 选定分类轴，右击在快捷菜单中选择“设置坐标轴格式”对话框，可以设置图案、刻度、字体、数字、对齐方式。

② 对于图表中的其他组件，采取上述的方法均可以进行格式设置。例如，去掉数据轴(y 轴)的数值小数位，为背景墙、基底设置背景色、背景图案等。

③ 如果要删除图表中的某个组件，就在快捷菜单中选择“删除”选项，或选定组件后，直接按 Delete 键。

(6) 改变图表类型

① 选定要改变类型的图表。

② 右击图表，在快捷菜单中选择“更改图表类型”命令，然后单击理想的类型。本例选择柱形图，单击“确定”按钮，工作表中的线图马上就变成了柱图样式，见图 2-38。

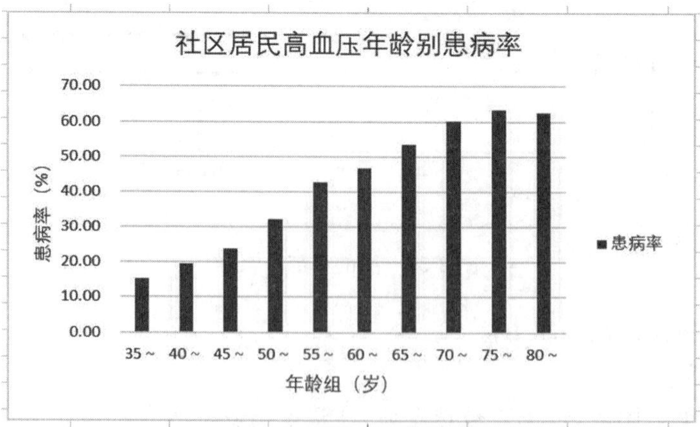

图 2-38　改变图表类型

(7) 改变柱形图柱宽

柱形图中的柱的宽度是可以改变的，各柱之间的间隔也是可以修改的。操作步骤如下。

① 在一个柱上单击鼠标左键，可以选定每个数据柱。

② 在快捷菜单中选择选项，打开“设置数据系列格式”对话框，在对话框中选择“系列选项”选项卡。

③ “间隙宽度”和“系列重叠”选项是控制数据系列的关键，改变它们的大小会引起数据标记之间距离的改变，同时改变柱的宽度。“图表透视深度”选项是三维柱形图特有的，它表示的是“分类轴”的纵向深度。

编辑图表的技巧　将鼠标指针指向要格式化的组件，当出现组件名时，双击鼠标左键能弹出该组件的设置对话框。

通过对话框可完成对图表的编辑工作。其实，编辑工作还可以通过 Excel 专为图表准备的“图表”工具栏完成。一般情况下，随着图表的建立，Excel 操作窗口中会出现“图表设计”工具栏。

选定“图表样式”按钮，出现的对话框中包含了各种图表类型，选定一个新的图表类型可以改变当前图表的类型。

选定“选择数据”按钮，可在图表中显示当前的数据清单，以及清单所在的位置。

“切换行/列”可以确定图表中的数据图是以行还是列为数据系列。

(8) 添加趋势线

① 首先将柱形图改为线图。

② 鼠标左键选择要添加趋势线的曲线。

③ 右击该曲线，选择“添加趋势线”。

④ 在选项卡中选择趋势线的类型，并选择数据系列。

⑤ 在选项卡中设定趋势线名称和预测周期。

⑥ 单击“关闭”按钮，完成趋势线的添加。

注意：趋势线只能在二维面积图、折线图、条形图、散点图和气泡图等平面图形中添加，不能在三维立体图、雷达图、饼图和圆环图中添加。

趋势线同图表中的其他组件一样，有专门的快捷菜单进行格式化操作。若要删除图表中的趋势线，可在趋势线上单击鼠标左键，选定后按 Delete 键。

(9) 添加误差线

① 选定要添加误差线的数据系列。

② 单击“图表设计\添加图表元素\误差线”，点击新添加的误差线可打开“设置误差线格式”对话框。在对话框中选择“垂直误差线”选项卡。

③ 在“误差线”选项卡中设置误差线的显示方式和误差量。

④ 单击“关闭”按钮，则添加了误差线。

注意：误差线可以在面积图、条形图、柱形图、折线图、XY(散点图)和气泡图中使用。

二、使用函数

Excel 中的函数与数学中的函数概念有些不同，它是系统预先定义好的公式，每一个函数代表一种能执行的计算法则。例如,在第一节做自动合计时,点击 B14 单元格,观察其编辑栏为"=SUM(B4:B13)"其中"SUM( )"就是一个求和函数,表示"返回单元格区域中所有数值的和"。如果不用求和函数,那么就得输入烦琐的公式:

B14=B4+B5+B6+B7+B8+B9+B10+B11+B12+B13

使用函数不仅可以实现各类比较抽象、复杂的运算,还可以避免使用公式时键入一长串的字符所带来的不便,从而提高了计算速度和准确性。下面举几个例子介绍如何使用函数。

1. 使用 DATE( )函数由出生日期计算年龄

(1) 仍然使用录入的调查数据。假设完成调查的日期为 2005 年 4 月 1 日。

(2) 单击 L2 单元格,输入"=(DATE(2005,4,1)-C2)/365.25",回车。

(3) 重新单击 L2 单元格,双击填充柄,计算完成。

(4) 如果显示不正确,把 L 列设置为数值格式。

说明:DATE(2005,4,1)表示把三个数字组成日期 2005 年 4 月 1 日,用以表示调查时的日期。两个日期相减表示两个日期之间的天数,再除以 365.25 把天数换算成年龄。

2. 使用 MOD( )函数把年龄离散成 5 岁一组的年龄组

(1) 仍然使用录入的调查数据,先计算年龄。

(2) 单击 M2 单元格,输入"=L2-MOD(L2,5)",回车。

(3) 重新单击 M2 单元格,双击填充柄,计算完成。

(4) 如果显示不正确,把 M 列设置为数值格式。

说明:MOD(L2,5)表示把 L2 单元格除以 5,取其余数,再用 L2 减去该余数,换算成了这个记录应该归属的年龄组。

3. IF( )函数的条件赋值

利用 IF 函数,可以实现按照条件给单元格赋值并显示。

格式:单元格 A1=IF(条件,数值 A,数值 B)

含义:如果条件满足,单元格 A1 的数值赋值"数值 A",否则赋值"数值 B"。

一个常用的例子,就是如果收缩压数值<140,并且舒张压数值<90,既往未诊断为高血压,则定义为正常,否则为高血压。操作步骤如下。

(1) 选用示例数据库。

(2) 选中 N2 单元格;输入下面引号中的内容。

"=IF(E2=1,"高血压",IF(I2>=140,"高血压",IF(J2>=90,"高血压","正常")))"

(3) 双击自动填充柄,完成。

(4) 说明:公式中可以有汉字,但是符号均为英文半角状态的符号,而且 IF 与括号之间不能有空格。

4. 函数的组成

一个函数的表达式由操作符、函数名、参数三部分组成:"=+函数名+(参数)",例如,=SUM(Number1,Number2,…),其中"="表示执行计算操作;函数名表示执行计算的运算法则,一般是用一个英文单词的缩写表示的;(参数)表示参与计算的数值。

使用函数有如下要求:

（1）必须以等号作为计算的开始。

（2）函数名必须是系统能够识别的有效名称，用户也可使用 function( )功能在宏编程中自行定义。

（3）括号应紧跟在函数名的后面，当括号中有多项参数时，用英文逗号隔开，括号中必需的参数不能省略。

（4）当括号中有省略号(…)时，表明可以有多个该种类型的参数参与计算。

5．函数的输入

如果熟悉 Excel 各种函数名，可以采用直接键入函数名的方法。其操作步骤如下。

（1）选定执行计算的单元格。

（2）单击编辑栏上的 fx 按钮，自动添加“=”号，并打开插入函数对话框。

（3）在编辑栏中键入函数名，然后填写计算参数。

如果不能记住那么多函数名也没关系，可以使用插入函数功能，步骤如下。

（1）打开常用工具栏上“公式/函数库组”，单按钮击“插入函数”，打开图 2-39 所示的“插入函数”对话框。

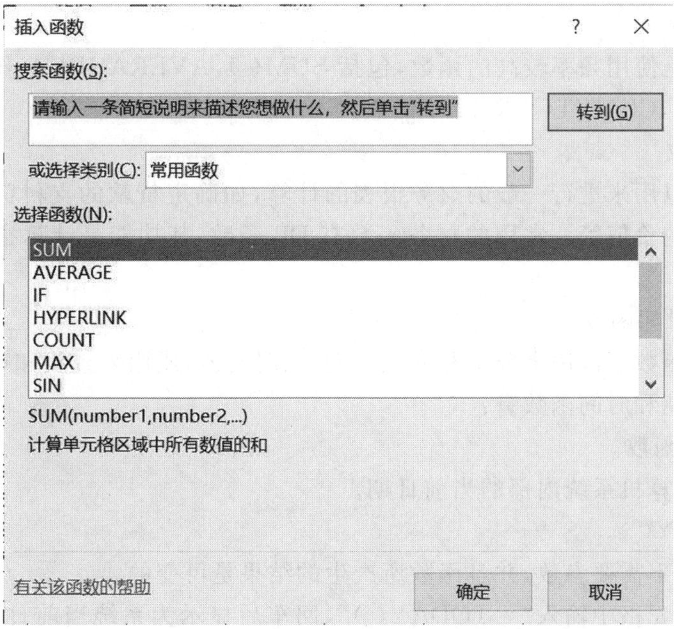

图 2-39　“插入函数”对话框

（2）对话框的上方是函数类别选项区，用鼠标选定函数的类别。

对话框的下方是函数名的显示区，同样用鼠标选定一个函数名，这时每选定一个函数名，在对话框的底端就会显示该函数的使用说明，以提示用户。选择好函数后，单击“确定”按钮，即可插入所需要的函数。

（3）根据要求在“函数”对话框中给出参数，回车则执行计算。

6. 常用函数介绍

(1) SUM( )函数

功能:用于计算多个数值的和。

格式:SUM(number1, number2,…)。

说明:

① 在括号中依次键入参与计算的数值,允许参与计算的数值个数为1～255个数,每个数之间必须用逗号隔开。

② 在使用函数完成计算时,可以引用单元格地址,也可以用数值

③ “公式\函数库组”第二个按钮提供了自动求和按钮,功能与使用函数相同。

(2) AVERAGE( )函数

功能:求平均值。

格式:AVERAGE(number1,number2,…)。

7. 函数的分类

在Excel中,有几百个内部函数,为了便于使用,将其做了分类。

(1) 常用函数

常用函数就是使用频率较高的函数,包括SUM( ),AVERAGE( ),IF( ),SUMIF( ),MAX( ),MIN( ),COUNT( )等10个函数。

(2) 财务函数

财务函数可以用来进行一般的财务报表的计算,如确定贷款的支付额、投资的未来值,以及债券或股票的价值等。常用的财务函数有DB函数,其功能是计算指定期间的某固定资产的折旧值。

(3) 日期和时间函数

日期和时间函数可以用来分析和处理日期值、时间值,或用来查找和返回一个日期或时间值。常用的日期和时间函数有:

① TODAY函数。

功能:返回计算机系统内部的当前日期。

格式:TODAY( )。

说明:该函数不需要参数,并且函数所产生的结果是可变的。

举例:在某单元格中输入“=TODAY( )”,回车后显示为系统当前日期,产生的日期形式取决于Excel的日期格式,用户可事先设定好单元格的日期格式。

② DATE函数。

功能:返回某一指定日期的序列数。

格式:DATE(year,month,day)。

说明:年、月、日之间用逗号隔开,不能使用日期型的参数。

举例:DATE(2024,9,14)返回“2024/9/14”。

(4) 数学与三角函数

数学与三角函数可以用来处理复杂的数学计算,是计算数学公式中要经常用到的函数。

① ABS函数。

功能：对给定的实数取绝对值，即返回一个不带符号的数值。

格式：ABS(number)。

说明：number 是准备求取绝对值的实数。

举例：ABS(−878.9)=878.9，ABS(10)=10。

② TAN 函数。

功能：计算给定角度的正切值。

格式：TAN(number)。

说明：number 必须以弧度表示，其换算公式为 degrees * pi( )/180，degrees 为用角度表示的角，pi( )能返回精确到 15 位的圆周率函数。

举例：计算 45°的正切值，函数公式为 TAN(45 * pi( )/180)=1。

③ LOG 函数。

功能：按给定的底数，计算一个数的对数。

格式：LOG(number，base)。

说明：number 是用于计算的正实数，base 是对数的底数。

举例：LOG(5，3)=1.465，LOG(100)=2，LOG(34，5.89)=1.9886。

提示：如果计算以 10 为底的对数则可以省去底数，也可以使用 LOG10( )函数。

(5) 统计函数

统计函数用于对数据区域进行统计分析，AVERAGE( )，MAX( )，MIN( )均属于这类函数。常用的统计函数有：

① VAR( )函数。

功能：基于给定的样本估算方差。

格式：VAR(number1，number2，…)。

说明：number1，number2，…，对应于总体样本的参数。

举例：VAR(896，700，654，927，872)=15341.2。

② TTEST( )函数。

功能：返回学生氏 t 检验概率。

格式：TTEST(array1，array2，tails，type)。

说明：array1，array2 对应于两样本引用区域的参数。

③ STDEV( )函数。

格式：STDEV (number1，number2，…)。

说明：返回对应数据的标准差。

④ CORREL( )函数。

功能：返回两组数据的相关系数，

格式：CORREL (array1，array2)。

说明：array1，array2 对应于两样本引用区域的参数。

⑤ COUNT( )函数。

格式：COUNT (number1，number2，…)。

说明：返回对应数据的个数，常用于自由度计算。

⑥ BINOMDIST( )函数。

功能：二项分布函数。

格式：BINOMDIST(numbers，trials，probability_s，cumulative_true_or_false)函数。

说明：numbers 阳性例数，trials 实验次数，阳性概率，true 累计概率，false 概率密度。

⑦ POISSON( )函数。

功能：泊松分布函数。

格式：POISSON (x，mean，cumulative_true_or_false)函数。

说明：x 阳性例数，mean 平均阳性例数，true 累计概率，false 概率密度。

⑧ 统计常用操作符。

8 的阶乘＝FACT(8)。

8 的三次方＝8^3。

8 的以 10 为底的对数＝LOG10(8)。

8 的以 3 为底的对数＝LOG(8,3)。

8 的以 e 为底的对数＝LN(8)。

e 的 8 次方＝EXP(8)。

8×3.1415926＝8 * pi( )。

(6) 文本函数

① LEFT( )函数。

功能：从指定的字符串左侧返回第一个或前几个字符。

格式：LEFT(text，num_chars)。

text 是包含要提取字符的字符串，也可以是指定的单元格。

num_chars 指定要提取的字符数。

num_chars 必须大于或等于 0。

如果 num_chars 大于文本长度，则 LEFT 返回所有文本。

如果忽略 num_chars，则假定其为 1。

示例：LEFT("霍元甲",1)等于"霍"，这样可以把姓单独取出来。

② RIGHT( )函数。

格式、功能与 LEFT( )函数相似，只不过是从右向左取字符。

示例：RIGHT("霍元甲",1)等于"甲"。

③ MID( )函数。

功能：基于所指定的字符串返回中间一段字符。

格式：mid(text，num_start，num_chars)。

text 是包含要提取字符的文本串，也可以是指定的单元格。

num_start 指从左算起的起始位置。

num_chars 是所取字符数。

示例：mid("霍元甲",2,1)等于"元"。

更多函数请参考 Excel 2021 的函数库：打开常用工具栏中“公式”，点击插入函数按钮。

三、宏的使用

宏就是使用 VBA(Visual Basic for Application)语言编写的程序。合理地使用宏可以大幅度地提高工作效率，而且有些操作不使用宏会很麻烦。最简单的宏可以通过录制来完成，还可以添加一些结构化的编程语句来修改宏，宏就成了程序化了的操作。先学习宏的录制，再学习一点宏的编辑和修改知识。

1. 宏的录制

录制宏的步骤如下。

① 打开“视图”菜单，单击“宏”项，从子菜单中选择“录制宏”，弹出“录制宏”对话框，见图 2-40。

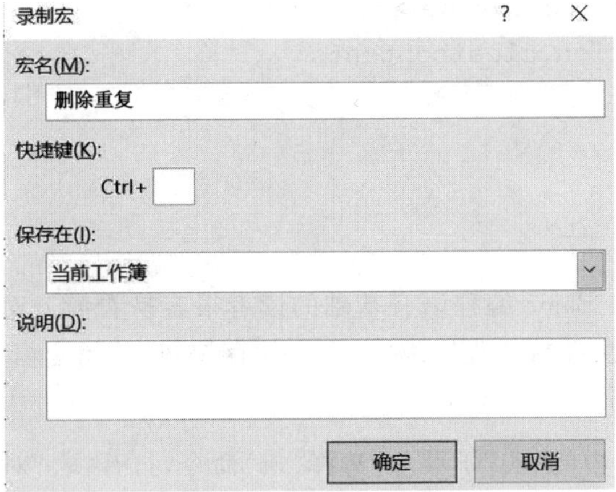

图 2-40 “录制宏”对话框

② 输入宏名称“删除重复”，点击“确定”按钮。

③ 在状态栏的最左边可以看到目前的状态是“就绪”。

(下面所执行的所有操作均被宏记录)

请选择 B1 单元格。

左击递减排序按钮。

(结束录制)

④ 如果想停止录制宏，单击工具栏上的“视图\宏\停止录制”。也可以点击状态栏的按钮“□”，见图 2-41，工具栏自动消失。

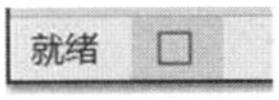

图 2-41 停止录制按钮

2. 编辑一个简单的宏

假如需要把 2003 个学生 60 门功课的成绩登记在一张工作表中，现在需要把不及格的功课成绩单独挑出来，其余的删除，如何快速完成这项工作？使用宏就能很简单地完成这项复杂的工作。下面模拟一个这样的环境，新建一张工作表，先点击 A1 单元格，按住 Shift 键再点击 K35 单元格，输入“89”，按住 Ctrl 键敲回车，这样就在选中了的 A1:K35 区域中全部填充了数值“89”，使用同样的方法在 B4:123 区域中输入“56”。下面建立一个简单的宏，宏的作用是遍历前 11 列 35 行，发现及格的数据将它删掉，不及格的数据保留。编辑步骤如下。

(1) 打开“视图”菜单中的“宏”子菜单，选择“宏”命令，打开“宏”对话框。

(2) 选择刚才录制的“删除重复”宏，单击“编辑”按钮即可。在编辑窗口看到的是刚刚录制的两行代码，把它们删除，录入下面的语句，请仔细录入，包括标点符号、空格在内不要有任何错误，大小写可以无所谓，可以输入小写字母，系统会自动转换为大写字母，但是空格一定不能少。

```
Sub 删除重复()
'单引号开头，表示这一句是注释语句，不执行。
'所有的语句请写在 Sub 语句和 End Sub 语句之间。
For r=1 to 35
  For c=1 to 11
    Cells(r,c).select
      If cells(r,c).value >= 60 then
        Selection.clearcontents
      End if
  Next c
Next r
End Sub
```

一共8行代码，有点 Basic 编程语言基础的读者很容易看懂。对于复杂的语句，可以通过录制宏查阅帮助的方法弄懂。程序编完，点击保存按钮，关闭宏窗口返回工作表窗口。

3. 运行所编辑的宏

① 打开"视图"菜单中的"宏"子菜单，选择"宏"命令，打开"宏"对话框。

② 选择刚才录制的"删除重复"宏，单击"执行"按钮即可运行该宏。

4. 编辑一个常用的稍微复杂一点的宏

在处理数据时有时会遇到重复数据，虽然使用排序、分类汇总等数据库管理工具可以查找这些重复数据，但靠人工观察，速度慢还容易出错，如果有成千上万行数据，那就需要太长的时间。下面编辑这样一个宏，它能够自动检查重复数据，并且把重复的数据删除到另外一张工作表上。步骤如下。

① 插入两张工作表，修改工作表的标签分别为"aaa"和"bbb"。把要查找重复的列安排在工作表 aaa 的 B 列，见图 2-42。

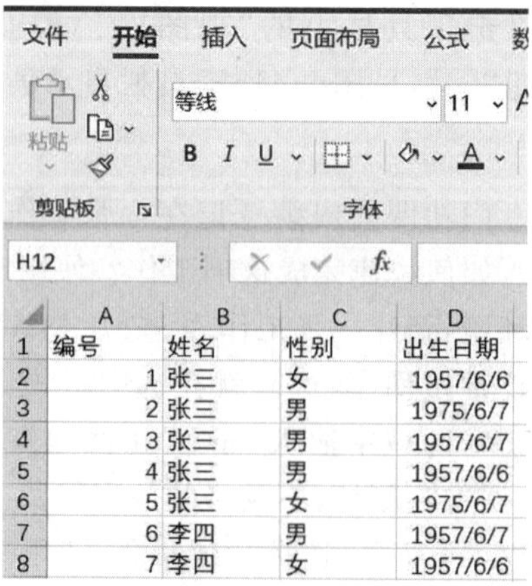

图 2-42　删除工作表 aaa 中 B 列的重复数据

② 打开“视图”菜单，单击“宏”命令，弹出“宏”对话框，见图 2-43。

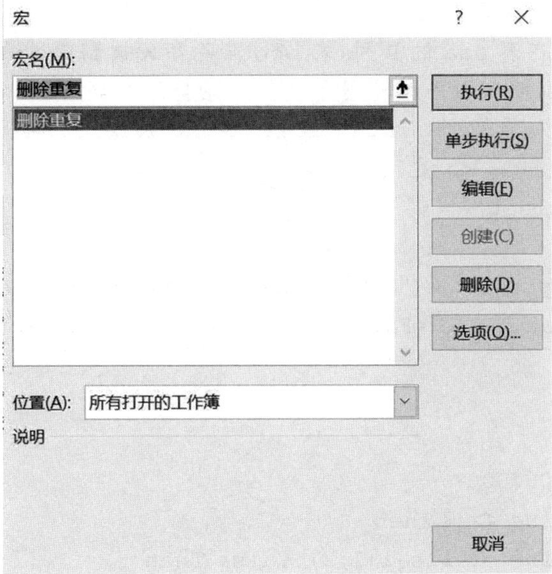

图 2-43　“宏”对话框

③ 选择录制过的“删除重复”宏，单击“编辑”按钮；弹出编辑窗口，见图 2-44。

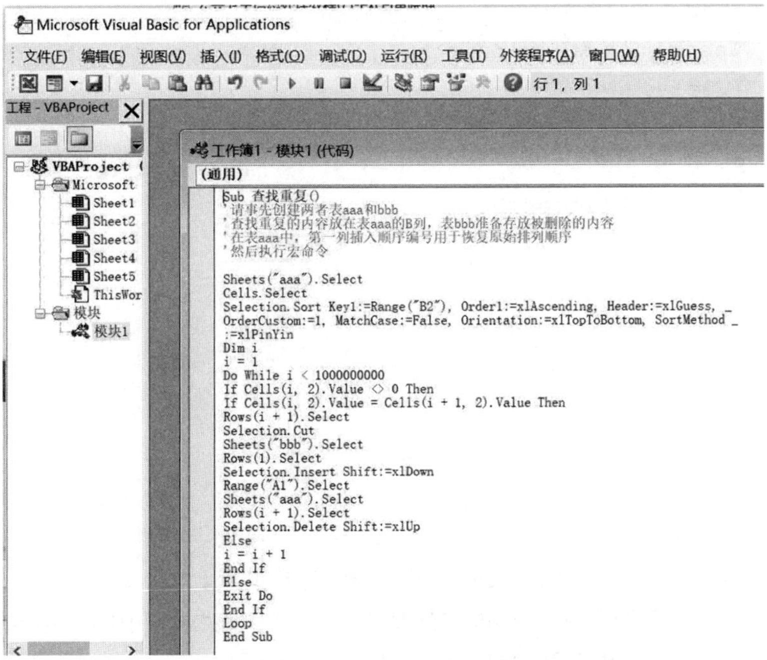

图 2-44　宏编辑窗口

④ 右侧为编辑区，在“Sub 查找重复( )”与“EndSub”之间编写下面的内容，请仔细录入，包括标点符号在内不要有任何错误。

```
Sub 查找重复()
'请事先创建两者表 aaa 和 bbb
'查找重复的内容放在表 aaa 的 B 列,表 bbb 准备存放被删除的内容
'在表 aaa 中,第一列插入顺序编号用于恢复原始排列顺序
'然后执行宏命令
'注意区分 o 和 0,l 和 1, <> 之间无空格
Sheets("aaa").Select
Cells.Select
Selection.Sort Key1:=Range("B2"), Order1:=xlAscending, Header:=xlGuess, _
OrderCustom:=1, MatchCase:=False, Orientation:=xlTopToBottom, SortMethod _
:=xlPinYin
Dim i
i = 1
Do While i < 1000000000
If Cells(i,2).Value <> 0 Then
If Cells(i,2).Value =Cells(i+1,2).Value Then
Rows(i+1).Select
Selection.Cut
Sheets("bbb").Select
Rows(1).Select
Selection.Insert Shift:=xlDown
Range("A1").Select
Sheets("aaa").Select
Rows(i+1).Select
Selection.Delete Shift:=xlUp
Else
i=i+1
End If
Else
Exit Do
End If
Loop
End Sub
```

编辑结束后,关闭窗口,返回 Excel 主界面,保存工作簿。

运行刚才编辑的"删除重复"宏,该宏的功能是把工作表"aaa"中的大量数据按照 B 列排序,然后查找重复的记录,并把该记录删除到工作表"bbb"中。

当打开一个带有宏的工作簿时,Excel 会提醒用户打开的文件中带有宏,如果不能确定宏是否带有恶意的成分就选择"禁用宏",否则可以选择"启用宏";在禁用之后即使宏中有恶意成分也不会对机器起作用了。对于自己编辑的宏当然可以放心启用,否则就不能运行了。如果不需要每次提问和回答这个问题,请把"文件\选项\信任中心\信任中心设置\宏设置"

设置为第四行“启用 VBA 宏”；如果设置为第一行，则拒绝使用宏；如果设置为第二行，则每次都提问。

5. 在工作表中创建一个按钮来执行宏

① 在“文件\选项\自定义功能区”最右侧框勾选“开发工具”，确定后可打开“开发工具”菜单栏：开发工具\控件\插入。

② 点击表单控件中的第一个按钮件。

③ 移动光标到工作表，光标变成黑色十字。

④ 在准备放置按钮的位置，压住左键，拖拽一个矩形区域，释放左键。

⑤ 弹出对话框，询问该按钮名称、执行哪一个宏命令，点击“删除重复宏”。

⑥ 此时单击该按钮，则执行宏命令。

⑦ 右击该按钮，该按钮周围出现边框，拖拽边框可以移动按钮，拖拽边框上的点可以改变按钮大小。选中状态下，按钮的名字“按钮 1”可以修改为“删除重复”。

第四节　Excel 的使用技巧

一、编辑的技巧

1. 输入的技巧

(1) 分数的输入

如果直接输入“1/5”，系统会将其变为“1 月 5 日”，解决办法是：先输入“0”，然后输入空格，再输入分数“1/5”。

(2) 序列“001”的输入

如果直接输入“001”，系统会自动判断 001 为数据 1，解决办法是：首先输入“'”(英文单引号)，然后输入“001”。

(3) 日期的输入

如果要输入“4 月 5 日”，直接输入“4/5”，再敲回车。

如果要输入当前日期，按“Ctrl＋；”键。

(4) 多张工作表中输入相同的内容

几个工作表中同一位置填入同一数据时，可以选中第一张工作表，然后按住 Ctrl 键，再单击窗口左下角的 Sheet1，Sheet2，…来选择需要输入相同内容的多个工作表，在其中的任意一个工作表中输入数据，这些数据会自动出现在选中的其他工作表之中。输入完毕之后，再次按下键盘上的 Ctrl 键，然后使用鼠标左键单击所选择的多个工作表，解除这些工作表的联系，否则在一张表单中输入的数据会接着出现在选中的其他工作表内。

(5) 不连续单元格填充同一数据

选中一个单元格，按住 Ctrl 键，用鼠标单击其他单元格，将这些单元格全部选中。输入数据，然后按住 Ctrl 键敲一下回车，在所有选中的单元格中都出现了这一数据。

2. 填充条纹

如果想在工作簿中加入漂亮的条纹，可以利用对齐方式中的填充功能。先在一单元格内填入“＊”或“～”等符号，然后单击此单元格自动填充柄，向右拖动鼠标，选中横向若干单元格，右击该区域，在弹出的菜单中选择“设置单元格格式”，在弹出的“设置单元格格式”对话框中选择“对齐”选项卡，在水平对齐下拉列表中选择“填充”，单击“确定”按钮，见图2-45。

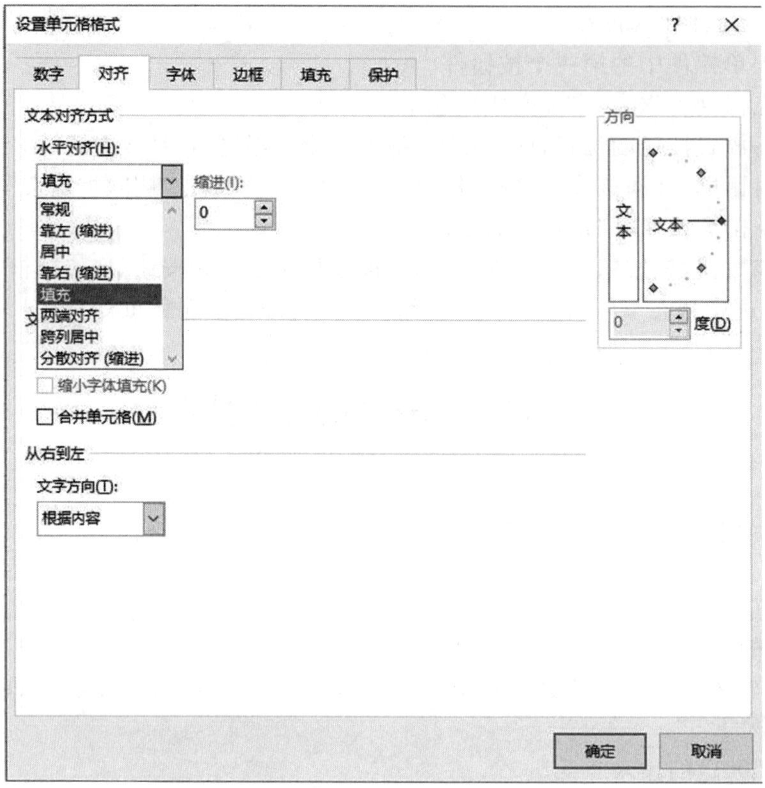

图 2-45　单元格填充条纹

3. 利用“Ctrl＋＊”快速选取文本

如果一个工作表中有很多数据，可以通过选定表格中某个单元格，然后按下“Ctrl＋＊”键选定整个表格。“Ctrl＋＊”选定的区域为：选定单元格向四周辐射所涉及的有数据单元格的最大区域。这样可以方便准确地选取数据表格，并能有效避免使用拖动鼠标方法选取较大单元格区域时屏幕的乱滚现象。

“＊”键是小键盘的“＊”，如果没有小键盘，使用大键盘的“＊”时，用“Ctrl＋Shift＋＊”。

4. 快速清除单元格的内容

如果要删除单元格中的内容、格式和批注，就不能简单地选定该单元格，然后按 Delete 键的方法了。要彻底清除单元格，可用以下方法：选定想要清除的单元格或单元格范围；单击“开始”菜单中“编辑”组中的“清除”命令，在下拉菜单中选择“全部清除”，这些单元格就恢复了本来面目。

5. 单元格内容的合并

根据需要，有时想把 A 列与 B 列的内容进行合并，如果行数较少，可以直接对单元格的内容用“剪切”和“粘贴”来完成操作，但如果有几万行，就不能这样做了。

解决办法是：在 B 列后插入一个空列 C 列，在 C1 单元格中输入“＝A1&B1”，C1 列的内容就是 A、B 两列的合并了。选中 C1 单元格，用鼠标指向单元格右下角的黑色小方块（填充柄“■”），当光标变成黑色十字后，按住鼠标，拖动光标向下，拖到要合并的结尾行处（或者直接双击填充柄），就完成了 A 列与 B 列的合并。注意先不要忙着把 A 列和 B 列删除，先要复制 C 列的结果，再用“选择性粘贴\数值”命令，将数据粘贴到一个空列上。这时再删掉 A、B、C 列的数据。

说明：“&”符号是字符串首尾相连接的运算符。如果后面还想再分开，请用“＝A1&”“&B1”预留一个空格，使用后面的分列功能。

二、显示的技巧

1. 在单元格中显示公式

如果工作表中的数据多数是由公式生成的，想要快速知道每个单元格中的公式形式，以便编辑修改，可以这样做：单击“文件”，选取“选项”命令，出现“选项”对话框，单击“高级”选项卡，在“此工作表的显示选项”中选择要显示的工作表，选中“在单元格中显示公式而非其计算结果”，单击“确定”按钮，见图 2-46。这时每个单元格中的公式就显示出来了。如果想恢复公式计算结果，做相同的操作即可。或者可以在“公式”菜单栏中的“公式审核”选中“显示公式”命令，就能显示每个单元格的公式，如果想恢复计算结果的显示，就在此点击“显示公式”命令，取消显示。

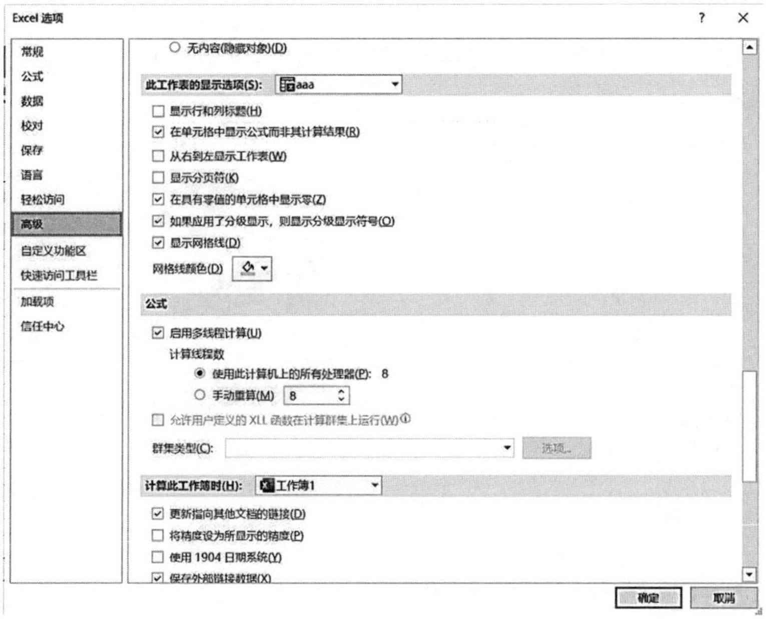

图 2-46　“高级”选项卡

2. 条件显示格式

如果将收缩压数值等于或高于 140 的显示为红色，操作步骤如下。

(1) 使用录入的高血压调查数据，选定该列（收缩压）。

(2) 单击菜单“开始\样式\条件格式”，在下拉菜单中选择“新建格式规则”弹出对话框，选择“只为包含以下内容的单元格设置格式”，见图 2-47。

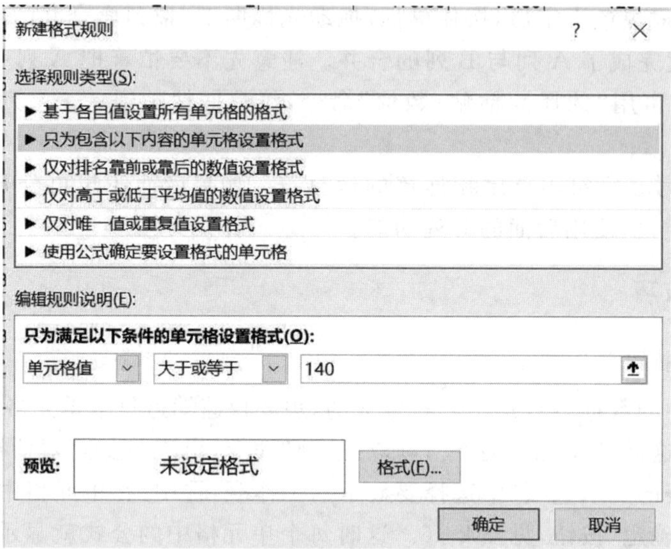

图 2-47 “新建格式规则”对话框

(3) 设定条件 1 为“单元格值　大于或等于　140　”点击“格式”按钮，弹出“单元格格式”对话框。

(4) 设置字体格式为：加粗、红色，点击“确定”，返回，见图 2-48。

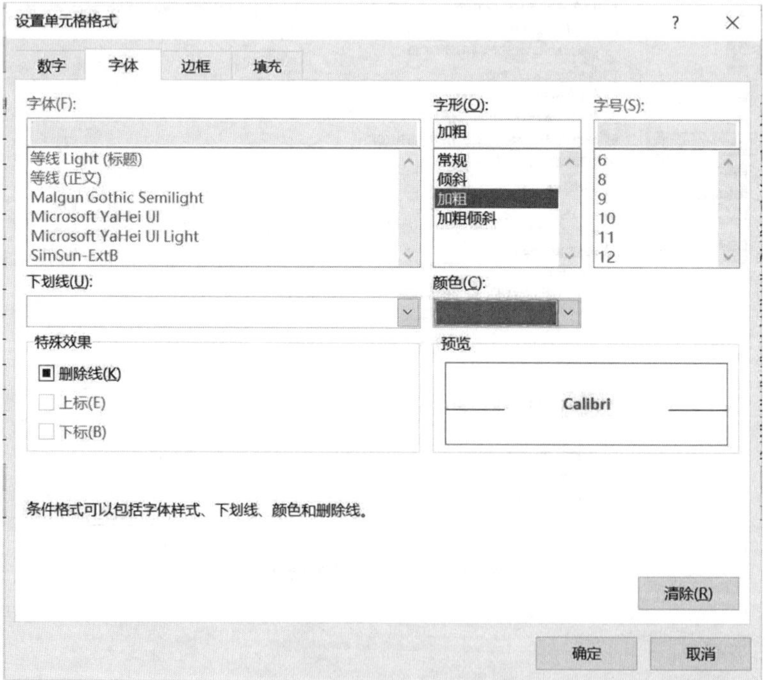

图 2-48 “字体”选项卡

(5) 如果再添加其他条件，单击“添加”按钮，比如设定低血压范围，显示为蓝色，此处不设置，请单击“确定”按钮。

(6) 设置完成，收缩压等于或超过 140 的值显示为红色。

(7) 删除条件格式：选定区域，在“条件格式”下拉菜单中选择“清除规则\清除所选单元格的规则”即可。

三、避免错误信息

在 Excel 中输入公式后，有时不能正确地计算出结果，并在单元格内显示一个错误信息。这些错误的产生，有时是因公式本身产生的，有时是人为错误造成。下面介绍常见的错误信息，并提出避免出错的办法供参考。

1. 错误值：＃＃＃＃

含义：输入到单元格中的数据太长或单元格公式所产生的结果太大，使结果在单元格中显示不下；或者日期和时间格式的单元格出现了负值。

解决办法：增加列的宽度，使结果能够完全显示。如果是由日期或时间相减产生了负值引起的，可以改变单元格的格式，比如改为文本格式，结果为负的时间量。

2. 错误值：＃DIV/0!

含义：试图除以 0。这个错误的产生通常有下面几种情况：除数为 0，在公式中除数使用了空单元格，或者包含零值单元格的单元格引用。

解决办法：修改单元格引用，或者在用作除数的单元格中输入不为零的值。

3. 错误值：＃VALUE!

含义：输入引用文本项的数学公式。如果使用了不正确的参数或运算符，或者当执行自动更正公式功能时不能更正公式，都将产生错误信息“＃VALUE!”。

解决办法：这时应确认公式或函数所需的运算符或参数是否正确，并且公式引用的单元格中包含有效的数值。例如，单元格 C1 中有一个数字或逻辑值，而单元格 D1 包含文本，则在计算公式“＝C1＋D1”时，系统不能将文本转换为正确的数据类型，因而返回错误值“＃VALUE!”。

4. 错误值：＃REF!

含义：删除了被公式引用的单元格。

解决办法：恢复被引用的单元格范围，或者重新设定引用范围。

5. 错误值：＃N/A

含义：无信息可用于所要执行的计算。在建立模型时，用户可以在单元格中输入“＃N/A”，以表明正在等待数据。任何引用含有“＃N/A”值的单元格都将返回“＃N/A”。

解决办法：在等待数据的单元格内填上数据。

6. 错误值：＃NAME?

含义：在公式中使用了 Excel 所不能识别的文本，比如可能输错了函数的名称，或者输入了一个已删除的名称，更常见的原因是没有将文字串放在双引号中，或者使用了中文全角的引号、逗号等。

解决办法：如果是使用了不存在的名称而产生这类错误，应确认使用的名称确实存在；如果是名称，函数名拼写错误应改正过来；将文字串放在双引号中；确认公式中使用的所有区域引用都使用了英文半角的冒号(:)。例如，SUM(C1:C10)。

7. 错误值：#NUM!

含义：提供了无效的参数给工作表函数，或者公式的结果太大或太小而无法在工作表中表示。

解决办法：确认函数中使用的参数类型正确。如果是公式结果太大或太小，就要修改公式，使其结果在±1E307之间。

8. 错误值：#NULL!

含义：在公式中的两个范围之间插入一个空格以表示交叉点，但这两个范围没有公共单元格。例如，输入“=SUM(A1:A10 C1:C10)”，就会产生这种情况。

解决办法：取消两个范围之间的空格。上式可改为“=SUM(A1:A10,C1:C10)”。

四、图表的使用技巧

Excel提供了11种标准的图表类型，每一种都具有多种组合和变换。在众多的图表类型中，选用哪一种图表更好呢？根据不同的数据和要求，可以选择不同类型的图表。图表的选择主要与数据的形式有关，其次才考虑效果和美观性。下面给出了一些常见的规则。

1. 面积图

面积图显示一段时间内变动的幅值。当有几个部分正在变动，而使用者对那些部分的总和感兴趣时，它们特别有用。面积图可看见单独各部分的变动，同时也看到总体的变化。

2. 条形图

条形图由一系列水平条组成，使得对于时间轴上的某一点，两个或多个项目的相对尺寸具有可比性。例如，它可以比较每个年龄组的高血压患病率或者患病数。条形图中的每一条在工作表上都是一个单独的数据点或数。因为它与柱形图的行和列刚好调过来了，所以有时可以互换使用。

3. 柱形图

柱形图由一系列垂直条组成，通常用来比较一段时间中两个或多个项目的相对尺寸。柱形图是应用较广的图表类型。

4. 折线图

折线图被用来显示一段时间内的变化趋势。例如，数据在一段时间内呈增长趋势，在另一段时间内处于下降趋势。还可以通过添加趋势线，对将来作出预测。

5. 股价图

股份图是具有三个数据序列的折线图，被用来显示一段给定时间内一种股票的最高价、最低价和收盘价。通过在最高、最低数据点之间画线形成垂直线条，而轴上的小刻度代表收盘价。股价图多用于金融、商贸等行业，用来描述商品价格、货币兑换率和温度、压力测量等。

6．饼形图

饼形图在对比几个数据在其形成的总和中所占百分比值时最有用。整个饼代表总和，每一个数用一个楔形或扇形代表。饼形图虽然只能表达一个数据列的情况，但因为表达得清楚明了，又易学好用，所以在实际工作中用得比较多。如果想对比多个系列的数据，可以用环形图。

7．雷达图

雷达图显示数据如何按中心点或其他数据变动。每个类别的坐标值从中心点辐射。来源于同一序列的数据同线条相连，可以采用雷达图来绘制几个内部关联的序列。

8．XY 散点图

XY 散点图展示两列数据和它们所代表的趋势之间的关系。每一数对都可以用坐标系中的一个点表示，当大量的这种数对被绘制后，出现一个图形，表示两个变量之间的相关关系。散点图加趋势线、线性或多项，常用来绘制工作曲线。

散点图的另外一个重要作用是可以用来绘制函数曲线，从简单的三角函数、指数函数、对数函数到更复杂的混合型函数，都可以利用它快速准确地绘制出曲线，所以在教学、科学计算中会经常用到，后文给出一个绘制正态曲线的示例。

还有其他一些类型的图表，比如圆柱图、圆锥图、棱锥图，是由条形图和柱形图变化而来的，没有突出的特点，而且用得相对较少，这里不再一一赘述。

对有些图表，如果一个数据序列绘制成柱形，而另一个则绘制成折线图或面积图，则该图表看上去会更好些。在 Excel 中允许创建这样的组合图表，方法如下。

选中需要的数据，打开图表类型对话框，选择组合图，见图 2-49。

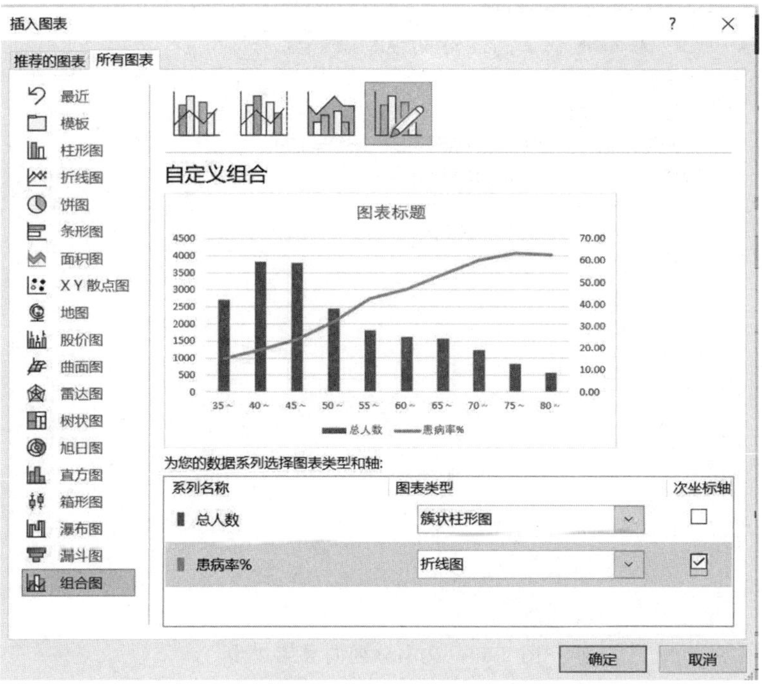

图 2-49　组合图的设置

五、其他技巧

1. 批量删除空行

有时需要删除 Excel 工作簿中的空行，一般做法是将空行一一找出，然后删除。如果工作表的行数很多，这样做就非常不方便。可以利用“自动筛选”功能，把空行全部找到，然后一次性删除。操作步骤如下。

(1) 先在表中第一行插入一个新的空行，然后按下“Ctrl＋A”键，选择整个工作表，用鼠标单击“数据”菜单，选择“筛选”项中的“筛选”命令。这时在每一列的顶部，都出现一个下拉列表框，在典型列的下拉列表框中选择“空白”，直到页面内已看不到数据为止。

(2) 选中所有数据，单击“开始”菜单，选择“单元格”项中的“删除”，在下拉列表中选择“删除工作表行”。这时所有的空行都已被删去，再单击“数据”菜单，选取“筛选”项中的“筛选”命令，工作表中的数据就全恢复了。插入一个空行是为了避免删除第一行数据。

(3) 如果想只删除某一列中的空白单元格，而其他列的数据和空白单元格都不受影响，可以先复制此列，把它粘贴到空白工作表上，按上面的方法将空行全部删掉，然后再将此列复制，粘贴到原工作表的相应位置上。

2. 分列功能的妙用

前面的例子中，用 left 函数将姓名中的姓和名分开了，还有更简单的方法，Excel 中提供了分列功能，就是把一列分为若干列。

选中此列，单击“数据”菜单中的“分列”命令，弹出“文本分列向导”对话框，见图 2-50。

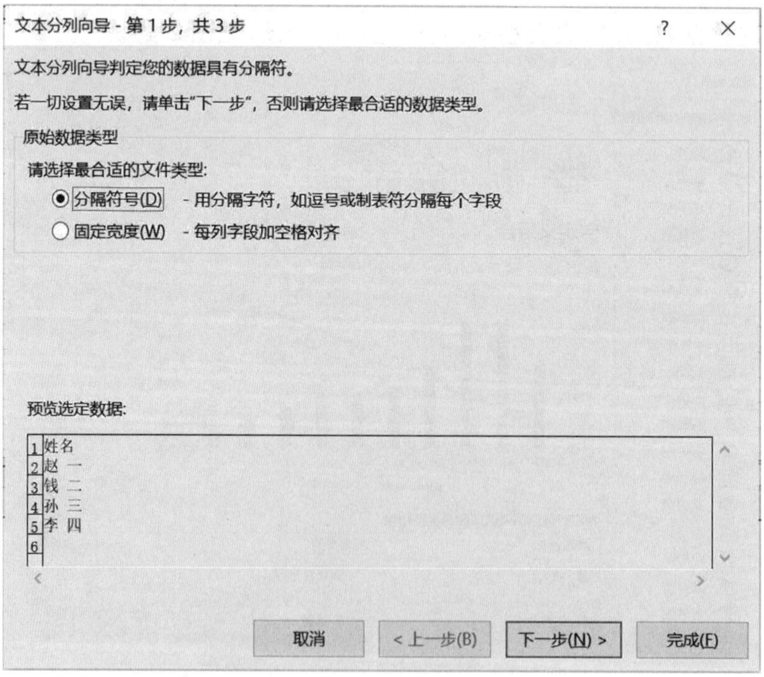

图 2-50　文本分列向导第 1 步

该对话框中提供了两类数据分割方法，一是按分隔符号，一是按固定宽度。将姓与名分开的问题就可以通过选择“固定宽度”项来解决，在需要分列的位置单击，插入分列符即可分列。如果不是固定宽度，还可以选择“分隔符号”项，见图 2-51。单击“下一步”。

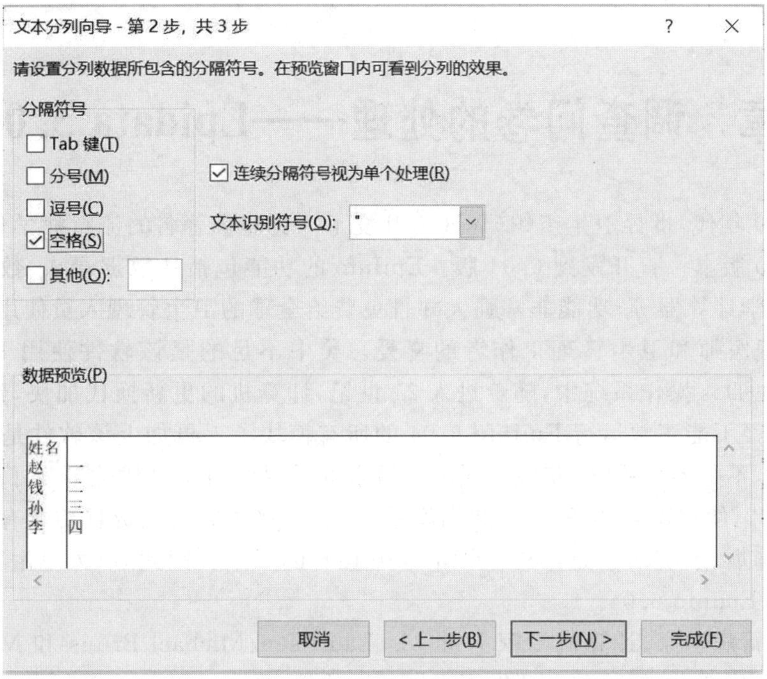

图 2-51　文本分列向导第 2 步

这一步需要选择分隔符号，指定文本中间都包含的分隔符号，如空格符号。如果不是常用分隔符号，可以选择“其他”复选框，并在后面的文本框中输入自己使用的分隔符，再单击“下一步”。预览分列效果，如果满意单击“完成”按钮，如果不满意还可以单击“上一步”重新设置。

3. 如何绘制任意函数的曲线图

利用 Excel 的绘图功能可以绘制任意函数图形。

例如，标准正态曲线的函数为 $y=\frac{1}{2\pi}e^{-x^2/2}$，绘制一个标准正态曲线的操作步骤如下。

(1) 选定 x 取值范围：在工作表 A1 单元格输入－3，A2 单元格输入－2.9，选中 A1:A2 区域，一直拖动到 A61，x 取值范围选定在[－3,3]。

(2) 输入公式：B1 单元格输入公式“=1/(2 * 3.1415926) * 2.718^(－(A1^2)/2)”，选中 B1 单元格，双击填充柄，y 的函数值计算完成。

公式可以简化为“=1/(2 * pi( )) * exp(－(A1^2)/2)”。

选中 A1:B61 区域，选择“插入”菜单，选择图表，打开“插入图表”对话框，选择 XY 散点图，选择“无数据点平滑线图”。

其他任意函数做法相同。

第三章　调查问卷的处理——Epidata 3.0 应用

20 世纪 90 年代，世界卫生组织（WHO）开发了一套非常著名的流行病学信息处理软件 EpiInfo，从 1.0 版本一直开发到 6.04 版。EpiInfo 的功能包括从数据录入、数据管理、数据分析到流行病学计算器等，功能非常强大并且免费给全球的卫生管理人员使用，深受广大流行病学家、公卫医师和卫生管理工作者的喜爱。美中不足的是该软件使用 Pascal 语言开发，软件运行在 Dos 操作系统中，随着进入 21 世纪，计算机的更新换代加快，到了奔腾Ⅲ代以后计算机已经不能正常运行 EpiInfo 6.04 的所有模块了。再加上该软件是 Dos 程序，界面是字符系统，不是图形系统，使用不便了。后来世界卫生组织又优化开发了 EpiInfo 2000 至 EpiInfo 2002，使用微软的 Access 数据库系统开发，软件仍然免费且功能有所增加，但软件庞大、安装麻烦、系统不稳健，失去了 EpiInfo 往日的风采。因此，广大卫生管理工作者们还一直使用着 Epiinfo 6.04。

丹麦的流行病学家、计算机专家 Jens M. Lauritsen、Michael Bruus 和 Mark Myatt 等人联手在 EpiInfo 6.04 的基础上开发了 EpiData 软件，现在已经是 3.1 版本，但与 3.0 版本几乎没有什么差别，这里以 3.0 版本作为样版，并结合 3.1 版本新增内容进行补充。Epidata 3.0 与 3.1 均属于免费软件，支持自由下载和传播（http://www.epidata.dk/download.php）。其主要功能是数据录入和数据管理，运行在 Windows 操作系统下，与 EpiInfo 6.04 兼容性良好，尽管软件不含数据分析功能，但该软件为较权威的统计分析软件 SAS、SPSS、Stata 等都留了数据接口，应用起来非常方便，因此已逐渐在流行病学家、社会学家手中流行开来。

Epidata 3.0 软件有以下优点：① 免费软件，且有中文版；② 纯绿色软件，不需要安装，直接在文件夹中打开就可以使用；③ 运行在 Windows 操作系统下，界面友好，简单易用；④ 软件小巧玲珑，打包压缩之后不到 1 MB。

下面学习如何使用 Epidata 3.0 录入与管理数据。

第一节　在 Epidata 中创建数据库

在 Excel 中建立数据库、录入并管理数据，非常直观方便。处理较小规模的数据，如几十个变量、数百条记录，较为方便。如果变量过多，再加上记录数成千上万，Excel 的运行速度减慢，稳定性降低，且满眼都是数据，鼠标键盘的操作稍有差错就可能无意中修改了数据，操作者却浑然不知。处理数据的专业软件 Epidata 3.0，可以有效避免这些问题。

一、认识 Epidata 的三个文件

Epidata 3.0 的数据库是从设计“调查问卷”开始的，然后直接从“调查问卷”产生“数据文件”，最后针对数据库中每个字段进行控制，形成“核查文件”。调查问卷文件、数据文件、核查文件，这三个文件构成了 Epidata 的数据库系统。

Epidata 数据库的三个文件具有相同的文件名、不同的扩展名。如果设计的调查问卷的文件名为 gxy.qes，那么其数据文件名称自动定义为 gxy.rec，其核查文件自动定义为 gxy.chk。扩展名 qes 是英文 questionnaire 的缩写，含义是“调查问卷”；扩展名 rec 是英文 record 的缩写，含义是“记录”；扩展名 chk 是英文 check 的缩写，含义是“核查”。这三个文件构成一套数据库，如果删除 chk 文件，数据库仍然可以录入，但是失去了所有的质量控制，例如，在只能输入数字 1～2 的“性别”字段中可以输入 0～9 任何数值了。如果删除了 qes 文件，保留 rec 文件、chk 文件，数据库录入正常，但是如果需要修改数据库结构就有些麻烦，也不好再增删改字段，因此，三个文件应保存在同一文件夹中。

在 Epidata 中创建数据库的一般步骤是先由设计者建立 qes 文件，再由 Epidata 自己产生 rec 文件，最后由设计者给 rec 文件添加控制而产生了 chk 文件。

修改数据库的一般步骤是：修改 qes 文件，重新产生 rec 文件，修改对应的 chk 文件。这三个文件都是文本文件，熟练的用户可以用记事本打开它们直接编辑。下面仍然以第一章的“社区居民高血压流行现况调查表”为例来介绍如何建立这三个文件，如何录入与管理数据。

二、定义数据库结构——产生 qes 文件

定义数据库结构就是建立“调查问卷”，也就是把原始的调查问卷修改成计算机可以识别的数据库结构。如果把第一章的示例（见表 3-1 的左栏）修改成表 3-1 右栏的模式，凡是灰底色突出显示的部分都是英文字符，是数据库的关键部分，不能输错，数据库的定义就完成了。

表 3-1 把调查表定义为数据库结构

社区居民高血压流行现况调查表	社区居民高血压流行现况调查表
	入机流水号：{id}<idnum>
编号：________	问卷编号：{code}________
1. 姓名：______________	1. 姓名：
2. 性别：① 男 ② 女	2. 性别：① 男 ② 女 {a0201}#
3. 出生年月：____年____月____日	3. 出生日月年：{a0301}<dd/mm/yyyy>
4. 文化程度：	4. 文化程度：{a0401}#
① 文盲 ② 小学 ③ 初中 ④ 高中或中专 ⑤ 大专 ⑥ 本科及以上	① 文盲 ② 小学 ③ 初中 ④ 高中或中专 ⑤ 大专 ⑥ 本科及以上
5. 您是否被确诊患有高血压？	5. 您是否被确诊患有高血压？{a0501}#
① 是→您是否服药？	① 是→您是否服药？{a0502}#
① 规律服 ② 难受服 ③ 不服	① 规律服 ② 难受服 ③ 不服
② 否	② 否
6. 身高：_______厘米	6. 身高：{a0601}###.# 厘米
7. 体重：_______千克	7. 体重：{a0701}###.# 千克
8. 收缩压：_______ mmHg	8. 收缩压：{a0801}###.# mmHg
9. 舒张压：_______ mmHg	9. 舒张压：{a0802}###.# mmHg
10. 脉 搏：_______次/分	10. 脉 搏：{a0803}### 次/分
调查日期：_______	调查日期：{a0901}<dd/mm/yyyy>
调 查 员：_______	调 查 员：{a0902}_______

该过程可以在 Word 中进行，也可以直接在 Epidata 3.0 软件中进行，现以后者为例，其操作步骤如下。

（1）安装 Epidata 3.0 到 C:\Epidata3。

（2）双击运行 C:\Epidata3\epidata.exe，弹出 Epidata 3.0 的主界面，见图 3-1。

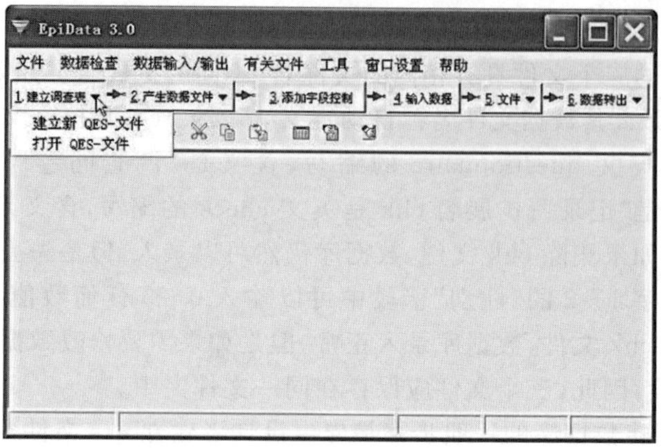

图 3-1 Epidata 3.0 的主界面

主界面从上至下分别包括：标题栏、菜单栏、工作过程工具条、编辑工具条、主工作区、状态栏。其中工作过程工具条是本软件的特色工具条，反映建立数据库的三个文件、数据录入与导出的基本工作流程。其他工具条和区域和 Word 中的类似。

如果主工作窗口无上面的工具条，可以点击菜单“窗口设置\工具条\”，选择前面两个工具条就可以了。

（3）建立数据库的第一步是点击工作过程工具条的“1. 建立调查表”按钮，选择“建立新 QES 文件”命令，主工作区变成白色，并出现闪动的光标，这里就是一个文本编辑区，其基本操作方法与 Word 非常相似，只不过它是纯文本编辑工具，没有格式设置、页面设置，不能使用图表、表格等。

（4）用 Word 打开以前编辑过的“社区居民高血压流行现况调查表”并复制，回到 Epidata 3.0 主工作区，右击，从弹出的快捷菜单中选择“粘贴”。如果没有以前的文件，可以在这里重新编写。

请注意：不要从 Epidata 中直接打开 Word 文档，否则全部是乱字符。另外，从 Word 中拷贝粘贴过来的内容虽然看上去格式还保留着，但保存为 qes 文件后，从 Epidata 中再次打开该 qes 文件，格式全部丢失，表格线全部丢失。因此，为了避免这个麻烦，建议先从 Word 拷贝到“记事本（txt 文件）”，格式丢失后，再从记事本拷贝到 Epidata 3.0 的主工作区。

（5）按照表 3-1 右栏的格式逐一修改每一问题，将原来问卷中的填空部分改写成计算机可以识别的数据库的字段。（注：需要修改的区域被突出显示为灰底色，请对照仔细修改。）修改完成，数据库结构定义完成，点击保存工具进行保存，弹出“另存为”对话框，见图 3-2。

输入文件名“gxy”，默认的保存类型为“Epidata3 调查表（＊.qes）”，点击“保存”按钮。“gxy”是“高血压”三个汉字的拼音首字母。这里也可以使用中文名称。

（6）在主工作区的空白区右击鼠标，选择“数据表预览”，弹出窗口见图 3-3。

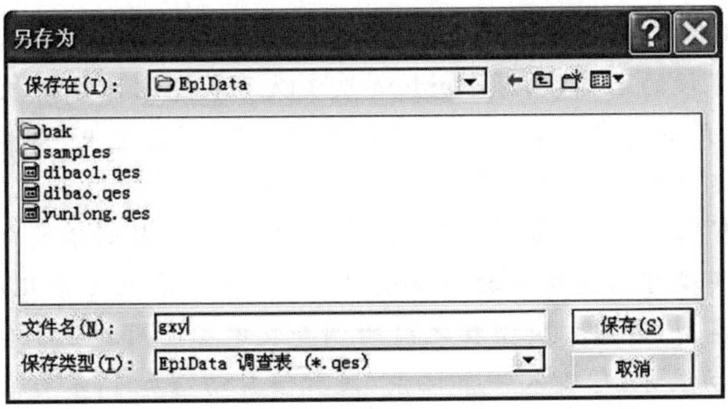

图 3-2 “另存为”对话框

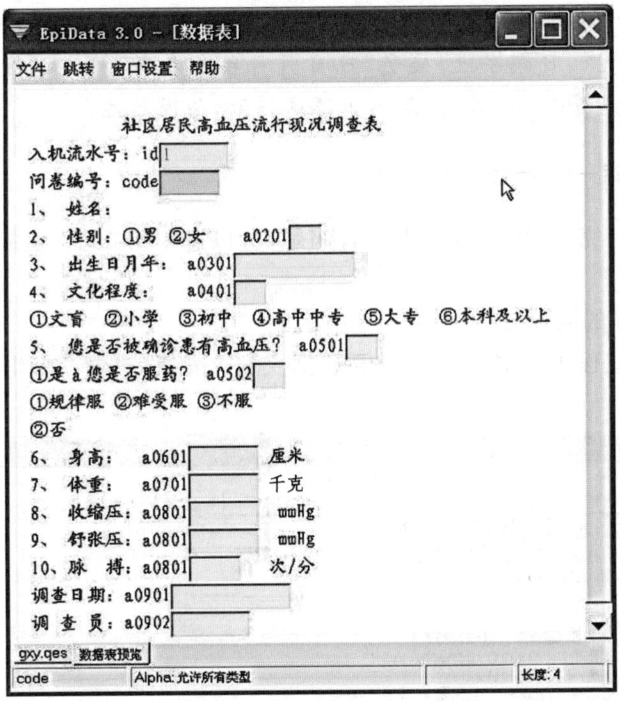

图 3-3 “数据表”预览窗口

(7) 预览数据录入界面，在界面左下角有两个选项卡“gxy. qes”和“数据表预览”，如果有需要修改的地方(如第五题第二行出现奇怪字符 à)，请切换至问卷设计界面修改，修改结束后重新在空白区右击鼠标，选择“数据表预览”，刷新现有的数据表预览选项卡，而不要直接切换到数据表预览选项卡。这个怪字符是由 Word 字符“→”变来的，Epidata 3.0 只接受纯文本，用“－＞”两个字符来代替，其实对于数据库录入来说这个字符没有什么作用，只是起到录入时的提示作用。

(8) 修改完成，按如下操作关闭数据表预览窗口：在数据表预览选项卡中，单击菜单“文件\关闭数据表”，或直接点击窗口关闭按钮，位置在右上角，是程序关闭窗口下面的小的关闭按钮。返回“调查问卷”设计界面。至此，就完成了第一个调查问卷文件的建立。

定义字段的技巧 定义字段分两个部分：字段名和字段类型。

字段名就是该字段的名称，由于 Epidata 3.0 以及多数统计分析软件不支持中文字段名，所以强烈推荐使用英文字段名。字段名一般使用“{}”括起来，调查表中{id}和{code}等都是定义的字段名。字段名的命名要求：第一个字符必须使用英文字母；不能在名称中使用空格以及“.”“!”“@”“&”“$”“#”等符号；名称的长度最好不要超过 8 个字符。

字段类型是该字段可以接受的数据类型，Epidata 3.0 有九类十几种字段类型，其中有四种最基本的字段类型，这四种类型在之前的调查表中都使用到了。其含义如下。

<idnum>：自动编号，每输入一条记录，该数值自动增加 1，不可修改，常用作流水号。

________：四个连续的下划线，表示接受四个英文字符，可以输入键盘上的任何中英文字符。一个汉字占两个英文字符的位置，这里可以输入两个汉字。

#：一个井字号，表示接受 1 位数值，0～9，其他字符一概不接受，可以使用小数点。

<dd/mm/yyyy>：日期字段，接受“日日月月年年年年”格式的日期，如“31012005”。也可以设计成<yyyy/dd/mm>，但是不推荐这样做，原因后述。

三、生成数据库——产生 rec 文件

“调查问卷”设计完成，预览数据表没有问题，可以进入第二步“生成 rec 文件”了。步骤如下。

(1) 打开设计好的问卷 gxy. qes。

(2) 点击工作过程工具条的“2. 产生数据文件”按钮，选择“产生数据文件”命令，见图 3-4。

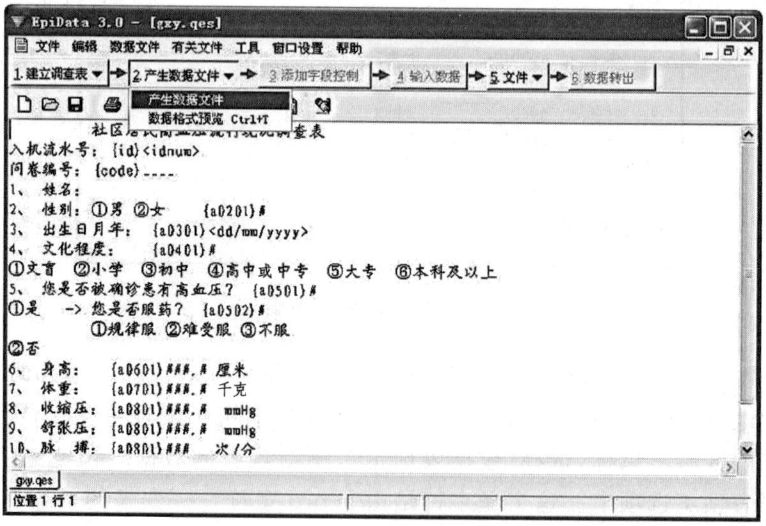

图 3-4 产生数据文件命令

(3) 弹出“由 QES 文件生成数据文件”对话框，选择合适的保存路径，点击“接受”按钮。在 gxy. qes 文件夹下保存为 gxy. rec。如果原来存在同名的数据库文件，系统会弹出“警告”对话框，询问是否覆盖，选择“OK”按钮；系统又弹出“警告”对话框“确认是否删除原数据库”，选择“OK”按钮；系统又弹出“数据文件标记”对话框，要求输入一个描述性的词来描述

该数据库，输入“高血压社区调查”字样，点击“接受”按钮；系统又弹出“信息”对话框，提示系统重新产生的 gxy.rec 文件位于某文件夹下面，再次点击“接受”按钮，数据文件产生。

细心的读者已经发现图 3-4 的数据库设计出了一点小错误，收缩压、舒张压、脉搏三个变量都定义为 a0801！可是，系统怎么没有报告错误呢？原来 Epidata 3.0 能够自动处理重名的变量，并且把它们的变量名依次增加一个序号。

如果定义好了数据库结构，产生数据文件后却没有看到定义的变量名，而是出现 field1、field2、oe 之类的错误变量名，并且有时还会出现错乱的代码，请不要着急，请参阅本章第二节第四部分 Epidata 3.0 的设置。

四、添加质量控制——产生 chk 文件

数据文件已经产生，就可以录入数据了。如果没有质量控制，录入大量数据就难免出现错误，如性别字段，设计成 1 位数值，就可以接受 0～9，但问卷上是 1 男、2 女，只能接受 1～2，所以需要添加质量控制文件。步骤如下。

(1) 点击工作过程工具条的“3. 添加字段控制”按钮，弹出“请选择数据文件”对话框见图 3-5。

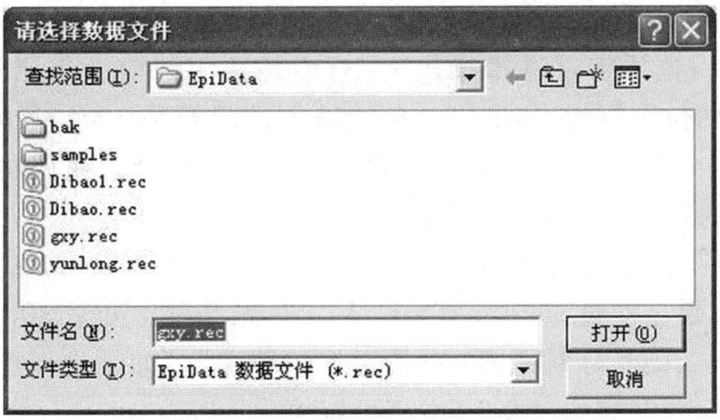

图 3-5　“请选择数据文件”对话框

如果此时第三个按钮“添加质量控制”按钮是灰色的，不能使用，这说明当前还在问卷编辑状态，请关闭当前全部问卷编辑窗口。

(2) 单击 gxy.rec，然后点击“打开”按钮，或者直接双击 gxy.rec，主窗口打开了“数据文件”(gxy.rec)，同时弹出 chk 文件设置窗口，见图 3-6。

主窗口中蓝色字段 code 为当前设置字段，chk 窗口所设置的所有内容均针对该字段。chk 窗口分三部分：上部显示当前字段名、字段类型；中部有五个设置框，简单的质量控制就在此处完成；下部三个按钮分别表示存盘、关闭和编辑。通过“编辑”按钮可以进入编程窗口以完成复杂的质量控制。关于复杂的质量控制，后面再介绍，此处只介绍简单质量控制的设置。

“Range，Legal”是合法值范围，输入形式如下：“1－2”“5－”“1－5，9”，其含义分别是：允许输入 1、2；允许大于等于 5 的数；允许 1、2、3、4、5、9。在本调查表的“问卷编号 code”字段中输入：“0－9999”。注意：本来四位数值型字段的合法值范围就是“0－9999”，前面设置是不是多此一举？请注意，示例中使用的 code 字段不是数值型，而是字符型字段

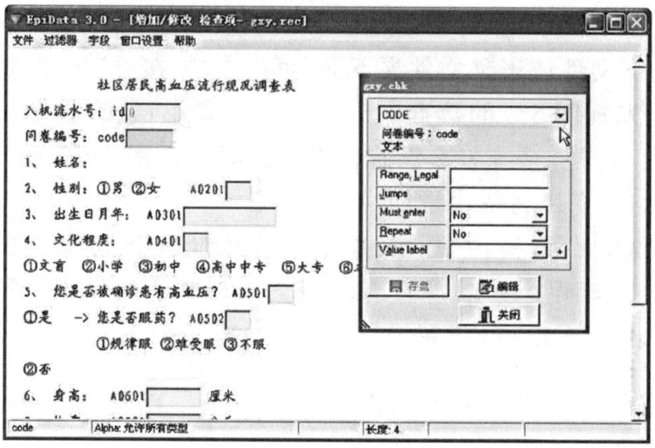

图 3-6　chk 文件设置窗口

“________”，该字段还可以接受“abcd”输入。本示例在定义数据库中完全可以使用四位数值型字段“＃＃＃＃”，这里主要用来讲解字符型字段的用法，字符型字段还可以区分“1”和“0001”的输入。

合法值范围对数值型字段、字符型字段、日期型字段都有效。只不过对字符型字段设置特殊一些，它按照每一位的字符进行比较大小，不是按照数值大小比较。本例“问卷编号code”字段设置的是四位字符型，如果张三负责输入的问卷是 500～1000 号，其合法值范围应该设置为 0500～1000。录入数据时也要录入 0501，这样录入完四位字符后光标自动离开。如果录入 501，则系统判断为非法数值。

“Jumps”是跳跃设置，在变量 a0501 中输入形式如下：“1＞a0502，2＞a0601”，其含义就是如果输入“1”，光标跳至变量 a0502，如果输入“2”，光标跳至变量 a0601。意思是“如果您以前被诊断过高血压”，则光标跳跃至“您是否规律服药”，“如果您以前没有被诊断过高血压”，则光标跳跃至下一题“您的身高”（本例可以简化为“2＞a0601”，想想为什么？）。“跳跃Jumps”功能非常有用，问卷中经常会用到，例如，如果您是男性，则跳过妇科检查的有关问题。“跳跃 Jumps”设置对数值型、字符型、日期型字段都有效。

“Must enter”为“是否必须输入”，有两个选项 yes 和 no，前者要求该字段必须输入数据，否则无法通过回车键离开此字段。一般情况下“问卷编号 code”字段都要求输入，本例请把 code 字段的 Must enter 设置为 yes。一旦 Must enter 设置为 yes，该字段必须输入数据，否则用回车键不能使光标跳到下一字段。（Must enter 设置为 yes 后并不是非得输入不可，如果确实没有数据输入，可以用鼠标点击其他字段把光标移开，一旦输入了数据之后再删除就必须输入数据，鼠标也无能为力。）

“Repeat”为“是否重复前一次”的录入。有时很多问卷的某个部分都相同，示例中最后两个问题“调查日期”“调查员”没有必要每次都输入，所以将这两个字段设置 Repeat 为 yes。这样每次输入新的记录，这两个字段都会重复上一条记录的内容。这个字段可以被修改，修改后的内容会被下一份问卷所重复。

“Value lable”为输入的值添加标签，这个功能不是为了录入用的，而为数据转出后仍然能保持编码的含义。例如，“性别”字段中 1 表示男、2 表示女。本例中光标点击性别 a0201 字段，在 gxy. chk 窗口点击 Value lable 框后面的“＋”号，弹出“编辑标记”窗口。按照下面格式编辑性别的 Value lable。

```
LABEL 标记_a0201
  1 男
  2 女
END
```

设置 Value lable 后，在输入时敲 F9 键或者"＋"键可以看到设置的内容，并方便录入。其他统计分析软件如 SPSS 中也能设定此 Value lable。如果数据录入时不设置该属性，数据转入 SPSS 后要尽快设置，否则容易造成编码的含义不清晰。如果此处设置了 Value lable，此属性可以自动转入 SPSS。

(3) 设置过程中需要经常保存所做的工作，点击"存盘"按钮，系统自动将所做修改保存在同一文件夹下 gxy. chk 文件中。设置完毕就可以点"关闭"按钮，在此之前如果没有存盘，系统会询问是否将所做修改存盘，如果原来有旧的 gxy. chk 系统则将其改名为 gxy. bak，然后重新产生新的 gxy. chk。如果想查看 chk 文件的内容，可以用 Word 或记事本把它打开，里面是程序，很容易看懂，也可以直接修改。

根据前面各种功能的介绍，请设置本示例中的其他各字段。

五、数据录入与修改、查找与浏览

1. 数据录入与修改

质量控制文件产生后，就可以录入数据了，操作步骤如下。

(1) 点击工作过程工具条的"4. 数据录入"按钮，弹出"打开"对话框，与添加质量控制步骤中"选择数据文件"对话框类似。

(2) 单击 gxy. rec，然后点击"打开"按钮，或者直接双击 gxy. rec，主窗口打开了"数据文件"(gxy. rec)，就可以录入数据。当数据录入至最后一个字段，系统询问"是否将记录存盘"，选择"是"，系统会存盘并跳至下一记录。

(3) 数据录入窗口最下面是状态行，当前录入字段的质量控制状态可以在状态行中显示，如本例性别字段变量名为 a0201，允许整数，设置了合理值，必须录入，长度 1 位字符，见图 3-7。

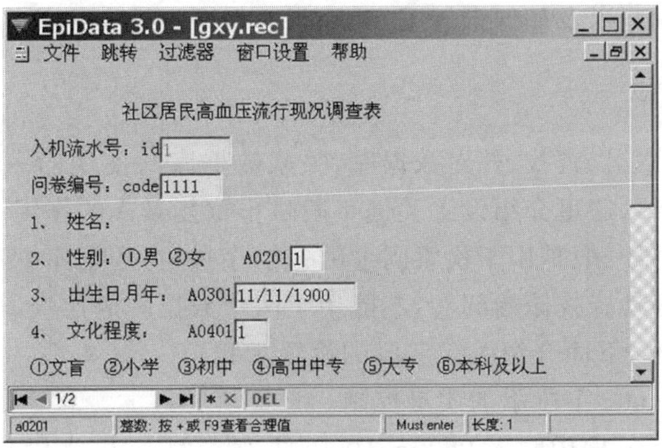

图 3-7　数据录入窗口

(3) 状态行上方有一个记录修改工具栏，分别是记录导航按钮、新建记录按钮、删除记录按钮。想了解每个按钮的功能，可以将鼠标指向它，稍等片刻会显示提示词语。记录导航按钮可以在数据库中移动记录，四个“三角”分别表示移动到第一条、上一条、下一条、最后一条，便于观察和修改记录。

“ * ”表示建立新记录。

“×”表示删除该记录。点击红色“×”按钮（或按 Shift＋Delete 键），可以删除该记录，这里需要说明的是，删除记录只是被标记为“删除状态”，“×”按钮后面出现红色“DEL”字样，这条记录仍然存在于数据库中，再次点击可以恢复这条记录。

如果需要永远删除所有标记为删除的记录，请先关闭录入窗口，在菜单“工具” 中选择“清理数据文件”即可。

2. 数据查找与浏览

(1) 数据录入窗口中，菜单“跳转\转至记录”可以指定记录号直接跳至该记录。

(2) 菜单“跳转\查找记录”可以根据当前字段指定条件查找记录并跳至该记录，按 F3 键可以继续查找下一条满足条件的记录。

(3) 关闭数据录入窗口。菜单“相关文件\ViewData”可以打开一个数据库进行浏览，浏览数据库时不能修改。

> **自动存盘的技巧** 每次录入一份问卷都回答系统的询问“是否将记录存盘?”会降低录入速度，可以右击 Epidata. exe 文件，选择“创建快捷方式”，右击“快捷方式\属性”设置其属性。
>
> 目标：Epidata3\EpiData. exe gxy. rec /auto。
>
> 双击该快捷方式，系统自动打开 gxy. rec，输入完成一条记录以后自动存盘，不再询问是否保存记录，这样可以提高录入速度。

第二节 高级质量控制与 Epidata 3.0 的设置

上一节所学的内容是 Epidata 的基础，也是最核心的功能，处理较复杂的数据库需要学习一些复杂的质量控制，以及如何设置 Epidata 3.0 选项。

一、设置关键字段

关键字段是用于索引、查找、核对数据库、关联数据库时使用的一个特殊字段。关联数据库的功能后面会介绍，这里介绍设置关键字段防止重复录入的作用。

问卷编号这个字段一般是用于检索问卷的一个序号，在数据库中不允许有重复和错误，如果重复或出错，不容易查找原始问卷，不能用于两个数据库的比较。假如张三负责输入的问卷编号为 500～1000，下面介绍关键字段的设置步骤：

(1) 对问卷编号 code 字段添加质量控制。

(2) 在“range，legal”框中输入 0500～1000（注意本例 code 字段是字符型，在数据录入中要输入 0500，0551，0552，…）。

(3) 点击“编辑”按钮。弹出“对该字段进行核查编辑”窗口。

(4) 在 code 与 end 两行语句中添加一句：key unique 1，编辑完成如下面的样子。

```
CODE
  KEY UNIQUE 1
  RANGE 0500 1000
MUSTENTER
END
```

(5) 在编辑窗口点击“接受并关闭”，在 chk 窗口依次点击“存盘”和“关闭”按钮。

设置完成后，可以试一下关键字段防止重复的功能。当录入问卷编号为“0500”后，下一张问卷编号依然录入“0500”，系统弹出警告窗口，提示前面第几条记录已经录入该编号，是否转向该记录。如果是，系统放弃当前输入的内容，自动跳转到前面那条重复的记录上。有合法值控制、关键字段控制两条质量控制语句，基本上可以避免问卷编号的错误录入。

二、自动计算年龄

利用出生日期和调查日期自动计算出年龄，基本步骤如下。

(1) 重新编辑高血压问卷，重新编辑问卷 gxy.qes，在调查日期后面添加一个年龄变量，如“年龄{age}＃＃＃.＃＃”，重新产生 gxy.rec。

> **更新数据库的技巧**　如果已经录入一些有价值的数据，重新产生数据库会造成数据丢失，可以更新数据库，选择“工具\根据修改的调查表更新数据文件”，根据提示选择 qes 文件，指定产生的文件即可。
>
> 新增加的变量，在更新数据库中已有的记录中均为空值。
>
> 更改字段名，原来的数据会丢失。所有的字段类型都可以变为字符型，短的数值型可以变为长的数值型，但反过来数据会损失，数据库更新失败。

(2) 对 gxy.rec 进行“添加质量控制”，选择“年龄{age}”字段，点击 chk 窗口中的“编辑”按钮，在弹出的编程窗口中添加以下内容：

```
age
  NOENTER   * noenter 表示这个字段不许录入，因为是自动计算得来的。
END
```

解释：* 号以后的内容为注释语句，起到解释说明的意思，不执行。

编辑结束后点击“接受并关闭”按钮，程序会自动检查编辑的 CHECK 命令。如果没有发现错误，编辑窗口会自动关闭。如果发现错误，如把“noenter”输入成“noentre”，编辑窗口会被分成两个窗口。上面的窗口显示 CHECK 命令，下面的窗口显示发现的错误以及错误所在的行号。程序对表达式和计算式不进行检错。在下面的窗口中，双击显示错误的行，光标会自动跳到含有错误的 CHECK 命令行上。修改错误后，再次关闭。

(3) 选择“调查日期 A0901”字段，点击 chk 窗口中的“编辑”按钮，添加以下内容：

```
a0901
  RANGE 01/04/2005 INFINITY     * 这一行可以用 repeat 代替合法值控制
```

```
    AFTER ENTRY
      LET age=(a0901-a0301)/365.25
    END
  END
```

解释：第一行 RANGE 语句表示录入调查日期的合法值范围是“01/04/2005～”，第二行 AFTER ENTRY 与 END 之间表示输入完成在敲回车的一刹那执行的语句，第三行是让两个日期相减，得到两个日期之间的天数，再除以 365.25 则换算成年龄(岁)，如果单位用月龄，还得乘以 12。

(4) 关闭 chk 程序编辑窗口，关闭方法同前。

值得注意的是：这两个日期字段必须是＜dd/mm/yyyy＞型字段，否则无法参与计算，这也是设计 qes 问卷时放弃＜yyyy/mm/dd＞型字段的原因。

三、根据条件进行提示

尽管收缩压、舒张压都定义了合法值范围，但是人的脉压一般不会小于 20 mmHg，所以还要设置当“收缩压－舒张压＜20”时提示输入可能有误。基本方法如下。

在设计“添加字段控制”时，选择“舒张压 a0802”字段，点击 chk 窗口中的“编辑”按钮，添加以下内容：

```
a0802
  RANGE 20 240
  MUSTENTER
  AFTER ENTRY
    IF (a0801-a0802)<20 THEN
      TYPE "          输入可能有误!" RED
      GOTO a0802
* CLEAR a0802
ELSE
      TYPE"                         " RED
    ENDIF
  END
END
```

解释：通过计算如果“收缩压－舒张压＜20”条件满足，则在字段 a0802 后面用红色显示“输入可能有误!”，光标重新返回字段 a0802，清除原先输入的内容。

如果再次输入后“收缩压－舒张压＞＝20”条件满足，则在字段 a0802 后面显示一个空白消息，用以消除先前的红色警告字样。

* 号表示注释语句，不执行。Clear 表示清除原先录入的数据，这里暂时不执行这个命令。可以比较两个血压值哪个录入有误，如果去掉 * 号，则执行这一句，可以看看效果如何。

上述两个例子是最基本、最实用的编程语句，能在 chk 文件中使用的命令很多，请参考后面的 Epidata 高级知识来逐步提高。

此程序段的常见错误　程序输入完成，却没有功能，常见的错误有以下几种：① 把 a0801 写成 a◯801，按照系统默认设置是不提示错误的；② TYPE 命令后面没有空格，注意命令前后都要有空格；③ 有的显示提示符为蓝色，是因为把 RED 字符也放在引号内了；④ 少了一行 END；⑤ 英文命令录入错误；⑥ 输入完成敲空格程序才执行，有人喜欢用鼠标移动光标，程序不执行。

四、Epidata 3.0 的设置

同样是 Epidata 3.0，为什么有人设计的界面更漂亮？为什么有人的菜单是英文的？为什么有人通过双击 *.rec 文件就可以直接打开录入界面，有些却提示选择程序？为什么用{a0201}制定的变量名无效？这一切都在 Epidata 3.0 的设置中控制的。下面简单介绍 Epidata 3.0 的设置功能。

点击菜单“文件\选择项”命令，弹出“选项”对话框，该对话框包含 6 个选项卡，分类管理 6 类设置，分述如下。

(1) 编辑器选项卡的设置见图 3-8。

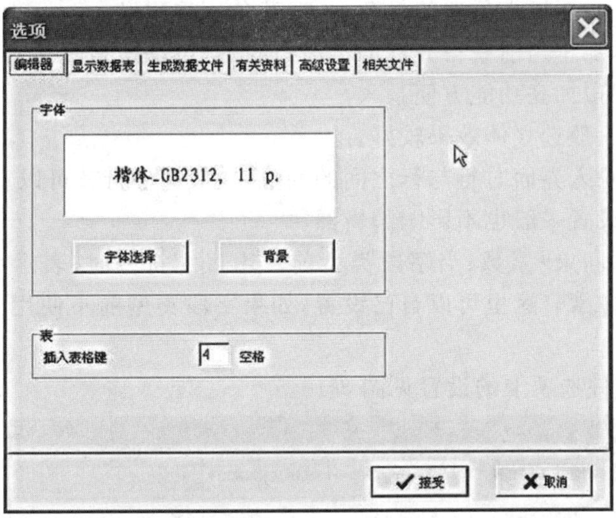

图 3-8　“编辑器”选项卡

编辑器是编辑 qes 文件、chk 文件或其他文本文件的主窗口。这里有两个选项：字体和表。

字体的设置是指设置编辑时使用的字体，通篇只用这一种字体，虽然从其他文档拷贝粘贴过来的文字可能包含其他字体或者表格，一旦存盘关闭再重新打开后就是这里所设置的字体和背景色，可将原来的默认值改设为楷体、常规、五号、黑色字体。

表，插入表格键指的是每击一次制表键 Tab 光标跳动的空格数目，方便编辑一些分栏摆放的字段。

(2) 显示数据表选项卡的设置见图 3-9。

数据表指的是数据录入的界面，也就是数据表界面。上面设置的是编辑器的字体，并不影响数据录入界面的字体和背景，在这里可将原来的默认值也改设为楷体、常规、五号、黑色字体。

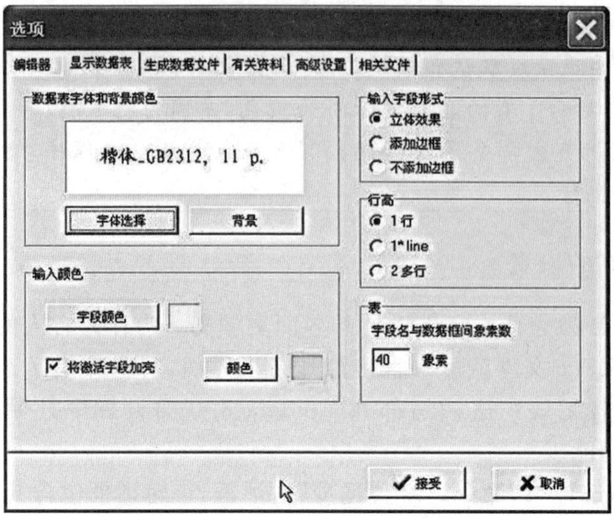

图 3-9 “显示数据表”选项卡

字段颜色指的是数据输入位置的颜色，一般黄色比较醒目。

激活字段指的是那个当前获得光标的字段，加亮颜色是该字段被激活后的颜色，默认为蓝色。使用将激活字段加亮功能方便录入。

输入字段形式：一般选立体效果较好。

行高：指在数据录入界面时行与行之间的间隔，一般选一行就可以。在编辑器设置中没有这个选项，这里的设置一般也不影响编辑器。

字段名与数据框间象[1]素数：当字段类型前使用“@”符号时，表示字段自动对齐网格，网格间的距离是 40 像素。这里可以自己设置，如果字段类型前不使用“@”符号，则这个设置不起作用。

(3) 生成数据文件选项卡的设置见图 3-10。

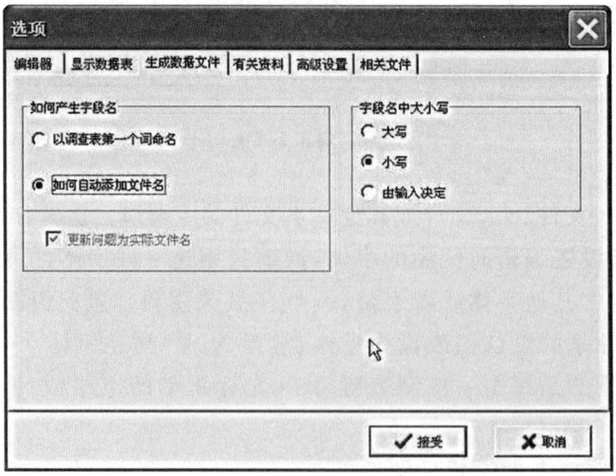

图 3-10 “生成数据文件”选项卡

① 依图用“象”，实际应为“像”。

这里的设置很简单但很重要。

如果选择“以调查表第一个词命名”这一项，程序会自动以变量所在行的第一个单词命名，如果与已有的变量重复，则自动加序号排列，自己设置的变量名如{code}无效。自动添加的字段名往往不能表示其含义，并且不能与题号对应，况且 Epidata 3.0 不支持中文字段名，所以一般不用这个选项，只有快速建立数据库时才采用。

“如何自动添加文件名”其实应该译为“自动添加变量名”。如果选择了“如何自动添加文件名”这一项，Epidata 会根据变量编码前的解释性文字，自动生成变量名。程序优先采用大括号中的文字作为变量名，所以在示例中就采用了大括号命名的方式。其实变量名与变量类型不一定必须靠近在一起，只要在一行上就可以了，所以前面的示例可以把变量名都移动到真正的题目标号的位置，这样更自然。建议读者尽量使用大括号定义有意义的变量名，这样便于以后的分析。

字段名中大小写：指的是录入界面显示字段名的方式。

(4)“有关资料”选项卡的设置仅包含字体设置，设置除编辑器、数据表之外其他文件的字体，如双录入检错结果报告的字体，一般也设置为楷体、常规、五号、黑色字体。这样所有的显示前后一致，美观协调。

(5) 高级设置选项卡的设置，见图 3-11。

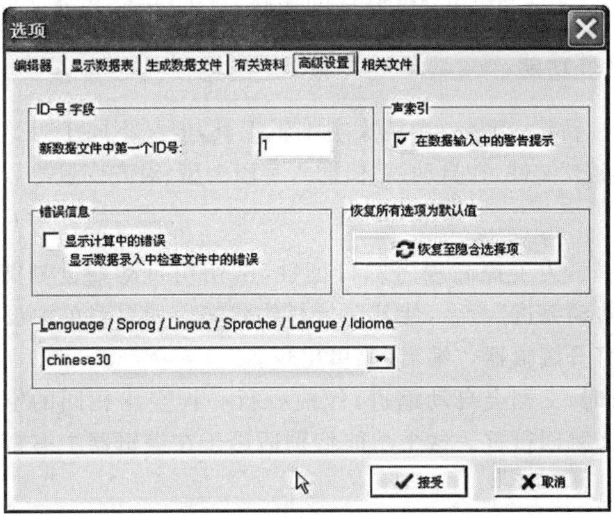

图 3-11　“高级设置”选项卡

第一个 ID 号，就是设置的＜IDNUM＞字段从几开始编号，一般默认值为 1。

错误信息：前面有个例子，在核查文件 chk 语句中把 a0801 写成 a〇801 系统并不提示，是因为没有选中这一条选项，如果选中则会显示数据检查文件的逻辑错误。

语言(Language)：默认为 English，设置为 Chinese 30 则表示中文界面。

声索引：一般用于英文姓氏的索引与查找，中文不用。

恢复所有选项为默认值：如果点此按钮，以前的所有设置都恢复为默认设置。

(6) 相关文件选项卡的设置见图 3-12。

这个选项卡包括两个按钮，点击“相关文件类型”，弹出信息对话框，“标记文件后缀与 Epidata 有关”。因为该软件可以拷贝使用，双击 *.rec 文件，操作系统并不能启动 Epidata，

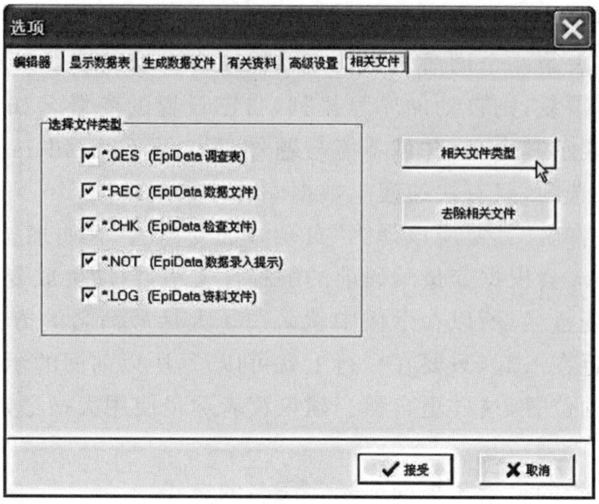

图 3-12 “相关文件”选项卡

并打开录入数据表，点此“相关文件类型”按钮之后，双击文件，操作系统就可以直接打开数据文件并可以录入了，此时文件的图标也改变了。

如果想取消 *.rec 文件与 Epidata 软件的关联，点击“去除相关文件”按钮即可。

五、编辑器的特殊功能

问卷编辑器（文件\新建…）是一个纯文本编辑工具，但又不同于“记事本”软件，因为它主要是用来编辑“调查问卷”文件，在自动缩进、插入字段类型、对齐变量等方面有些特殊功能。

1. 自动缩进

在编辑 chk 文件时，为了提高程序的可读性，常使用自动缩进功能。打开自动缩进功能：点击菜单“编辑\自动缩进”命令，使其保持打钩状态。如果菜单中没有“编辑”这一项，请先建立一个新文件，打开编辑器，“编辑”菜单出现。

在键入回车换行时，文档会自动缩进，像前一行一样空出相同的空格。按住 Ctrl 键击回车键换行时，光标又跳回行首。这个功能特别适用于在编辑器中编辑 CHECK 文件。

2. 选取字段类型

常用工具栏有一个“字段清单”按钮，在欲插入字段的位置点击此按钮，弹出“字段选取清单”对话框，见图 3-13。

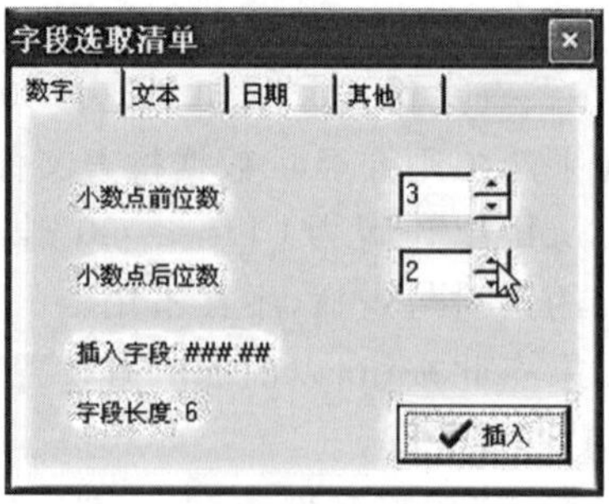

图 3-13 “字段选取清单”对话框

这里可以不用记住所有的字段类型的写法，而由 Epidata 3.0 根据选择自动在光标位置插入一个合适的字段类型，并且该窗口并不关闭，可以在问卷的合适位置连续插入字段类型。该功能适合初学者使用，也适合已经编辑好了问卷后插入字段类型的情况下使用。

3．编码编辑器

常用工具栏最后一个按钮是“编码编辑器”，是一个开关，点击一次，按钮按下去，为开的状态，此时系统将键入的字符自动转换为字段，如键入“＜d”后编辑器自动填充“＜dd/mm/yyyy＞”型字段。如果再次点击此按钮，按钮恢复，为关的状态，编辑器不转换键入的信息。该功能适合熟练者编辑 qes 文件使用。

编码编辑器能够响应的字符为：

(1) 键入“＃”，程序会询问数值型变量的长度，可以键入“4”，会得到一个有 4 位数字的整数变量(＃＃＃＃)，键入“3.1”或“3,1”，得到的变量为“＃＃＃.＃”。

(2) 键入“_”，程序会询问字符型变量的长度，键入“4”会得到 4 位字符变量 “____”。

(3) 键入“＜A”，程序会询问大写英文字母的字符型变量的长度。

(4) 键入“＜d”，程序会插入欧式日期＜dd/mm/yyyy＞。

键入“＜m”，程序会插入美式日期＜mm/dd/yyyy＞。

键入“＜y”，程序会插入布尔逻辑变量＜Y＞，遗憾的是不能插入中国日期型变量。

(5) 键入“＜i”，程序会插入自动编码的＜IDNUM＞ 并询问变量的长度，可接受的范围为 5～18。

4．字段对齐

数据表上对齐字段很美观，方便录入与核对。

对齐字段常用三种方法：一是，在设计 qes 文件时用空格键手工调整；二是，在字段类型前面使用“@”字符，字段自动对齐网格；三是，待 qes 文件编辑结束后，选择一个字段，把光标放在该字段上，点击菜单“编辑\字段对齐”命令，比这个字段靠左的字段自动向右移动与此字段对齐，而比这个字段靠右的字段不能对齐，所以这种方法往往选择界面上最靠右边的字段，让所有的字段都向右靠齐。

第三节　数据库的操作

一、数据库的纵向连接与横向连接

如果使用 Epidata 3.0 处理大量数据，一个人、一台计算机不足以完成任务时就要考虑请多人使用多台计算机录入，然后将数据进行合并。如果不同人使用同一数据库结构录入，数据库合并是纵向连接，也叫作“追加”，数据库中的记录数增加；如果不同人使用不同数据库的结构，录入问卷的不同部分，数据库合并是横向连接也叫作“合并”，数据库结构加宽。具体操作步骤如下。

(1) 将要连接的两个或多个数据库拷贝到同一计算机的同一文件夹下，如 1.rec 和 2.rec。

(2) 点击菜单"数据输入/输出"下面的"追加/合并数据文件"命令,弹出"追加/合并数据文件"对话框,见图 3-14。

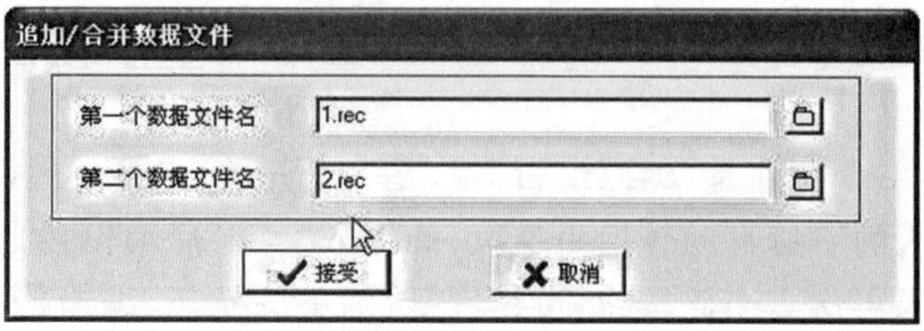

图 3-14 "追加/合并数据文件"对话框第一步

分别输入 1. rec 和 2. rec,或者点击输入框右端"文件夹"按钮,直接选择某文件夹下的某文件。

(3) 点击"接受"按钮,弹出一个较复杂的"追加/合并数据文件"对话框,见图 3-15。

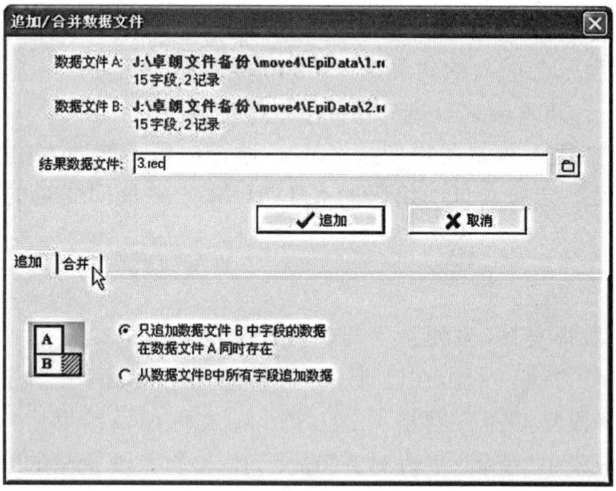

图 3-15 "追加/合并数据文件"对话框第二步

(4) 在结果数据文件中输入"3. rec",如果是追加操作,默认的是只追加那些在第一个数据库中有的字段,一般选择默认值即可。如果选择第二个选项追加所有字段,第一个数据库中没有的字段也会出现,第一个数据库中的新字段都为空值。

点击"追加"按钮,弹出信息框,显示新建的这个合并数据库的简要情况:告知有多少条记录写进数据库 3. rec,原来两个数据库不变。如果 1. rec 包含 50 条记录,2. rec 包含 100 条记录,那么合并后 3. rec 包含 150 条记录。

(5) 如果是"合并"操作,点击"合并"选项卡,见图 3-16。

合并功能要求两个数据库都必须有一个或多个关键字段,以便匹配数据库 1 和数据库 2 中对应的记录。最多可以选择 3 个关键字段。关键字段必须是在两个数据文件中都存在的字段,并且字段名称相同。窗口右下角显示了数据库 1 和数据库 2 共有的变量列表。如果两个数据文件没有共同的变量,那么将无法合并。从共有的变量列表中选择 1～3 个变量,这些标识变量在两个数据库中应该包含有唯一的值,至于共有变量是保持原来数据库 1 中的内容还是保持数据库 2 中的内容,可以在"只取公共字段中的数据"框中选择。

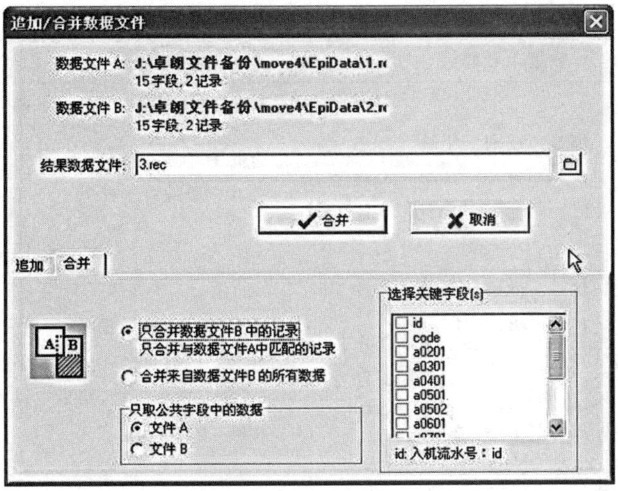

图 3-16　“追加/合并数据文件”对话框第三步

设置结束，点击“合并”按钮，弹出信息框，显示新建的这个合并数据库的简要情况：显示有多少条记录写进数据库 3. rec，原来两个数据库不变。如果 1. rec 包含 50 条记录，2. rec 包含 50 条记录，那么合并后 3. rec 包也含 50 条记录(先决条件是关键字段包含完全匹配的字段值)。

以上设置看上去较复杂，表 3-2 是不同设置状态下的示例。

表 3-2　追加合并示例表

序号	数据库 A 样例	数据库 B 样例	合并方式	合并设置	合并结果数据库 C 样例
1 (√)	编号 姓名 年龄 1 张三 15	编号 姓名 性别 2 李四 男	追加	只追加 B 中数据在 A 中同时存在	编号 姓名 年龄 1 张三 15 2 李四
2 (√)	编号 姓名 年龄 1 张三 15	编号 姓名 性别 2 李四 男	追加	从 B 中所有字段追加数据	编号 姓名 年龄 性别 1 张三 15 2 李四 男
3 (√)	编号 姓名 年龄 1 张三 15	编号 性别 年龄 1 男 25 2 女 40	合并 关键字段： 编号	只合并 B 与 A 的匹配记录 公共字段取自文件 A	编号 姓名 年龄 性别 1 张三 15 男
4 (×)	编号 姓名 年龄 1 张三 15	编号 性别 年龄 1 男 25 2 女 40	合并 关键字段： 编号	只合并 B 与 A 的匹配记录 公共字段取自文件 B	编号 姓名 年龄 性别 1 张三 1* 男 (*此处出错，理论上年龄应该是 15)
5 (×)	编号 姓名 年龄 1 张三 15	编号 性别 年龄 1 男 25 2 女 40	合并 关键字段： 编号	合并 B 中所有数据 公共字段取自文件 A	编号 姓名 年龄 性别 1 张三 15 男 2 40* 女 (*此处出错，理论上这里少一个年龄应该是 40)

表 3-2(续)

序号	数据库 A 样例	数据库 B 样例	合并方式	合并设置	合并结果数据库 C 样例
6 (×)	编号 姓名 年龄 1 张三 15	编号 性别 年龄 1 男 25 2 女 40	合并 关键字段： 编号	合并 B 中所有数据 公共字段取自文件 B	编号 姓名 年龄 性别 1 张三 1* 男 2 40 女 (*此处出错，理论上年龄应该是 15)
7 (√)	编号 姓名 年龄 1 张三 15	编号 性别 年龄 1 男 25 1* 女 40 (*此处修改一下，故意产生一个相同的编号)	合并 关键字段： 编号	合并 B 中所有数据 公共字段取自文件 A (设置有四种组合，结果相同，不再赘述)	不能合并！数据库 B 的关键字段有重复！
8 (×)	编号 姓名 年龄 1 张三 15	编号 性别 年龄 1 男 25 1 女 40	合并 关键字段： 编号＋年龄	只合并 B 与 A 的匹配记录 公共字段取自文件 A	编号 姓名 年龄 性别 1 张三 15 (*此处出错，理论上应该没有记录)
9 (×)	编号 姓名 年龄 1 张三 15	编号 性别 年龄 1 男 25 1 女 40	合并 关键字段： 编号＋年龄	只合并 B 与 A 的匹配记录 公共字段取自文件 B	编号 姓名 年龄 性别 张三 (*此处出错，理论上应该没有记录)
10 (√)	编号 姓名 年龄 1 张三 15	编号 性别 年龄 1 男 25 1 女 40	合并 关键字段： 编号＋年龄	合并 B 中所有数据 公共字段取自文件 A	编号 姓名 年龄 性别 1 张三 15 1 25 男 1 40 女
11 (√)	编号 姓名 年龄 1 张三 15	编号 性别 年龄 1 男 25 1 女 40	合并 关键字段： 编号＋年龄	合并 B 中所有数据 公共字段取自文件 B	编号 姓名 年龄 性别 1 张三 15 1 25 男 1 40 女

利用 Epidata 追加数据基本没有问题，合并数据经常出现问题，所以读者在做数据合并时要对照上表慎重使用。连接数据库后，要立即使用“相关文件\view data”进行浏览。

二、数据双录入与核对

虽然质量控制可以防止一些明显错误的发生，但是有些不明显的错误是质量控制不能阻止的，如录入数据时把性别“1”输成了“2”，程序都接受，这样就把“男性”错误地输成“女性”。为了防止这类错误的发生，常使用双录入与核对技术。即把同一份数据由不同的人、不同的数据库录入两遍，然后由 Epidata 3.0 对这两份数据进行核对，显示不一致的数据供重新核查问卷、修改数据。

1. 第二遍录入如何开始

两个数据库的结构必须完全一致，数据录入的顺序最好也一致。如果录入顺序不一致，必须有唯一的关键字段，如本例“编码{code}”就是唯一关键字段，该字段在做数据库比较时用于建立索引。开始第二遍录入的操作步骤如下。

(1) 再次生成一个空数据库，有两种方法。

方法一：把已经完成的 gxy. rec 文件改名为 gxy1. rec，然后由 gxy. qes 重新产生一个数据库 gxy. rec(方法参见本章第四节)。

方法二：点击菜单"工具\拷贝数据文件结构"命令，弹出"选择被复制的数据文件"对话框，双击选择 gxy. rec，弹出"拷贝数据文件结构"对话框，见图 3-17。

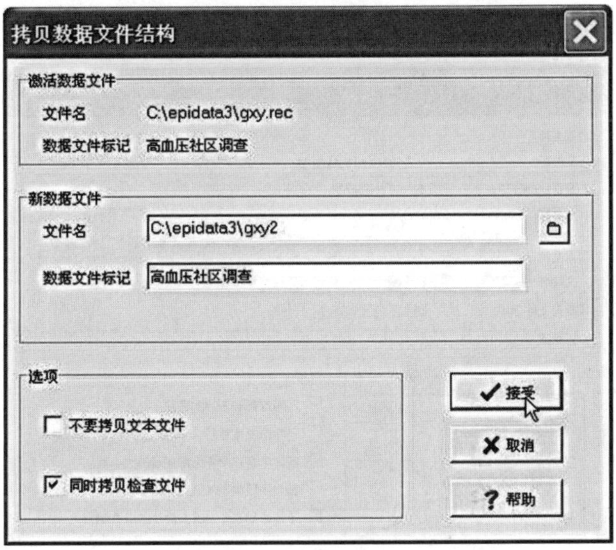

图 3-17 "拷贝数据文件结构"对话框

(2) 在新数据文件的文件名框中选择文件 gxy2. rec。

(3) 选择"同时拷贝检查文件"选项。Epidata 3.0 这里有一个小小的翻译错误，另一个选项"不要拷贝文本文件"其实是"不要拷贝文本字段"，如果选择了此项，新文件 gxy2. rec 中不包含原数据库中的文本字段。建议不要选择这项，尽量保持两个数据库一致，否则会在质量控制文件 chk 中和在两个数据库核对时带来不必要的麻烦。

(4) 点击"接受"按钮，弹出操作完成的信息窗口。

(5) 此时系统把 gxy. rec 和 gxy. chk 复制成 gxy2. rec 和 gxy2. chk。

第二遍录入可以开始了，由一个用户录入 gxy. rec，另一个用户录入 gxy2. rec，录入完成后对比 gxy. rec 和 gxy2. rec。

2. 两个数据文件的比较

(1) 点击菜单"相关文件\对两个相同数据文件进行有效性检查"命令，弹出"对两个数据文件进行有效性检查"对话框，第一个数据文件选择 gxy. rec，第二个数据文件选择 gxy2. rec，见图 3-18。

(2) 点击"接受"按钮，弹出一个较复杂的"对两个数据文件进行有效性检查"对话框，见图 3-19。如果两个数据库录入顺序完全一致，可以不选择关键字段。如果不选择关键字段，Epidata 3.0 按照记录号顺序依次比较。

如果两个数据库的数据录入顺序不一致，必须选择 1～3 个关键字段，关键字段的意义

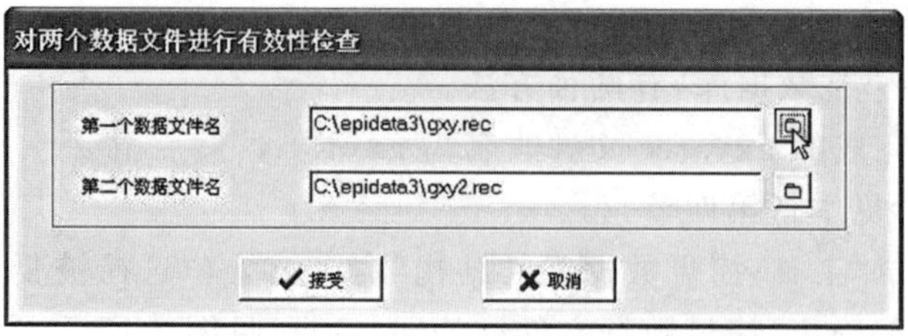

图 3-18 “对两个数据文件进行有效性检查”对话框

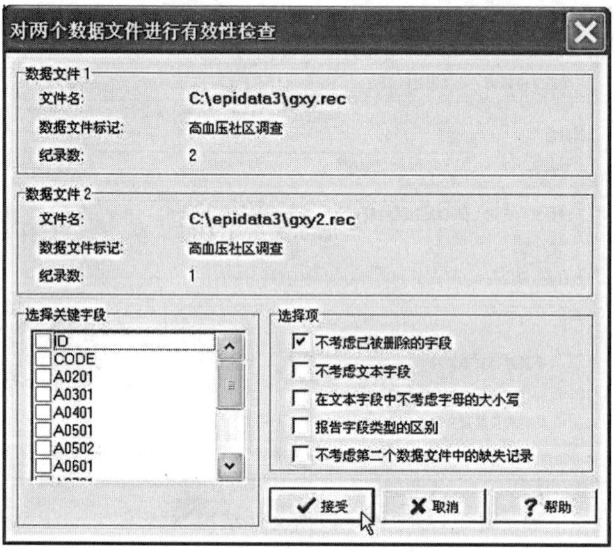

图 3-19 有效性检查选择关键字段

是在记录与记录之间进行 1∶1 匹配。只有 1∶1 匹配了，Epidata 才能开始比较。其他选择项使用默认值，点击“接受”按钮。

(3) 系统比较结束后，在主窗口显示“有效性检查报告”，报告以表格的形式显示两个数据文件的某记录、某字段之间的差别，见图 3-20。

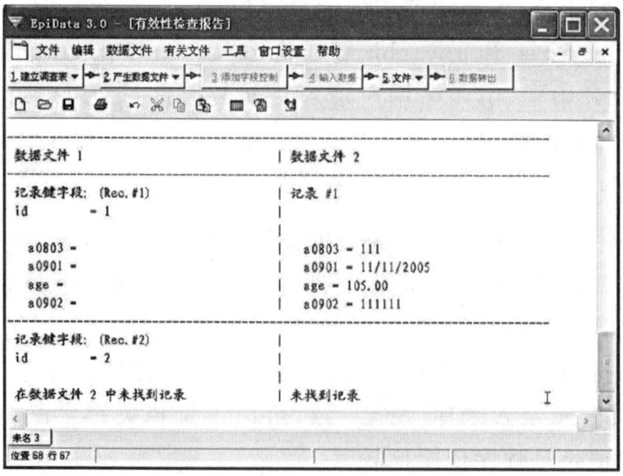

图 3-20 “有效性检查报告”窗口

(4) 重新复核原始调查表，修改其中一份数据库就可以了。

3. Epidata 3.1 新增双录入实时校验功能

在 Epidata 3.1 中点击菜单"工具\准备双录入实时校验"，弹出"选择需要双录入实时校验的 REC 文件"对话框，选择第一次已经录入的 rec 文件，单击打开，弹出一个新的对话框，见图 3-21。

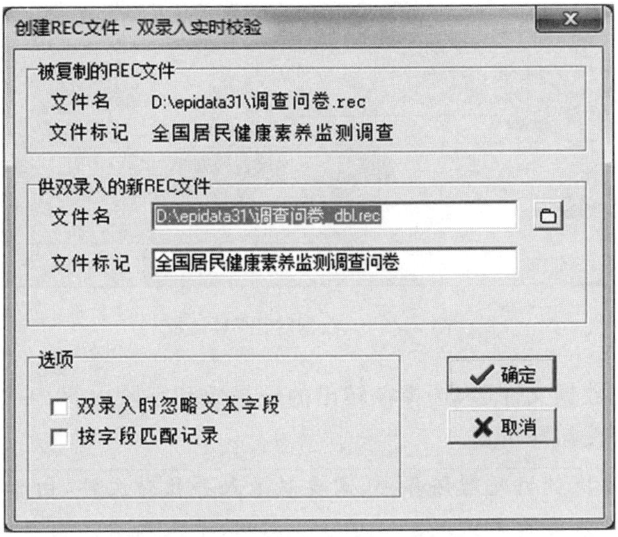

图 3-21　"创建 REC 文件-双录入实时校验"对话框

选项中的两个复选框可以根据需要选择，这里不做任何改动。

选择第二次录入的新 rec 文件，确认无误后，点击"确定"即可，下一步弹出的对话框再一次单击"确定"，便可以进行第二次录入。

意义：双录入实时校验的优点在于，第二次录入数据时，一旦出现与第一次有误差的情况，会立即提示用户进行修改，这样便于对录入的数据进行实时的修改，而不需要两次均录入完毕后，再重新去寻找误差，进行修改。

三、由 rec 文件产生 qes 文件

在双录入的第一步，复制数据结构得到了 gxy2. rec 和 gxy2. chk 文件送给另一用户录入，唯独没有产生 gxy2. qes 文件，如果另外一个用户需要修改 gxy2. rec 文件怎么办？其实由 rec 文件可以产生 qes 文件，操作步骤如下。

(1) 点击"工具"菜单下的"根据数据文件产生调查表"命令，弹出文件选择对话框。

(2) 选择 rec 文件，系统自动产生同名的 qes 文件，点击"接受"按钮。

(3) 弹出的窗口要求输入"数据文件标记"，可以输入，也可以不输，点击"接受"按钮。

(4) 最后弹出信息窗口，文件产生，操作完成。

(5) 可以对 qes 文件进行修改，重新产生 rec 文件，便修改了 rec 文件的数据库结构。

四、rec 数据文件的拆分

(1) 点击"数据输入输出\数据转出\转出为另一个新的 epidata 文件"菜单。

（2）根据提示，选择欲拆分的数据文件。

（3）弹出“数据转出”对话框，见图 3-22。

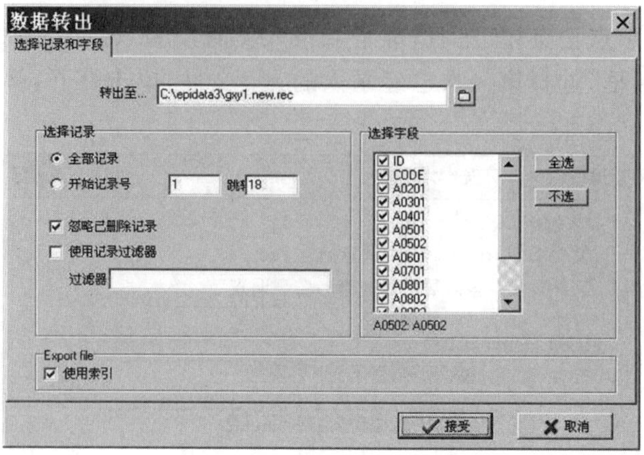

图 3-22　“数据转出”对话框

（4）给定转出的数据文件名，选择欲转出的记录数和字段内容。

（5）点击“接受”按钮即可。

活学活用　在一次数据处理任务中，需要双录入并核对文件，由于数据量大，由多人分工协作来完成任务。张某负责录入 1～1000 号问卷，录入两遍。由于{code}字段没有设置“唯一关键字段 key unique 1”，所以张某把自己的 1～1000 号问卷两遍都录入在同一个数据库中，由于自己录入比较快，自己任务完成后，还帮助别人录入了 300 份问卷。请问这份数据库应该如何处理？

指导意见：把这份数据库按照记录号 1～1000，1001～2000，2001～2300 拆分成三个数据库。使用数据库纵向连接，分别把第一遍、第二遍录入的数据按照序号连接至两个总数据库，核对这两份总数据库。

五、关联数据库的建立

有时需要建立关联数据库，比如“家庭信息表”→”个人体检表”就是一对关联的数据库，见表 3-3。

表 3-3　关联数据库示例表

家庭信息表	个人体检表
编号{id}　@＃＃＃＃	家庭编号{id}@＃＃＃＃
户主姓名{name}@____	个人编号{code}@＃＃＃＃
家庭人口{popu}　@＃	性　别{sex}@＃
	身高{Height}@＃＃＃.＃　cm
	体重{Weight}@＃＃＃.＃　kg
	收缩压{sbp}@＃＃＃.＃　mmHg
	舒张压{dbp}@＃＃＃.＃　mmHg

自动对齐字段的技巧 上面数据库字段名前面多出一个字符@,它起到自动对齐的作用,它把字段自动对齐到它后面的网格线上,网格线虽然看不见,但是它每隔 40 像素一条竖线,每隔多少个像素一条竖线可以通过“菜单\选择项”中的第二张卡“显示数据表”来设定。

一个家庭通常有多个成员,所以做一对多的关联数据库可以提高效率。建立关联数据库的条件及方法如下。

(1) 把“家庭信息表”称为“母表”,起名 mother. rec;把“个人体检表”称为“子表”, 起名 child. rec(文件名称可以自己定,但要在 chk 语句中与自己的文件名相一致)。

(2) 母表、子表中必须同时包含有一个相同的字段,如本例的家庭编号字段 id。

(3) 在质量控制文件中把母表、子表共有的相同字段设置为关键字段。在母表中的 chk 文件中,必须设置关键字段 id 为 KEY UNIQUE;而在子表的 chk 文件中,应设置关键变量为 KEY 1,见表 3-4。

表 3-4 关联数据库的 chk 文件设置

```
* mother 的 chk 文件

before file
autosave
end


id
  KEY UNIQUE 1
END

popu
  mustenter
  RELATE id child
END
```

```
* child 的 chk 文件

before file
autosave
end

id
  KEY 1
  NOENTER
END

code
  repeat
  mustenter
END
```

chk 文件的前三行“before file”“autosave”“end”表示在录入过程中自动存盘,不询问。这个功能也可以用前面介绍过的 /auto 参数实现。

(4) 母表中需要关联的字段中设置有“relate 关键字段 子表名称”命令语句,如“RELATE id child” 语句。在子表的 id 字段可以自动获取母表的 id 字段内容,所以子表的 id 字段可以设置 noenter 命令,其含义是“不必输入”。(初学者容易出错的地方:如果子文件名为 c,这里关联语句应该写为 RELATE id c)。

(5) 从母表开始输入数据,弹出关联数据库主窗口,见图 3-23。

(6) 输入完最后一条家庭记录后,窗口字段跳转到子表,出现关联数据库子窗口,见图 3-24。

(7) 如果家庭表中“家庭人口数”为 3,则子表需要输入 3 个人的信息,输入完 3 条记录后,使用 F10 键返回母表,或关闭子表(其实是暂时隐藏了),继续录入下一个家庭表的信息。注意:此处关闭子表只能用 F10 键,不能用关闭按钮。

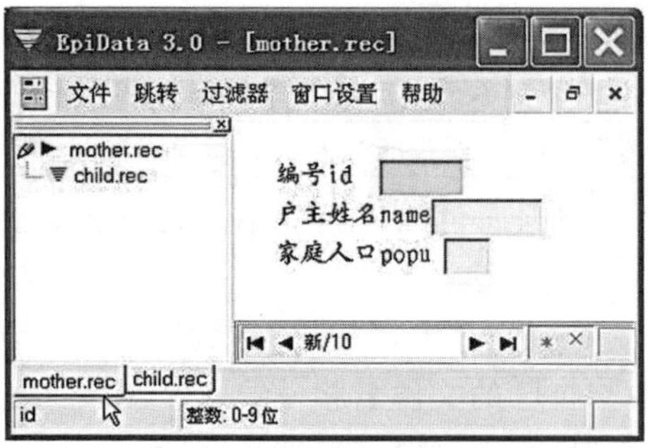

图 3-23 关联数据库主窗口

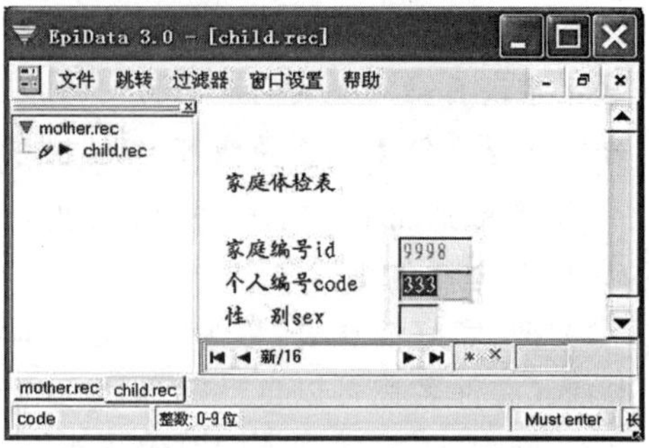

图 3-24 关联数据库子窗口

(8) 在录入关联数据时,用鼠标可以点击窗口左侧的树状结构或左下角的卡片标签,但是只能浏览数据,不能输入。

(9) 数据库的关联可以支持 7 层的嵌套,也就是母表可以关联到子表,子表可以关联到孙表,等等。不过一般用不到如此多的嵌套,单层表最常用,两层嵌套较少,多层嵌套更是少见。

第四节　把数据导出到数据分析软件

Epidata 3.0 本身基本不含有分析功能,数据录入是 Epidata 3.0 的核心功能。数据处理输入完后需要把数据转到其他统计分析软件,常用的统计分析软件有 SPSS、Stata 等专业统计分析软件,Excel 也有许多的统计分析函数。下面介绍如何把数据从 Epidata 3.0 导出到其他软件。

一、把数据导出到 Excel

(1) 点击工作过程工具条的“6. 数据转出”按钮,弹出下拉菜单,点击“转成 Excel 文件”命令,弹出“打开”对话框,见图 3-25。

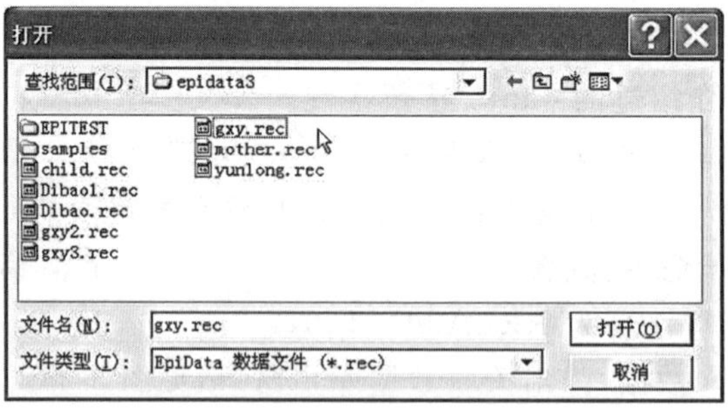

图 3-25 “打开”对话框

(2) 双击文件“gxy. rec”,弹出“将数据文件转出为 Excel 文件”对话框,见图 3-26。

默认情况下的设置一般是转出所有记录,包括所有字段,不包括添加了删除标记的记录。读者可根据需要调整设置,一般情况下不需要调整,点击“接受”按钮。

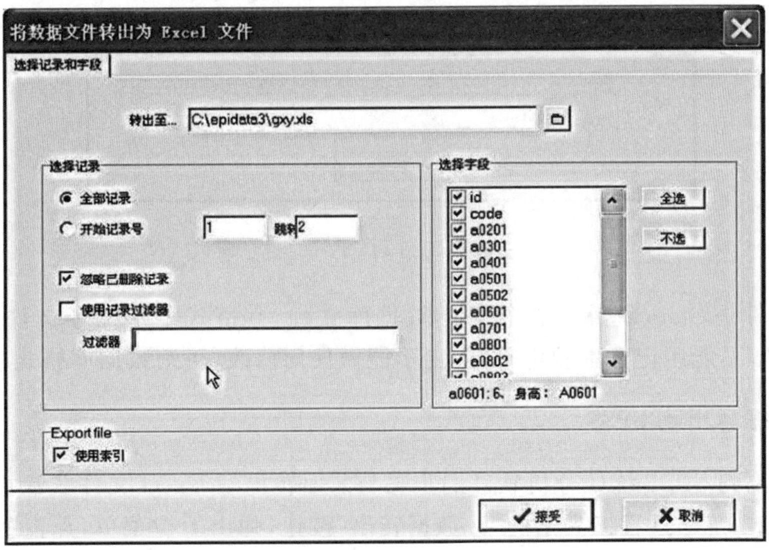

图 3-26 “将数据文件转出为 Excel 文件”对话框

（3）弹出信息窗口，数据转出到相同文件夹下 gxy. xls 文件中，见图 3-27。

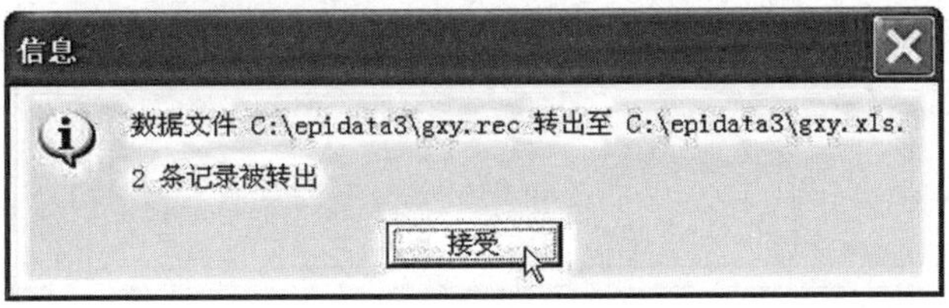
信息
数据文件 C:\epidata3\gxy.rec 转出至 C:\epidata3\gxy.xls.
2 条记录被转出
接受

图 3-27 数据转到 Excel 后的信息窗口

（4）点击“接受”按钮，关闭信息窗口。

（5）转出时的注意事项。

① 输出数据的格式为 Excel 低版本，Excel 高版本可以打开它，但保存时会询问是否保存到高版本，请保存到较高版本。

② 低版本 Excel 电子表格软件最多可以保存 256 个变量，所以建议变量过多的不要转为 Excel 文件。

③ Epidata 3.0 和 Excel 虽然都是数据库，但是两者支持的字段类型有不一致的地方，建议认真核对输出的文件，确保所有的数据都准确输出了。

二、把数据导出到 Stata

把数据导出到 Stata 统计分析软件的步骤与前面转出到 Excel 文件非常相似。

第一步：点击工作过程工具条的“6. 数据转出”按钮，弹出下拉菜单，点击“转成 Stata 文件”命令。

其他步骤与前面转出到 Excel 文件相同。

最后弹出信息窗口，数据转出到相同文件夹下 gxy. dta 文件中，见图 3-28。

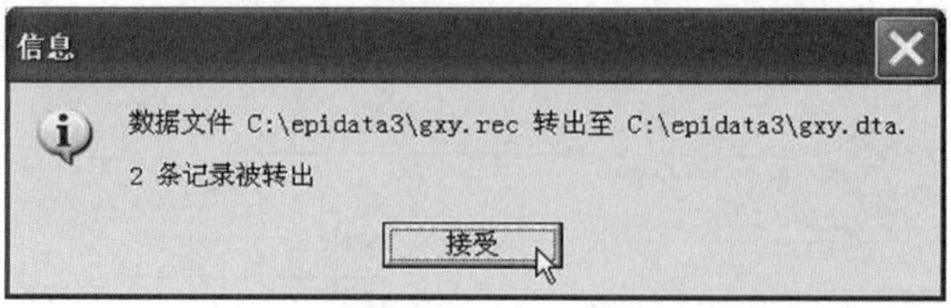

图 3-28　数据转到 Stata 后的信息窗口

*.dta 文件是 Stata 统计分析软件的数据库文件，其格式不是文本文件格式，只能用 Stata 软件打开，不能用记事本软件打开，更不能做任何修改，否则数据库格式被破坏。

三、把数据导出到 SPSS

把数据导出到 SPSS 统计分析软件的步骤与前面转出到 Excel 文件非常相似。

第一步：点击工作过程工具条的“6. 数据转出”按钮，弹出下拉菜单，点击“转成 SPSS 文件”命令。

其他步骤与前面转出到 Excel 文件相同。

最后弹出信息窗口，数据转出到相同文件夹下 gxy. sps 文件中，见图 3-29。

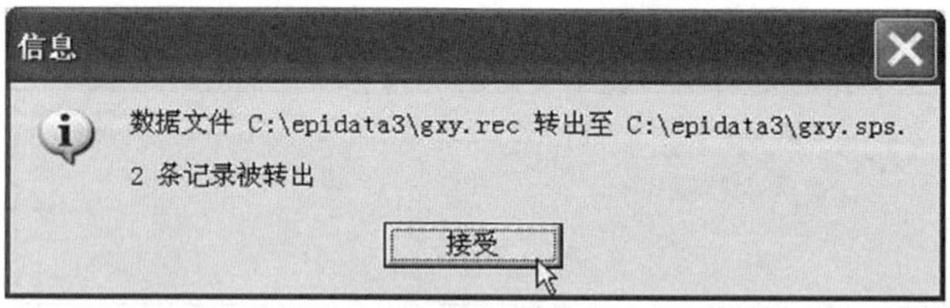

图 3-29　数据转到 SPSS 后的信息窗口

值得一说的是 gxy. sps 文件不包含任何数据，它只是一段 SPSS 可以执行的程序，该程序的内容是读入文本数据 gxy. txt 中的所有数据，并转成 SPSS 的数据库，所以，当导出数据到 SPSS 文件后，一定要同时拷贝两个文件“gxy. sps”和“gxy. txt”，下一章学习 SPSS 时还要从这两个文件着手。

Epidata 3.0 还可以把数据转为其他许多格式，步骤相似，各种数据库都有各自的特点，此处不再赘述。

第五节　Epidata 的高级知识

本节系统介绍 Epidata 3.0 数据库所支持的所有的字段类型、chk 命令和编程函数，以方便读者应用 Epidata 3.0 解决复杂的问题。

一、Epidata 的字段类型

Epidata 的字段类型见表 3-5。

表 3-5 Epidata 的字段类型一览表

变量类型	变量编码	用途	备注
ID 号	<IDNUM>	编号自动递增 1	5～18 位
数值型	＃＃＃ ＃＃＃.＃＃	整数或小数	1～18 位
字符型	___ ______	任意字符	1～80 位
	<E >	加密保存的变量	1～80 位
大写字母字符型	<A> <A >	字母转换为大写	1～80 位
布尔逻辑变量	<Y>	是否型	1 位
日期	<dd/mm/yyyy>	日月年型	8～10 位
	<mm/dd/yyyy>	月日年型	8～10 位
	<yyyy/mm/dd>	年日月型	8～10 位
当天日期	<today－dmy>	日月年型	8～10 位
	<today－mdy>	月日年型	8～10 位
	<today－ymd>	年日月型	8～10 位
声索引变量	<S> <S >	英文姓氏读音索引	5～80 位
制表符	@	自动对齐网格	

在 Epidata 中有三类日期型字段，分别为欧洲格式、美国格式、亚洲格式。日期型变量的长度总是 10 位。在数据录入过程中，能录入的字符为数字和内斜线(/)。如果所有日月年数值都录入的话，则不必录入斜线。例如，2005 年 4 月 25 日，可以在数据录入时直接键入 25042005。在光标移入下一个字段后，字段内的值自动变为标准的 25/04/2005。

此外在数据录入过程中，用户不必录入所有的 10 个数。如果在欧洲型字符字段中录入 250405，则计算机自动转变为 25/04/2005。如果录入的两位数的年份在 50 到 99 之间的话，则被默认为 20 世纪，前面加“19”。如果年份值在 00 和 49 之间的话则被默认为 21 世纪，前面加“20”。如果只录入 2504 的话，则计算机把系统当前年份自动加入字段中。在录入完成后，计算机会对录入的日期进行核对，以保证录入的日期值是合法的日期值。在 Epidata 中只认四位数年份。

二、check 命令简介

1. AFTER ENTRY

该命令是在数据录入后、光标离开字段时执行的命令或程序。AFTER ENTRY 是一个命令块，必须以 END 结尾。计算机默认状态为所有命令都是在数据被录入字段后(或光标离开字段后)才执行，在 chk 编辑窗口，可以不键入这一对命令块，在点击“接受并关闭”按钮时，系统自动加上这两个命令。和 BEFORE ENTRY 一样，该命令必须在某个字段设置中使用。

举例：

```
AFTER ENTRY
<command>
END
```

2. AFTER FILE

该命令是需要在数据文件被关闭时才执行的命令，也需要以 END 结尾，参见 BEFORE FILE。

举例：

```
AFTER FILE
HELP "请注意备份数据，防止数据意外！" TYPE=WARNING
END
```

3. AFTER RECORD

该命令是一条记录完全录入或修改完成后才执行的命令，也需要以 END 结尾。该命令块不一定放在 chk 文件的末尾，可以放在任何位置。可以使用 AFTER RECORD 来检查子数据的合理性，保证录入准确。

举例：

```
AFTER RECORD
<command>
END
```

4. AUTOJUMP

该命令是光标离开该字段时使光标无条件地跳转到其他字段的命令，可参见 JUMPS 。

举例：

```
AUTOJUMP [字段名]：可以使光标直接跳到某一个字段。
AUTOJUMP END：可以使光标直接跳到最后一个字段。
AUTOJUMP WRITE：可以直接调出是否存盘的对话框。
AUTOJUMP SKIP NEXT FIELD：将光标移到下一个字段。
```

5. AUTOSAVE

当修改记录完成后，计算机会询问是否存盘，从而让用户选择是否保存修改的记录。该过程可以通过在核对文件中加入 AUTOSAVE 命令来代替。该命令也可以作为程序的参数来使用。使用 AUTOSAVE 后，即使文件中的当前记录做了意外修改，计算机也不给任何警示而是直接存盘。

举例：

```
BEFORE FILE
AUTOSAVE
END
```

6. BEFORE ENTRY

该命令是和 AFTER ENTRY 一样必须在某个字段设置中使用。该命令在字段获得光标之后、数据录入之前执行，也需要以 END 结尾。该命令是与 AFTER ENTRY 对应的命令。

举例：

```
BEFORE ENTRY
```

```
<command>
END
```

7. BEFORE FILE

该命令是在数据文件打开时，还没有录入数据之前执行的命令，也需要以 END 结尾。该命令与 AFTER FILE 命令对应。BEFORE FILE 经常在数据文件中定义临时变量时使用。

举例：

```
BEFORE FILE
HELP "欢迎使用 Epidata 3 录入数据!"
DEFINE renkoushu # global
END
```

这里在母表定义一个全局变量 renkoushu，到子表去控制录入记录数。

8. BEFORE RECORD

该命令是一条新记录录入前所执行的命令，也需要以 END 结尾，参见 AFTER RECORD。

举例：

```
BEFORE RECORD
Renkoushu=0
END
```

9. CLEAR

该命令用于清除变量的内容。如果该命令后面没有变量名，则光标所在的当前变量中的内容被清除。如果该命令后接变量名，则清除指定变量的内容。

举例：

```
CLEAR
CLEAR a0301
```

10. COMMENTS（*）

注释语句必须以 * 开头。核对文件中以 * 开头的语句被认为是注释语句，不执行。该命令一般用来注释复杂语句的功能，方便 chk 文件的编辑与阅读。

11. COMMENT LEGAL

该命令的作用和 LEGAL 命令的作用相同，用来显示变量中能够录入的合法值，使用户在数据录入过程中可以通过按 F9 或数字键盘上的＋来查看合法值列表，以及每个合法值的具体意义。

举例：

```
COMMENT LEGAL
1 男
2 女
END
```

此外,该命令还有其他一些用法:使用其他变量的变量值标签“COMMENT LEGAL USE 变量名称”;使用在 LABELBLOCK 命令中的变量值标签“COMMENT LEGAL USE 标签名称”;使用包含变量值和标签的数据文件“COMMENT LEGAL 数据文件名[.rec]”等。

12. CONFIRM

当使用 CONFIRM 命令后,用户必须按回车键后光标才能移入下一个字段。

13. CONFIRM FIELD

该命令与 CONFIRM 相同,但 CONFIRM 对所有变量起作用,而 CONFIRMFIELD 只对包含它的变量起作用。

14. DEFINE

该命令可以定义新变量和临时变量用来存放计算中的中间结果。DEFINE 命令有 CUMULATIVE 和 GLOBAL 两个选项。

CUMULATIVE 为累计变量,保留上一条记录的变量值并将新变量值进行累加。

GLOBAL 为全局变量,一经定义所有的文件和程序都含有此变量。

用 DEFINE 命令定义的变量的变量名最多 16 个字符。

举例:参见命令 BEFOREFILE。

15. EXIT

该命令用来终止命令的执行,并跳出命令块。EXIT 命令可以避免很长的 IF-THEN-ELSE 语句。

16. GOTO 字段名

使光标移入的字段。

17. GOTO WRITEREC

GOTO WRITEREC 是 GOTO 命令的一个特殊形式,该命令停止数据录入,并显示“是否保存数据”的对话框。如果设置了自动保存,则直接关闭录入界面。该命令若用在子表的数据录入中将关闭整个数据库。

18. HELP

该命令用来在屏幕上显示内容的对话框并要求用户点击“确认”按钮。Epidata 提供了 4 种不同类型的对话框,其中包括:信息型对话框、警示型对话框、确认型对话框、错误型对话框。

举例:

```
HELP "欢迎使用 Epidata 3 录入数据!" TYPE=INFORMATION
HELP "您的数据可能存在\n逻辑关系错误" TYPE=WARNING
HELP "您的数据可能有误,是否确定?" TYPE=CONFIRMATION
HELP "您的数据可能有错误!" TYPE=ERROR
HELP "家庭人口数据等于@ renkou"
HELP "EpiData 的电子邮件地址为: Info@ EpiData.dk"
HELP "是否继续(是/否)?" KEYS="YN"
```

对话框的类型可以用第一个字母代替(I、W、C、E),不必用全称。

在语句中插入"\n"来换行。

在语句中插入@变量名，可以显示变量内容。如果需要显示"@"字符则需要用两个@。

最后一个例子当用户按[Y]后对话框消失，内置变量 RESULTVALUE＝1。当用户按[N]后对话框消失，内置变量 RESULTVALUE＝2。用户可以根据内置变量值的不同设计不同的程序。

19. HIDE，UNHIDE

该命令用来隐藏或显示一个字段。当字段隐藏后，屏幕上该字段改变颜色，用户不能录入数据。如果 HIDE 或 UNHIDE 后面没有变量，则 HIDE，UNHIDE 对包含该命令的字段起作用。

20. IF…THEN

IF…THEN 语句的结构是：

```
IF <条件表达式> THEN
<当条件成立时执行命令>
ENDIF
```

或者

```
IF <条件表达式> THEN
<当条件成立时执行的命令>
ELSE
<当条件不成立时执行的命令>
ENDIF
```

IF…THEN 结构中可以嵌套 IF…THEN 命令。

条件表达式可以有由 AND、OR 连接起来的多个部分，每一部分必须用括号括起来，这一点很容易被疏忽。

21. IGNOREMISSING

设置了 IGNOREMISSING 后，数值型变量的缺失值为 0。如果没有设置 IGNOREMISSING 语句，在计算变量中有缺失值时计算结果为缺失值。

举例：

一个数据文件中有三个数值型字段：V1，V2，V3。字段 V1 存有数字 3，V2 为缺失值。

如果设置了 IGNOREMISSING，V3＝V1＋V2，V3＝3。

如果没有设置 IGNOREMISSING，V3＝V1＋V2，V3＝缺失值。

22. JUMPS

该命令的作用是设置有条件的跳转。JUMPS 是一个块命令，必须以 END 结尾。这个命令可以在 chk 界面直接设置。

23. KEY

语法格式为：KEY {UNIQUE} { KEYNUMBER }。

该命令为变量创建索引。索引存在另一个 *.eix 文件中，索引可以使数据查找更加快捷。如果 UNIQUE 出现在 KEY 后面，则该变量值不能有重复。KEY 命令有四种功能。

(1) 在数据量比较大时,用 KEY 字段查找记录的速度要快好多倍。

(2) 在 LIST DATA 功能中排列顺序。

(3) 在加 UNIQUE 的情况下确保一份问卷只录入了一次。

(4) 协助创建关联数据库。

举例:参见前面关联数据库的创建。

24. LABEL/LABELBLOCK

该命令用来定义变量值标签。命令块必须以 LABEL 开头,然后接标签名称以及变量标签,最后由 END 结尾,由此定义的变量值标签可以被 COMMENT LEGAL USE [labelname]命令使用。

举例:

```
LABEL sex
1 男
2 女
9 不祥
END
```

25. LEGAL

LEGAL 表示变量的合法值,只有合法值才能录入计算机。LEGAL 是一个块命令,必须以 END 结尾。为了避免定义重复的合法值,用户可以为一个字段定义合法值,而其他字段使用该变量的合法值列表。实现该功能的命令为:LEGAL USE field name。

举例:

```
sex
LEGAL
1
2
END
END
```

26. LET

该命令可以为变量赋值。在语句中可以使用运算符和函数。如果 LET 语句中的某个变量有缺失值,则接受赋值的变量也为缺失值。LET 命令可以省略。

举例:参见根据日期计算年龄。

27. MUSTENTER

该命令为必须输入字段。数据缺失时不能用回车键离开该字段,但可以用鼠标离开。

28. NOENTER

该命令为不能输入的字段,用来存放计算结果如年龄 age 变量。

29. RANGE

该命令用来设定变量的有效值范围。如果变量没有最大值或最小值,可以使用 -INFINITY 和 INFINITY 作为上下限。

举例：

```
RANGE -5 5    * 允许输入-5～5
RANGE -INFINITY 100      * 允许输入-∞～100
RANGE 100 INFINITY    * 允许输入 100～∞
RANGE 1/4/2005   30/4/2005 * 允许输入 2005 年 4 月中的某一天
```

30. QUIT

该命令用来关闭录入界面，退出 Epidata。

31. RELATE

该命令用来建立关联数据库。RELATE 命令的格式为：

RELATE 关键字段　关联数据库文件名[1]

关键字段是指在两个文件中都存在的变量。关键变量在主数据库中必须设置 KEY UNIQUE 变量，而在被关联数据库中设置 KEY 变量。

如果只允许关联数据库中 1 条记录与主视图中的记录相关联，则在语句中必须加[1]。在录完关联数据库中的数据后按 F10 或“Ctrl＋R”，返回到主数据库中。

有关 RELETA 命令用法的例子，参见关联数据库的建立章节。

32. REPEAT

该命令可以使当前记录中该字段的值自动重复上一条记录中的字段值。

33. TYPE

在数据录入过程中，该命令用来在字段边显示文本，而且可以设置颜色。

命令格式：TYPE "需要显示的文本" [颜色]。

可供选择的颜色有：Aqua（浅绿色）、Black（黑色）、Blue（蓝色）、Dkgray（深灰色），Fuchsia（紫红色）、Gray（灰色）、Green（绿色）、Lime（橙色）、Ltgray（浅灰色）、Maroon（栗色）、Navy（海蓝色）、Olive（橄榄色）、Purple（紫色）、Red（红色）、Silver（银色）、Teal（淡黄色）、White（白色）、Yellow（黄色）。

如果用户不指定颜色，则默认的颜色为蓝色。如果需要在显示的文本中显示变量值，则命令中用“@字段名”的形式。如果在需要显示的文本中包含@，则使用两个@。

举例：

```
TYPE "变量 年龄=@age" red
```

34. TYPE COMMENT

该命令可以用在有 COMMENT LEGAL 命令的字段中。在数据录入到字段后，和录入值相对应的文字出现在字段的右边或者显示在另一个字符型字段中。该功能可以用来提示录入员注意其录入的数据是否正确。TYPE COMMENT 命令不能作为 BEFORE ENTRY 或者 AFTER ENTRY 命令块的一部分。

命令语法规则为：

TYPE COMMENT [颜色]

TYPE COMMENT 字段名称

可供选择的颜色同前。

举例：

```
sex
COMMENT LEGAL
1 男
2 女
END
TYPE COMMENT red
END
```

当录入 2 后，则在鼠标离开字段时“女”出现在字段的右边，为红色。

如果用 TYPE COMMENT sex2 命令，则“女”就写入到文本型字段 sex2 中。

35. TYPE STATUSBAR

Epidata 提供了 TYPE STATUSBAR 命令。所有使用了 TYPE STATUSBAR 命令的当前变量值都显示在工具条上。可供选择的颜色同前。

举例：

```
Id
TYPE STATUSBAR "当前记录号" red
End
```

36. WRITENOTE

该命令用于在数据录入过程中加入一段注释。

举例：

```
sex
AFTER ENTRY
IFsex =1 THEN
WRITENOTE "当前记录为男性"
Else
WRITENOTE "当前记录为女性"
ENDIF
END
END
```

三、函数

1. 数学函数

常用数学函数见表 3-6。

表 3-6 常用数学函数一览表

数学函数	含义
Abs(x)	取绝对值函数，其功能是取绝对值，操作对象为数值型。比如：ABS(4)=4，ABS(−4)=4
ArcTan(x)	反余切函数，操作对象单位为角度

表 3-6(续)

数学函数	含义
Tan(x)	余切函数：Tan(x) = Sin(x) / Cos(x)
ArcSin(x)	反正弦函数:ArcSin(x) = ArcTan (x/sqrt (1－sqr (x)))
ArcCos(x)	反余弦函数:ArcCos(x) = ArcTan (sqrt (1－sqr (x)) /x)
Cos(x)	正弦函数
CountMissing( )	求含缺失值变量个数,参数为变量或变量列表
Exp(x)	计算 e 的 x 次幂
Float(x)	将操作对象转变为浮点型(高精度数值型)
Frac(x)	取小函数,取出操作对象的分数部分。比如:Frac(3.42)=0.42　Frac(x) = x － Int(x)
Int(x)	取整函数,该函数取出 x 的整数部分,操作对象必须为浮点型　Int(3.42)=3
Integer(x)	将操作对象转变为整数型
Ln(x)	求自然对数
Pi	圆周率,使用近似值 3.1415926535897932385
Power(底数,幂)	幂函数,注意底数不能为 0
Range(a,b,c)	判断范围函数,判断 a 是否界于 b 和 c 之间。如果 a 界于 b 和 c 之间,则该函数的返回值为真(1),否则为假(2)。其中 b 和 c 可以是变量。
RecordNumber	取记录号函数,该函数的功能是返回当前记录的记录号。如果当前记录是新记录,则函数的返回值为－1
Round(x)	四舍五入函数,将带小数的数值近似到与其最接近的整数,如果该数值正好处于中间,则四舍五入结果为绝对值大的一个
Sqr(x)	求平方值函数
Sqrt(x)	求平方根函数
String(x)	字符转换函数,将 x 转换为字符型
Sum( )	求和函数,将变量的值求和。例如:Sum(V1,V2,"v4－v6")。注意用简略形式时必须用双引号
Trunc(x)	截断函数，其功能是将数值取整,但其功能与取整函数和四舍五入函数稍有不同,截断函数的值总是接近 0

2. 字符型函数

常用字符型函数见表 3-7。

表 3-7　常用字符型函数一览表

字符型函数	含义
Upper(S)	大写字符转换函数,将小写字母转换为大写字母
Lower(S)	小写字符转换函数,将大写字母转换为小写字母
Copy(S,P, N)	字符拷贝函数,从字符串 S 中截取一段字符。其中 S 是一个字符型表达式,即从字符串 S 中的第 P 个字符开始抽取 N 个字符的字符串。如果 P 的位数大于 S 的位数则返回空字符串。如果 N 的位数大于 S 的位数,则返回值为从第 P 个字符到最后一个字符为止

表 3-7(续)

字符型函数	含义
Pos(S,P)	字符位置确定函数,在字符串 P 中查找字符串 S 第一个字母在 P 中的位置。返回值是一个整数值。如果在字符串 P 中没有找到 S 则返回值为 0
Length(S)	字符变量长度测定函数,返回值为字符串的长度
String(x)	字符转换函数,将 x 转变为字符型

3. 日期型函数

为了便于日期间的计算,Epidata 将日期型变量作为数值型保存,其值是从 1899 年 12 月 31 到所存变量值的天数。常用日期型函数见表 3-8。

表 3-8　常用日期型函数一览表

日期型函数	含义
Date(d,m,y)	该函数需要三个参数:d,m,y。返回值为日期或者整数,依接受赋值变量的类型而定
Day(D)	返回日期型变量 D 的日子数(从 1 到 31 的数字)
DayofWeek(D: date)	返回日期型变量 D 的星期数。比如,DayOfWeek("22/02/2001")=4,星期四。星期一为 1,星期日为 7
Month(D)	返回日期型变量 D 的月数。(从 1 到 12 的数字)
Now	将当前日期作为整数部分而当前时间为小数部分
Num2Time(D)	将一个界于 0 到 1 之间的日期值转换为从 0.00 到 23.59 的值(格式为##.##,其整数部分表示小时,而小数部分表示分钟)
Time2Num(F)	将一个范围在 0.00 到 24.00 的浮点型数值(##.##),转换为一个界于 0 到 1 的日期值,该值为用小数形式表示的天。比如中午 12.00 为 0.5,而下午 6 点(18.00)为 0.75。注意要使用 24 小时制
Today	返回今天的日期值。返回值可以是整型也可以是数值型,这依赖于接受赋值的变量类型
WeekNum(D)	返回日期型变量是一年之中第几个星期,取值在 1～52 之间
Year(D)	返回日期型变量 D 的 4 位年份数

四、常用操作符一览表

常用操作符见表 3-9。

表 3-9　常用操作符一览表

操作符	含义
^	幂整型、浮点型
+	加整型、浮点型、字符型
−	减整型、浮点型
*	乘整型、浮点型
/	除整型、浮点型

表 3-9(续)

操作符	含义
div	整除整型
mod	求模整型
not	非
and	和
or	或
=	等于
<>	不等于
<	小于
>	大于
<=	小于等于
>=	大于等于

五、常用快捷键一览表

键盘操作编辑速度快,所以高手都喜欢键盘操作。几乎所有的操作都可以用键盘完成。

1. 编辑窗口中常用快捷键

Ctrl+N:新建编辑窗口。

Ctrl+O:打开.qes 问卷。

Ctrl+S:保存.qes 问卷。

Ctrl+P:打印编辑窗口内容。

Ctrl+A:全选。

Ctrl+C:拷贝。

Ctrl+X:剪切。

Ctrl+V:粘贴。

Ctrl+Z:取消上步操作。

Ctrl+F:查找。

Ctrl+R:查找替换。

Ctrl+Q:显示变量列表。

Ctrl+T:调查表预览。

2. 数据录入窗口中常用快捷键

Ctrl+Home:选择第一个字段。

Ctrl+End:选择最后一个字段。

F6:进入核对功能窗口。

Ctrl+Right arrow:进入核对功能窗口。

Ctrl+L:编辑合法值及范围。

Ctrl+J:编辑跳转。

Ctrl+E:设置或取消必须录入功能(MUSTENTER)。

Ctrl+R:设置或取消重复功能(REPEAT) 。

Ctrl+A:编辑变量值标签。

Ctrl+D:编辑当前字段的核对命令。

Ctrl+C:把当前字段的核对命令拷贝到粘贴板。

Ctrl+X:把当前字段的核对命令剪切到粘贴板。

Ctrl+V:从粘贴板中插入核对命令。

Alt+S:保存核对文件。

“Alt+D” or F9:编辑当前字段中的核对命令。

Alt+X:退出当前窗口。

3. 核对命令编辑窗口中常用快捷键

F6:进入数据录入窗口。

Ctrl+Left arrow:进入数据录入窗口。

Enter:进入下一个字段的核对命令。

Up arrow:进入上一个字段的核对命令。

Down arrow:进入下一个字段的核对命令。

Ctrl+Up arrow:把上一个字段的核对命令作为当前字段的核对命令。

Ctrl+Down arrow:把下一个字段的核对命令作为当前字段的核对命令。

Alt+S:保存核对文件。

Alt+x:退出当前窗口。

4. 数据录入窗口中常用快捷键

Ctrl+N:新建记录。

Shift+Delete:将当前记录标记为删除。

“Ctrl+PgUp”或 F7 :查看上一条记录。

“Ctrl+PgDn”或 F8 :查看下一条记录。

Ctrl+P:打印数据表。

Ctrl+Alt+Home:显示第一条记录。

Ctrl+Alt+End:显示最后一条记录。

Ctrl+Home:回到当前记录的第一个字段。

Ctrl+End:将光标移到最后一条记录。

Ctrl+G:进入到一个指定的记录。

Ctrl+F: 根据用户提供的内容查找记录 。

F3:重新查找(根据上一个查找设置“Ctrl+F”) 。

Ctrl+左箭头:滚动调查表 。

F9 或数字键+key:显示合法值列表 。

F5:打开数据录入记录 。

F10(或“Ctrl+R”):在设置了关联数据库的情况下回到主数据库。

六、Epidata 3.0 的功能限制

(1) Epidata 对字段的个数没有限制，但整个录入界面不能超过 999 行，必要时每行可以放置多个变量。

(2) Epidata 对记录数也没有限制。理论上，该程序可录入的记录数受硬盘存储容量的限制。实际应用中，记录数最好不要超过 300000。

(3) IF…THEN 中，必须用圆括号将每个条件语句括起来。例如：

```
IF(v1=2)AND(v2>3)THEN…
```

(4) Epidata 中的日期变量最好是 10 位数的欧式日期格式 dd/mm/yyyy，虽然录入界面也接受 mm/dd/yyyy 和 yyyy/mm/dd 格式，但这两个格式在 Check 语言中不能进行计算，在默认设置情况下不被识别，也不报告错误信息，经常会给 Check 编程造成不必要的麻烦。

(5) 记录文件(*.rec)是纯文本文件，用记事本可以打开编辑。一旦修改了记录文件的结尾行，用 Epidata 3.0 再也不能打开了，总是报告数据库第几行变量不能定义或阅读出错。

纠正方法：假设已损坏数据文件的名称为 bad.rec。请按照以下步骤进行处理：

① 先把 bad.rec 文件名修改为 bad.qes，直接在 Epidata 3.0 中打开该 qes 文件，把它当作问卷进行编辑。② 把文件尾部(最后一个字符以后的看不见的内容)选中并删除，然后再敲回车，添加一个空行存盘，退出一般情况下可以恢复。③ 如果还不行，可以试着使用 dos 命令下的 edit 命令对文件尾部进行处理。④ 如果用记事本编辑过文件头，再想打开就难了。

(6) 在数据录入过程中突然断电，会造成数据库破坏不能打开。处理方法：用记事本打开数据库 rec 文件，删除乱字符，然后按照前面的方法处理文件尾即可。

七、把软件打包，分发给其他人录入

实际工作中经常需要组织许多人同时录入数据，下面介绍把程序和数据较完整地分发给其他人的方法。

Epidata 是绿色软件，可以直接拷贝使用，利用压缩工具 Winrar 可以把 Epidata 软件以及数据库分发给别人进行数据录入。操作步骤如下。

1. 第一步：创建快捷方式，并添加自动存盘参数

(1) 假如软件和数据都保存在 C:\Epidata3 文件夹下。已经设计好了数据库，包括：gxy.qes、gxy.rec、gxy.chk。用来打包压缩的计算机必须安装压缩工具 Winrar 软件。

(2) 打开“我的电脑\C:\Epidata3”文件夹，把无关的数据库转移到其他文件夹，留下纯软件系统和 gxy 数据库。右击 Epidata.exe，选择“创建快捷方式”命令，见图 3-30。

(3) 文件夹下产生“快捷方式到 Epidata.exe”，右击此快捷方式，选“重命名”命令，把它重命名为“高血压资料录入系统”，修改完毕，回车接受改名。

(4) 再次右击快捷方式“高血压资料录入系统”，选“属性”命令，弹出属性对话框，点击“快捷方式”选项卡，修改目标为“C:\Epidata3\EpiData.exe　gxy.rec /auto”，见图 3-31。

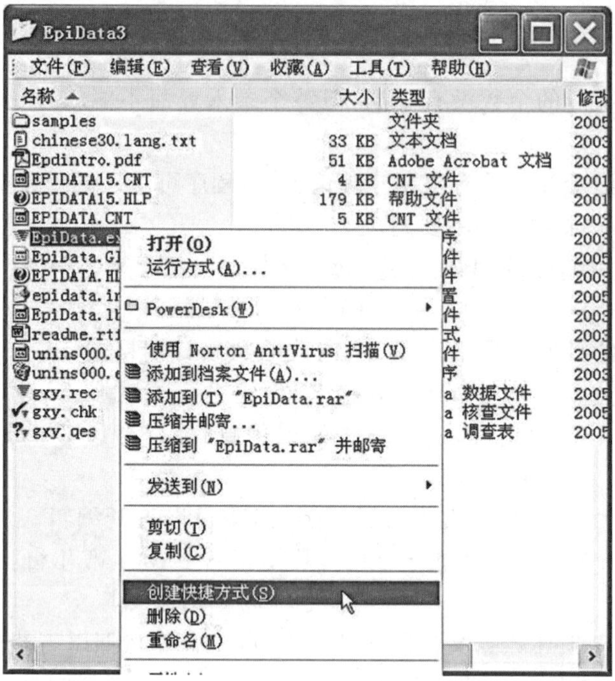

图 3-30　给 Epidata. exe 创建快捷方式

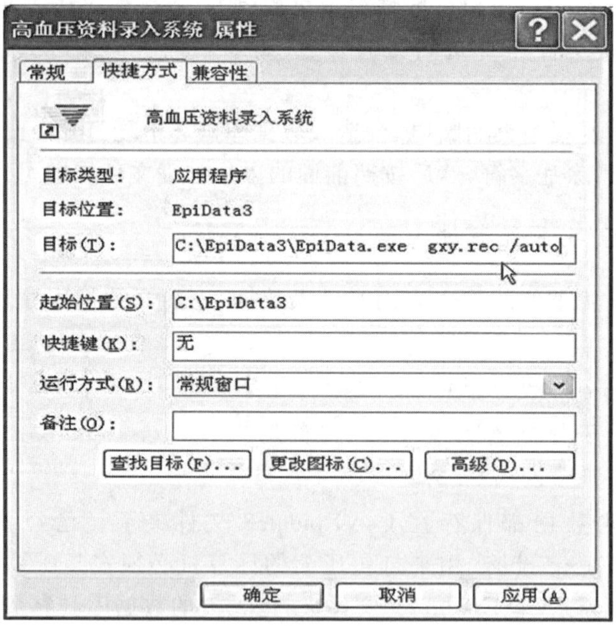
高血压资料录入系统 属性
常规
快捷方式
兼容性
高血压资料录入系统
目标类型： 应用程序
目标位置： EpiData3
目标(T)： C:\EpiData3\EpiData.exe gxy.rec /auto
起始位置(S)： C:\EpiData3
快捷键(K)： 无
运行方式(R)： 常规窗口
备注(O)：
查找目标(F)...
更改图标(C)...
高级(D)...
确定
取消
应用(A)

图 3-31　修改快捷方式的属性

(5) 其他设置不变，点击"确定"按钮。

此时双击此快捷方式，即可直接打开数据录入界面，并且每输入完成一条记录，自动存盘，并开始输入下一条记录。

2. 第二步:创建压缩包文件

仍然回到C盘Epidata3文件夹下,按“Ctr＋A”键选择全部文件及文件夹,右击,弹出快捷菜单,选择“添加到(T)EpiData3.rar”命令,见图3-32。

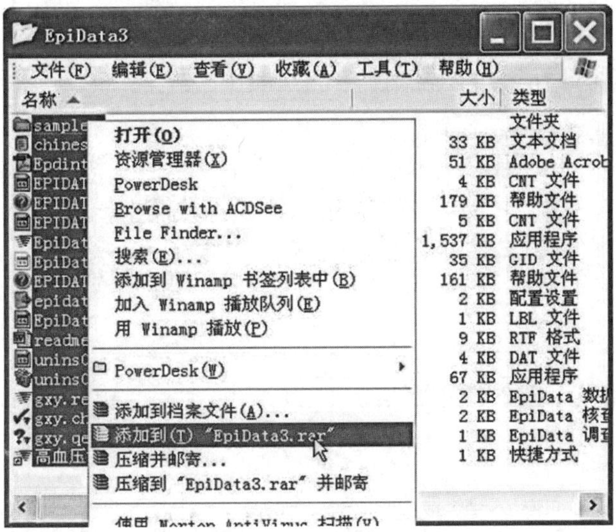

图3-32　创建压缩包文件

3. 第三步设置选项,把压缩包转换为可安装文件

(1) 该文件夹下产生“Epidata3.rar”文件,双击该文件,用Winrar打开它,点击菜单“命令\转换档案文件为自释放格式”命令,见图3-33。

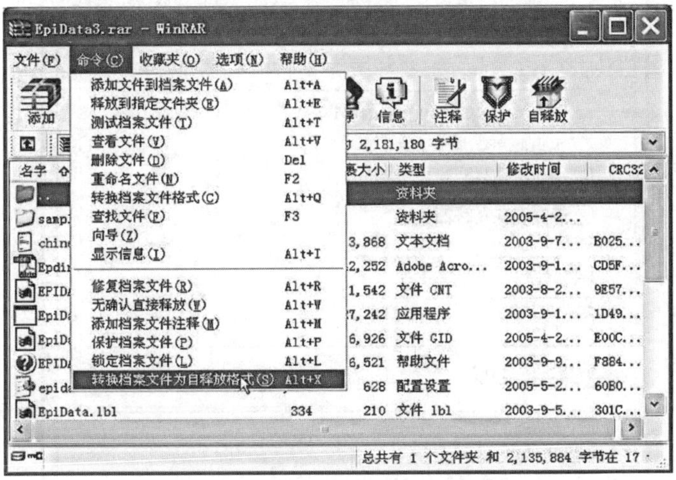

图3-33　把压缩包转换为可安装文件

(2) 弹出“档案文件 EpiData3.rar”对话框,选择最后一张选项卡“自释放格式”,点击“高级自释放选项…”按钮,见图3-34。

(3) 弹出“高级自释放选项”对话框,该对话框包含6张选项卡,先设置第一张“常规”选项卡,在“释放路径”框中输入“c:\epidata3”,见图3-35。

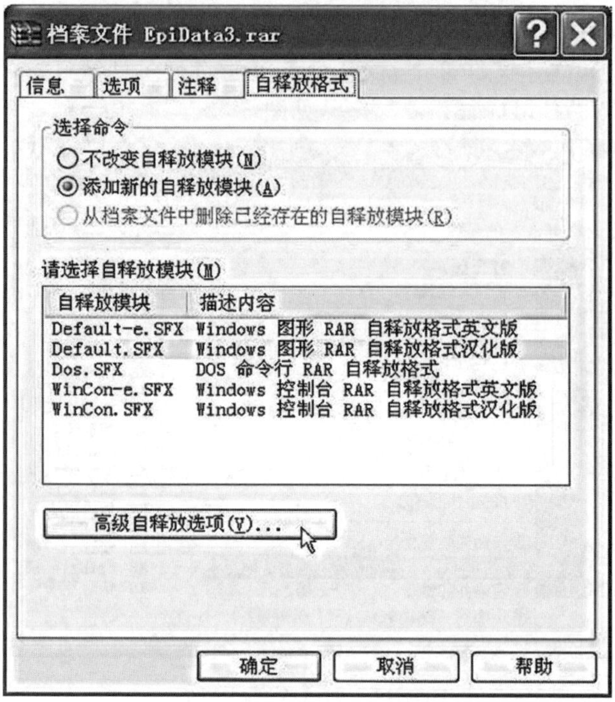

图 3-34 “自释放格式”选项卡

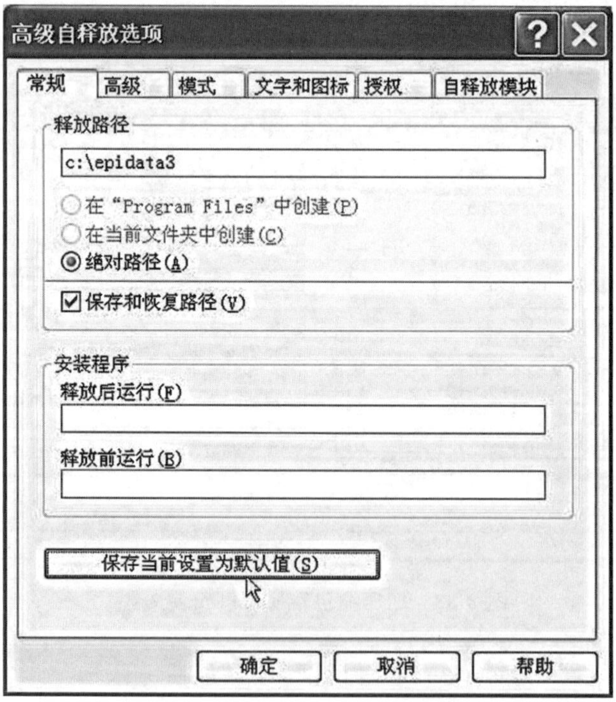

图 3-35 “常规”选项卡中输入释放路径

（4）设置“高级”选项卡，见图 3-36。

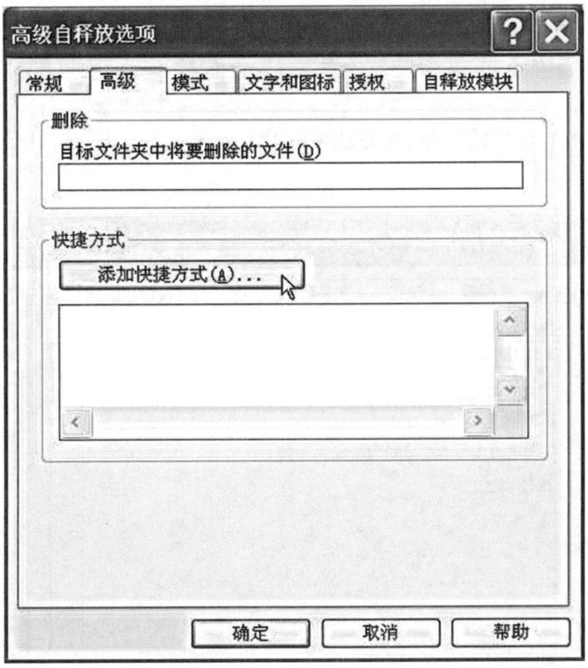

图 3-36 “高级”选项卡

（5）点击“添加快捷方式”按钮，又弹出“添加快捷方式”窗口，选择“创建位置”为“桌面”，在快捷方式参数的源文件名框中输入“高血压资料录入系统.lnk”，这个源文件其实就是前面创建的快捷方式，这里不要输错了文件名，也别忘记加后缀.lnk。其他三行空着，然后单击“确定”按钮，见图 3-37。

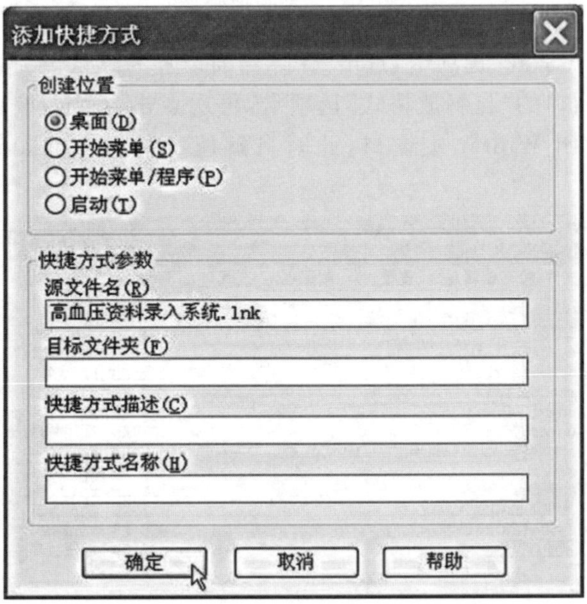

图 3-37 安装后自动创建快捷方式

(6) 此时系统返回到“高级选项卡”，只不过在“快捷方式”框中添加了以下一行参数：

D,"高血压资料录入系统.lnk", "", "", ""

如果熟练，可以直接输入此行参数，效果一样。重复上一步的操作，可以创建许多快捷方式。

(7) 编辑“授权”选项卡，这一页的内容可以根据具体情况自己拟订，安装时会显示出来，见图 3-38。

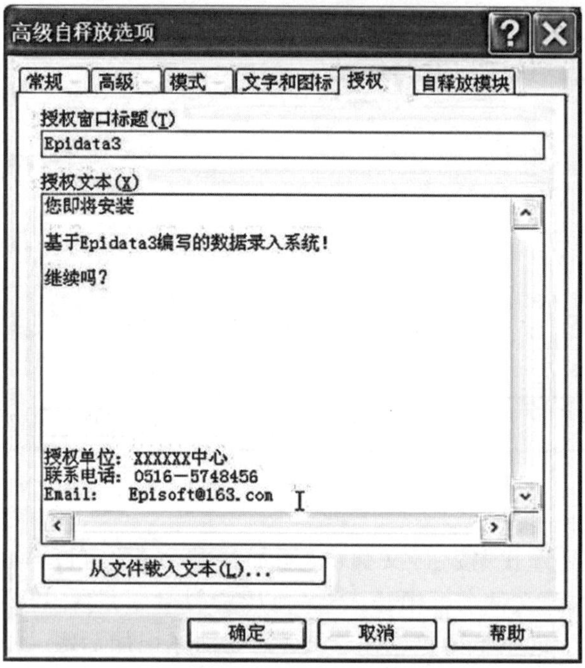

图 3-38　授权信息

(8) 设置完毕回到“常规”选项卡，点击“保存当前设置为默认值”按钮，然后点击“确定”按钮。返回到第一个窗口的“自释放格式”选项卡，再次点击“确定”按钮，片刻后，系统返回到 Winrar 主窗口。关闭 Winrar 主窗口，此时自解压文件包 Epidata3. exe 已经形成，见图 3-39。

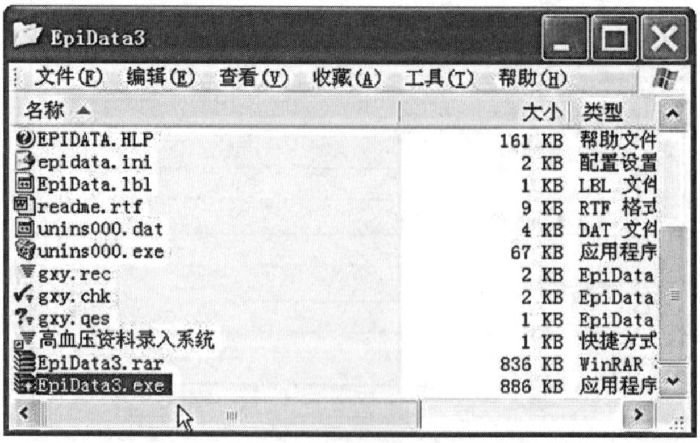

图 3-39　由压缩包转换为同名安装文件

(9) 可以把此 Epidata3.exe 改名为较明确的名字，如“高血压资料录入系统.exe”，该软件包就做好了，而且大小只有 886K，一张磁盘足已装下，然后拷贝磁盘分发给各用户。

(10) 拿到磁盘的用户，直接双击该文件就可以安装，并启动安装界面，见图 3-40。安装结束后，系统自动在桌面产生快捷方式，双击快捷方式，直接进入录入界面，每输入一条记录都自动存盘。

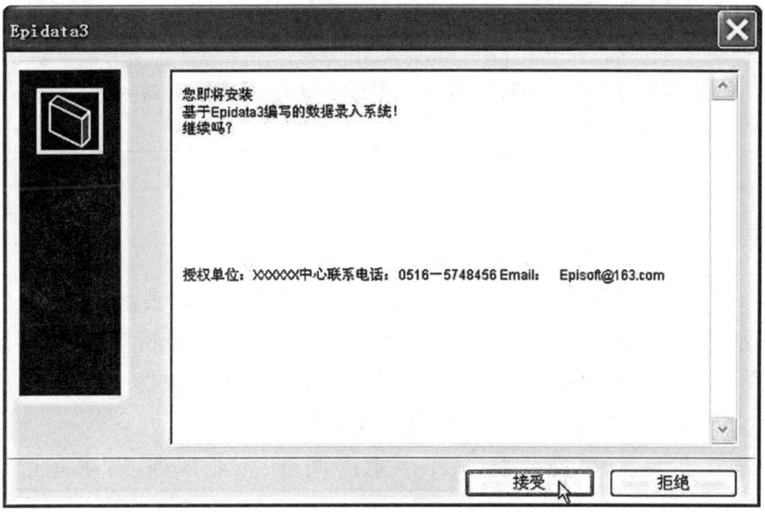

图 3-40　安装界面

一项较大的数据录入工作一般是由多人录入的，假设有 4 个人同时录入了数据，最后如何将数据汇总到一个数据库呢？使用本章第三节的“数据库的纵向连接”可以完成。一般使用以下策略：

汇总 4 个人的数据库并分别重命名为“a.rec”“b.rec”“c.rec”“d.rec”。

连接“a.rec”“b.rec”为 ab.rec。

连接“c.rec”“d.rec”为 cd.rec。

连接“ab.rec”“cd.rec”为 abcd.rec。

不过，这样连接并没有减少做合并操作的次数，只是更加清晰，不容易出错。

第六节　以问卷星为例的电子问卷设计与应用

社会调查研究是人们研究社会现象的途径和方式之一，传统上多以纸质版调查问卷为主，随着社会经济发展以及计算机应用技术的进步，借助于特定的设备和软件应用平台，可以在移动平台上实现社会调查的问卷设计、数据收集、数据库的生成与复制、数据的分析、研究结果及报告的生成，并实现较高效率的生成、保存、复制、传输等工作。目前应用较广的电子问卷平台有“问卷星”“腾讯问卷”“问卷网”“qualtrics”“typeform”“谷歌调查”“微调查/调查派”等；各大问卷应用网站或平台都有其优势和不足，也存在收费及免费的服务项目内容。(见表 3-9)

表 3-9　问卷平台

类型	平台
免费工具	谷歌表单、腾讯调查、麦客、问道网、问答箱子、问卷星、调查派、微调查、SurveyMonkey、Qualtrics、Dosurvey、OQSS问卷、iCTR、Typeform Free、Tally、问卷吧、易调研、调研宝、金数据态度8调查、简道云、乐调查、番茄表单、数据说、孤鹿、Microsoft Forms、云调查、网易问卷、天会调研宝、云问卷、Zoho Survey、互动酷投票、桔研问卷、Doopoll、蜂鸟问卷调研工厂……
付费工具	云思洞察、SurveyMonkey Enterprise、SurveyLink、草莓派、问答箱子、问卷星企业版、问卷网、Typeform Pro、wufoo、速研、万能测、表单大师、谷歌调查、多会、OQSS、问卷帮、第一调查网、通太问卷、点问卷、ClubOpinions、E调查、网易定位、CusBridge……

一、问卷星简介

问卷星是一个专业的在线问卷调查、考试、测评、投票平台，专注于为用户提供功能强大、人性化的在线设计问卷、采集数据、自定义报表、调查结果分析等系列服务，见图 3-41。与传统调查方式和其他调查网站或调查系统相比，问卷星具有快捷、易用、低成本的明显优势，已经被大量企业和个人广泛使用，典型应用包括以下方面。

企业：客户满意度调查、市场调查、员工满意度调查、企业内训、需求登记、人才测评、培训管理、员工考试。

高校：学术调研、社会调查、在线报名、在线投票、信息采集、在线考试。

个人：讨论投票、公益调查、博客调查、趣味测试。

2019 年 8 月 26 日，有才天下猎聘(06100)8.27 亿元收购网上问卷调查平台问卷星。

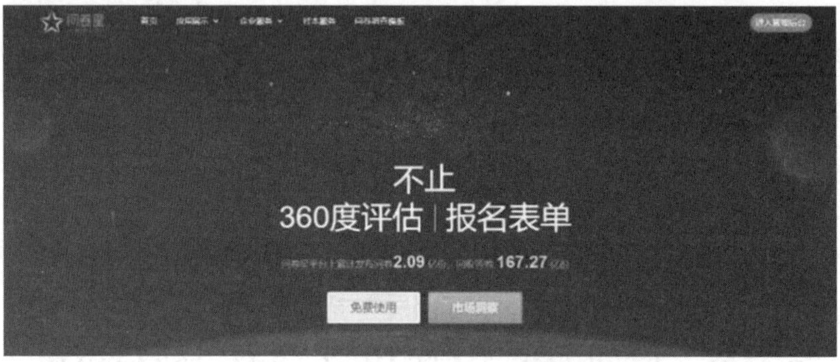

图 3-41　问卷星平台

1. 问卷星的使用方式

目前问卷星有网站应用、App 应用、微信应用等多种方式。

(1) 问卷星网站应用

利用网站浏览器输入“https://www.wjx.cn/”，即可进入问卷星首页，点击免费使用/市场洞察，登录即可使用。

问卷星的登录方式有账号登录、验证码登录、QQ 登录、微信登录、企业微信登录等，见图 3-42。

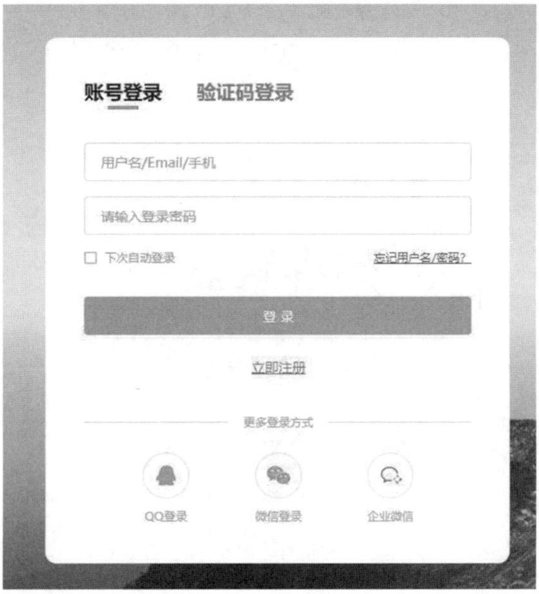

图 3-42 问卷星登录页面

(2) 问卷星 App 应用

使用智能手机/平板电脑均可下载“问卷星_Android 版”,见图 3-43。

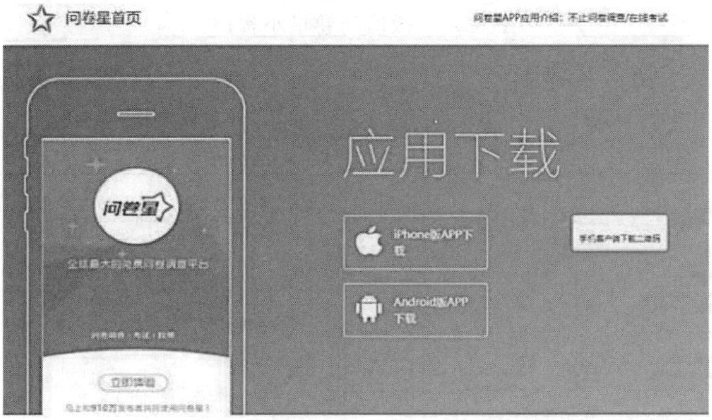

图 3-43 问卷星 App 下载页面

(3) 问卷星微信小程序应用

如果手机/平板等移动终端设备上已经安装了微信,则可在微信小程序中使用问卷星。点击微信搜索小程序,输入“问卷星”,找到问卷星小程序,登录,点击创建,则可实现“调查”“考试”“投票”“表单流程”等功能,见图 3-44。

2. 问卷星的使用功能简介

以问卷星网页版为例,问卷星的功能主要从“创建问卷”开始。

(1) 鼠标点击“创建问卷”,见图 3-45。

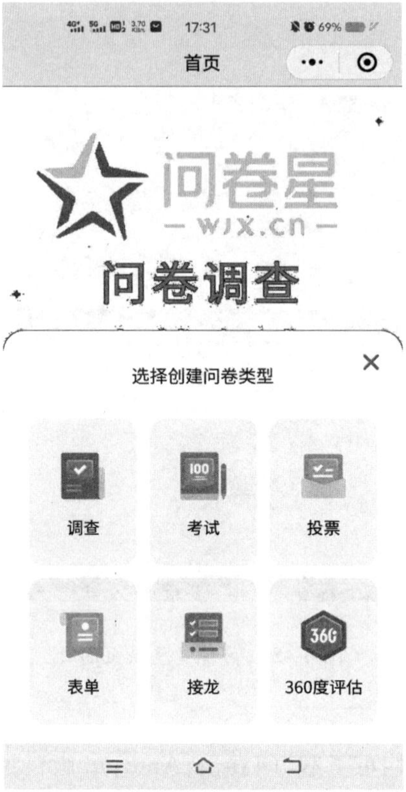

图 3-44　微信问卷星小程序

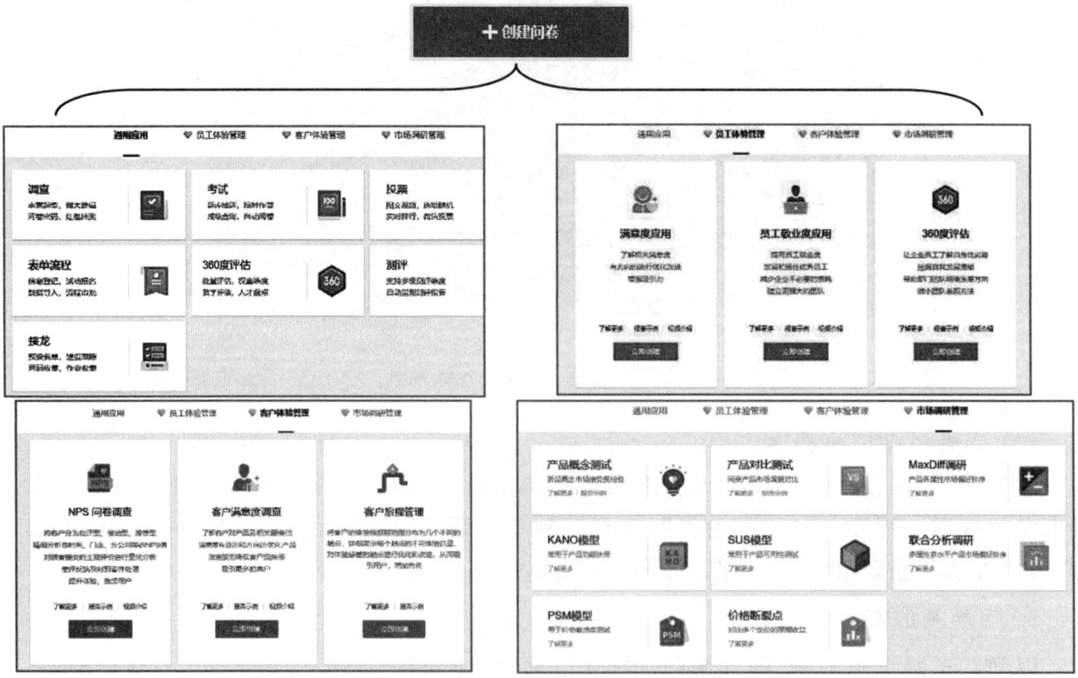

图 3-45　问卷星网页版创建页面

(2) 呈现“通用应用”“员工体验管理”“客户体验管理”“市场调研管理”等功能。其中“通用应用”是免费使用的，而“员工体验管理”“客户体验管理”“市场调研管理”等功能，免费版用户仅可查看前 100 份答卷的 NPS 报告分析，如需查看更多，需点击升级，付费使用，升级到企业版。

二、以问卷星的“通用应用”为例如何进行科研应用

使用问卷星进行科研应用基本需要完成三个阶段工作：创建电子调查问卷、发布电子调查问卷、问卷数据收集结果的分析和下载。

1. 创建电子调查问卷

在问卷星网站首页，点击“＋创建问卷”，进入“通用应用”；点击“调查”，进入“创建调查问卷”。

创建调查问卷的方式有多种，如“从空白创建”“文本导入”“人工录入服务”等形式；也可以利用“复制模板问卷”，从相应关键词找到所需问卷模板，加以修改使用，方便快捷。

(1) 从空白创建

① 输入标题。根据研究设计的主题或调查问卷的主要内容，输入标题，以便形成调查问卷的标题。如想去调查“临床定向毕业生就业情况”，则可直接输入“徐州医科大学临床定向毕业生就业情况调查研究问卷”。

② 编辑问卷。编辑问卷工作相对较为繁重，可根据需求设置多种题型，以满足调查数据采集所需，见图 3-46。

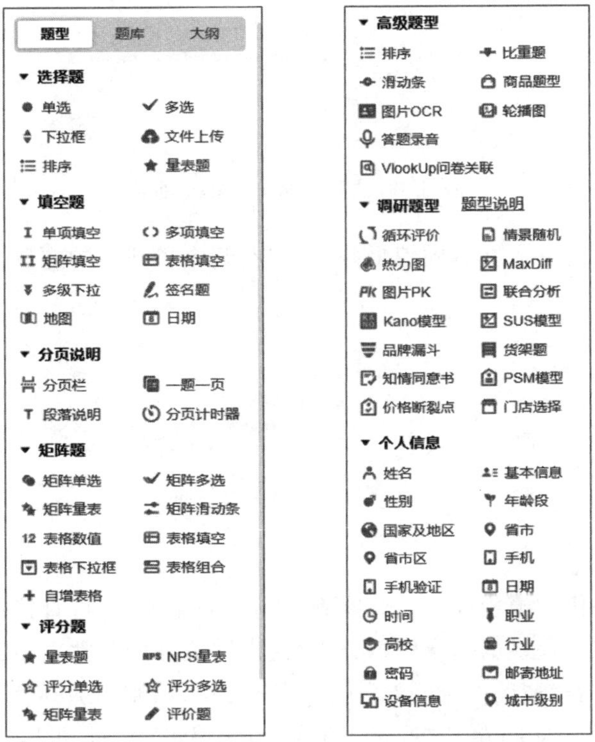

图 3-46　电子调查问卷创建页面

(2) 文本导入

“文本导入”是指已经在 Word 中完成了大量的问卷设计,或将原有的纸质版调查问卷转化为线上使用“问卷星”进行调查时,新创建电子调查问卷时用到。具体操作为:

复制 Word 文本,将已准备好的问卷文档复制粘贴至左边区域。值得注意的是需要在每个问题后面标注题型类别,如[量表题]。如果问题文本后不加“[]及相应题型文字”,则该题默认为单选题。

案例:图 3-47 中左侧区域是复制粘贴 Word 文本的区域,右侧区域是形成问卷星电子问卷的区域。如第 2 题“请对学校的安全管理制度的满意度作个评价 [量表题]”,其中的“[量表题]”起到了题型识别作用,右侧就形成了满意度五分类的量表题目。也可以根据实际情况,自行更改设计。

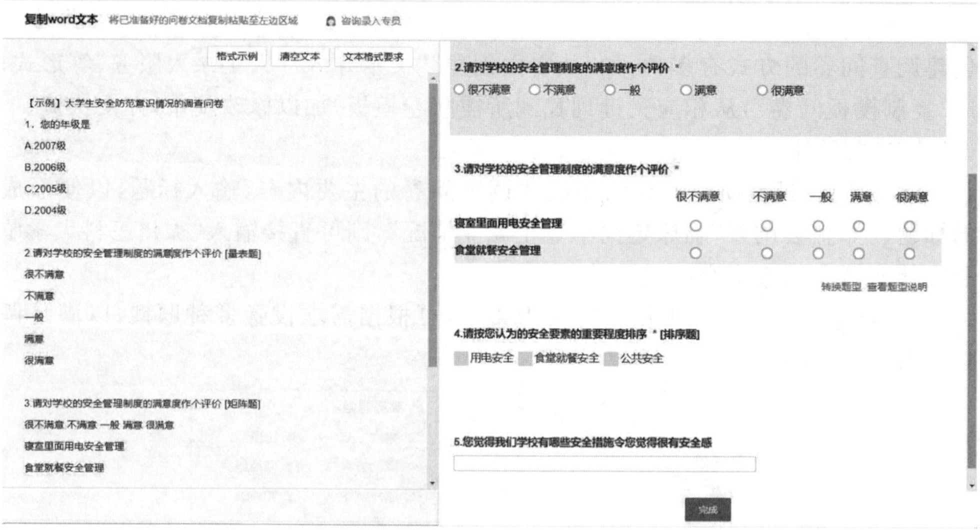
复制word文本 将已准备好的问卷文档复制粘贴至左边区域
咨询录入专员
格式示例
清空文本
文本格式要求
【示例】大学生安全防范意识情况的调查问卷
1、您的年级是
A.2007级
B.2006级
C.2005级
D.2004级
2.请对学校的安全管理制度的满意度作个评价 [量表题]
很不满意
不满意
一般
满意
很满意
3.请对学校的安全管理制度的满意度作个评价 [矩阵题]
很不满意 不满意 一般 满意 很满意
寝室里面用电安全管理
食堂就餐安全管理
2.请对学校的安全管理制度的满意度作个评价 *
很不满意 不满意 一般 满意 很满意
3.请对学校的安全管理制度的满意度作个评价 *
很不满意 不满意 一般 满意 很满意
寝室里面用电安全管理
食堂就餐安全管理
转换题型 查看题型说明
4.请按您认为的安全要素的重要程度排序 * [排序题]
用电安全 食堂就餐安全 公共安全
5.您觉得我们学校有哪些安全措施令您觉得很有安全感
完成

图 3-47 “复制 Word 文本”页面

如果把左侧第 2 题进行文本的编辑修改,则右侧电子问卷的题目也会自动发生更改,见图 3-48。

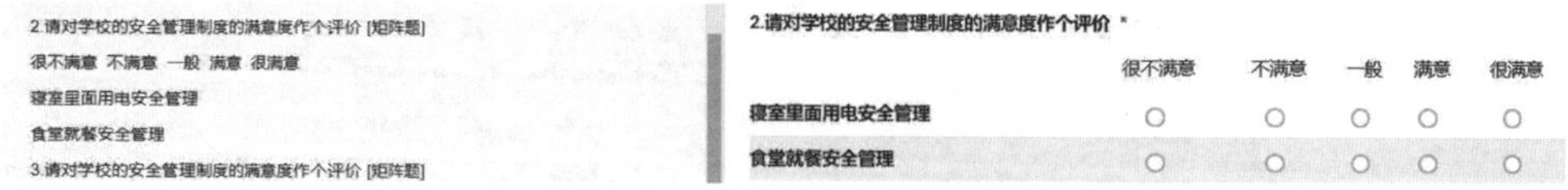

图 3-48 编辑修改页面

(3) 复制模板问卷

如果问卷星所提供的模板问卷完全能满足调查的需要,则可直接选择“模板问卷”,使得工作效率更高。问卷星提供的问卷模板分为“搜索”“关键词”“常用”几类(见图 3-49)。

如发现“大学生消费情况调查问卷”是想调查的主题,则可直接点击应用所给问卷中的 21 个问题,可点击“复制此问卷”功能——进入“问卷编辑”界面,可以适当对问卷进行修改:如添加问卷说明,增加适量题目,修改题目类型等,见图 3-50。

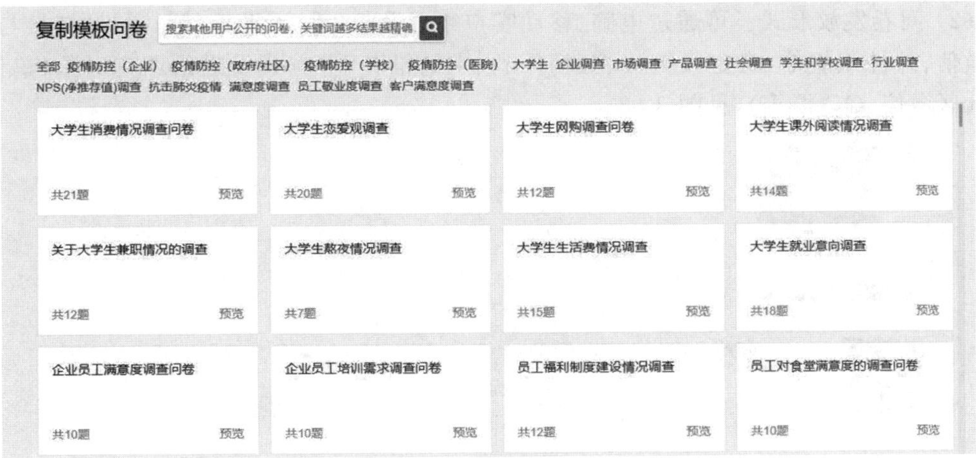

图 3-49　“复制模板问卷”页面

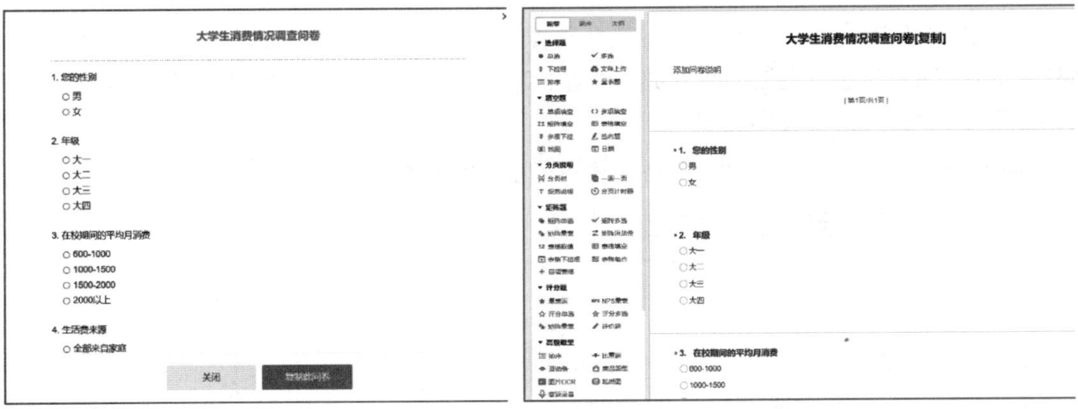

图 3-50　问卷编辑页面

2. 发布电子调查问卷

在电子问卷的题目数量、题型设计、逻辑关系都适合的基础上，可以点击“预览”或“完成编辑”，这时“创建/设计问卷”阶段完成，进入“发放问卷”阶段。

(1) 发放问卷。点击“发送问卷”，可通过“链接 & 二维码”、微信发生等途径发放，见图 3-51。

图 3-51　发放问卷页面

（2）问卷发放形式。可通过电脑、移动客户终端设备（手机/平板）等，通过“链接与二维码、微信、邮件或短信、自定义链接、互填问卷、申请推荐”等方式发送给调查对象（单位、个人、社区微信、QQ 群等），见图 3-52。

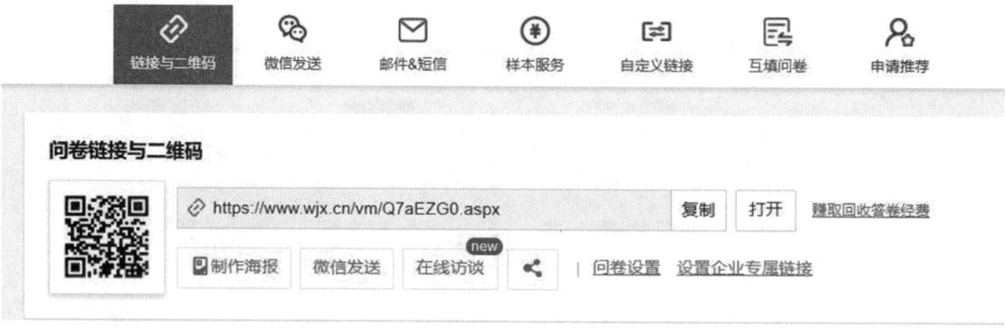

图 3-52 “问卷链接与二维码”页面

（3）问卷发放设置。问卷发放前可对发放时间、填写方式等进行设置。以“链接与二维码”发放形式的“问卷设置”为例，可进行“基本设置、提交后提示、作答次数限制、提交答卷控制、分享与查询、其他设置”等操作。

① 基本设置。可设置时间控制、答题密码、标题及说明，见图 3-53。

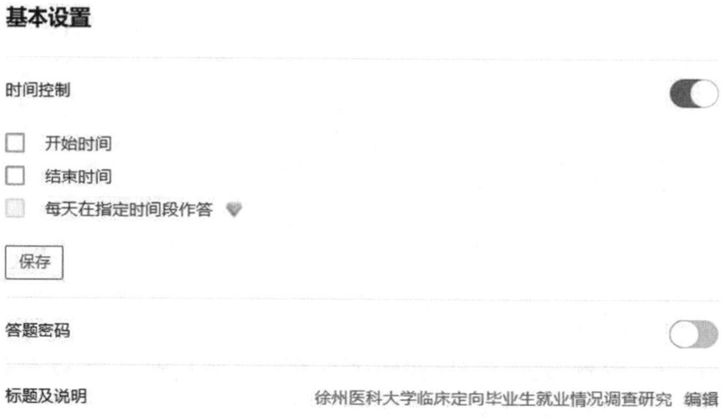

图 3-53 问卷发放基本设置

② 提交后显示。显示感谢信息“您的答卷已经提交，感谢您的参与！”或“跳转到指定页面”或“按条件处理（可发送邮件和短信）”，见图 3-54。

③ 作答次数限制。可设置作答设备控制、IP 地址限制 、微信作答控制。如“作答设备控制”可以通过设置实现，限同一手机或电脑只能作答几次，见图 3-55。

④ 提交答卷控制。可设置调查对象“允许断点续答、允许提交答卷前预览答卷、控制提交答卷总数、答卷总数不超过 X 份、自定义超出后提示文字、提交答卷时需输入验证码、隐藏答题者来源详情及 IP 地址信息（适用于要求匿名的场景，开启后不允许再取消）”等功能，见图 3-56。

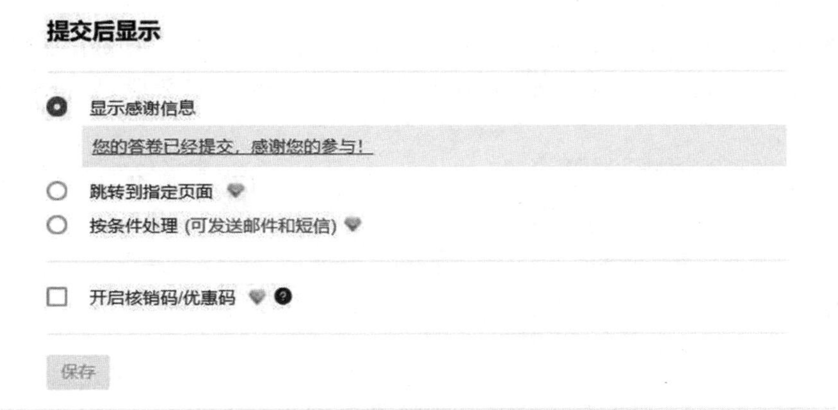

图 3-54　“提交后显示”页面

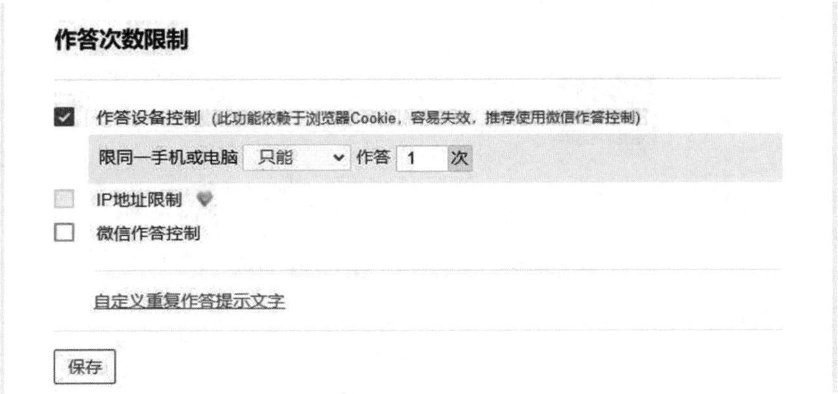

图 3-55　“作答次数限制”页面

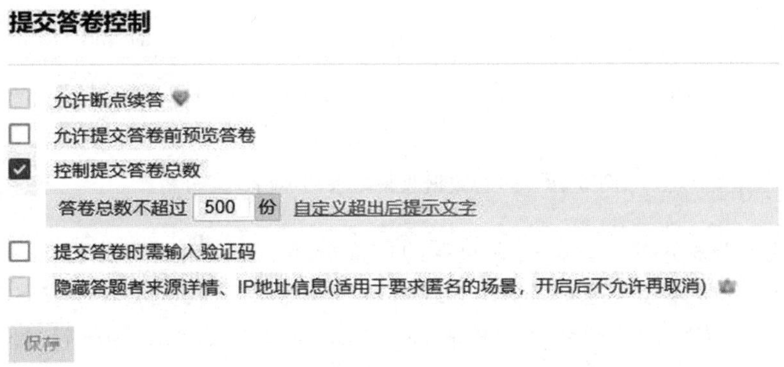

图 3-56　“提交答卷控制”页面

3. 问卷数据收集结果的分析与下载

当“发放问卷”阶段实施一段时间后，调查者完成了问卷填写，或问卷收集数量达到了样本数量，则可以结束发放问卷，进入到“回收问卷后的分析和下载”阶段，见图 3-57。

图 3-57　问卷数据收集结果的“分析 & 下载”

问卷的分析与下载包括“统计 & 分析、查看下载答卷、来源分析”等功能。

统计分析包括默认报告、分类统计、交叉分析、自定义查询、在线 SPSS 分析等功能，见图 3-58。

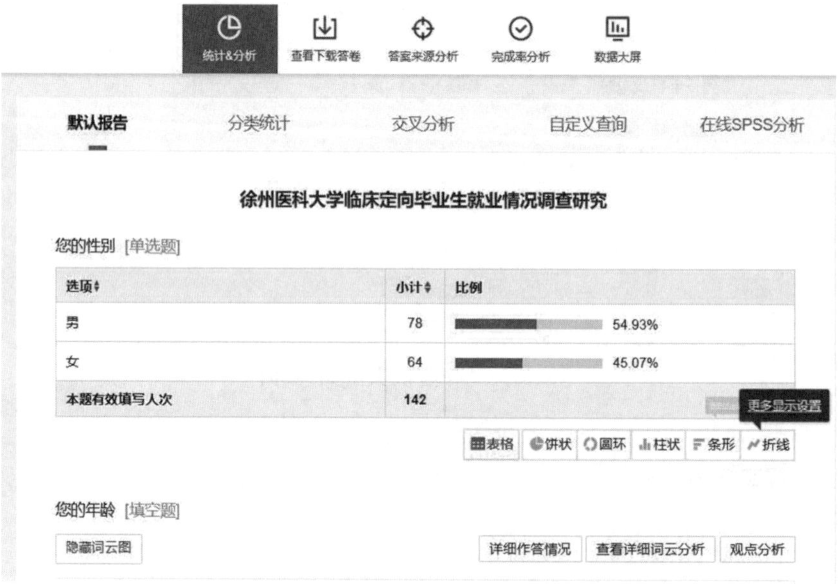

图 3-58　问卷数据收集结果的“统计 & 分析”

其中在线 SPSS 分析一般可完成问卷的信度分析、相关和回归分析等。通常在完成调查问卷的收集后，研究者会选择“查看下载答卷”，将数据下载为 Excel 或 SPSS 数据文件，见图 3-59，进而用专门的科研统计分析软件（如 SPSS、SAS、Stata 等统计软件）进行专业分析和论文、报告的撰写。具体统计分析方法会在本书的第四章详细阐述。

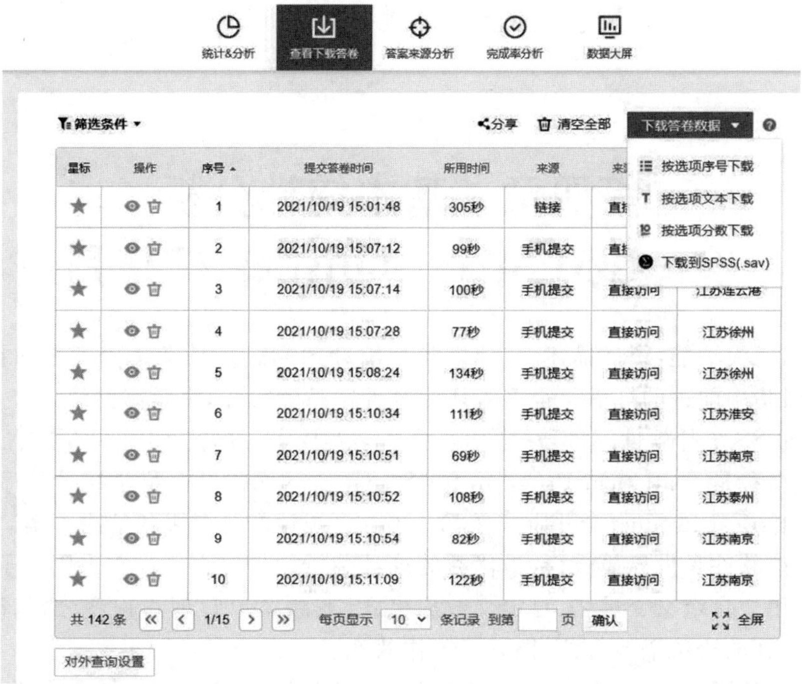

图 3-59　问卷数据收集结果的“查看下载答卷”

第四章 基本统计分析
——IBM SPSS Statistics 27 应用

统计学有三大功能:统计描述、统计推断和统计预测。统计学是探索未知世界的工具,统计学是在黑暗中前进的灯塔。很多人认为统计学枯燥无味,那是因为统计公式繁多、运算复杂。自从 SPSS 统计软件问世,它把学习统计学变成了一门艺术、一种乐趣。

SPSS 的全称是 Statistical Program for Social Sciences(社会科学统计程序软件包),后来更改为 Statistical Product and Service Solutions(统计产品与服务解决方案),更名后缩写仍为 SPSS。该软件是世界最流行、最优秀的统计分析软件包之一。它采用电子表格形式管理数据,允许用户自定义变量名、自定义数据格式、兼顾菜单管理与程序分析,简明快捷,无须死记大量烦冗的语法语句,大大提高了工作效率。

SPSS 理论严谨、内容丰富,包括数据管理、统计分析、趋势研究、制表绘图、文字处理等功能,新版本 SPSS 不断推出,本书以 IBM SPSS Statistics 27 版为蓝本,以前面使用过的资料为例,重点介绍它的核心模块的使用方法。SPSS 博大精深,限于篇幅,本书介绍最基本、最常用的统计模块,对 SPSS 感兴趣的读者可以进一步参考其他书目。

第一节 SPSS 概述及数据管理

一、SPSS 概述

SPSS 可以读取或者转换多种数据库格式的数据文件。常用的数据整理转换和常见的统计分析方法通过"菜单""对话框"的操作均可完成,无须编写程序,因此操作简便,易于学习和使用。熟悉 SPSS 语言的用户也可以在语法编辑窗口中直接输入程序语句,然后用鼠标按"Run"按钮运行。因此,IBM SPSS Statistics 27 适用于新老用户。

SPSS 的视窗化界面友好,通过菜单的选择和对话框的操作告诉 SPSS 要做什么,而无须告诉它怎样做,也无须通晓各种统计分析的算法,即可得到统计分析结果。SPSS 的分析方法较为丰富,提供了从简单描述统计分析到多因素统计分析方法,还有强大的图表的生成、编辑功能。启动 SPSS,先关闭欢迎界面,主界面见图 4-1。

IBM SPSS Statistics 27 共包括 11 个菜单,分别是文件(File)菜单,提供对数据文件处理的 26 条命令;编辑(Edit)菜单,提供 21 条命令;查看(View)菜单,有开关状态栏、工具栏等 9 项命令;数据(Data)菜单,有定义变量属性等 26 条命令;转换(Transform)菜单,提供了计算变量、可编程性转换等 17 项功能;分析(Analyze)菜单,是该软件的核心部分,大量统计功能集中于此,共有 27 个项目;图形(Graphs)菜单,用于生成统计图形,共有 6 项;另外,还有实用程序(Utilities)、扩展(Extensions)、窗口(Windows)、帮助(Help)等常用的菜单。

SPSS 包含了统计学大多数已经成熟的统计分析方法，包括对原始数据进行整理和初步分析、t 检验和单因素/多因素方差分析、非参数统计分析、各类卡方检验、相关和回归分析、多变量统计分析、生存分析(Survival Analysis)，等等。分析结果图表美观，文本易于导出和编辑，所有的输出结果可以与 Word 和 Excel 直接兼容。

综上所述，SPSS 功能强大、兼容性好、易用性强，完全可以满足日常工作所需，而且能让使用者从烦琐的常规统计工作中解放出来。

SPSS 的安装与其他软件的安装没有太大的差异。按照默认设置安装后，点击“开始\程序\ IBM SPSS Statistics 27”打开 SPSS 主窗口数据编辑器，见图 4-1 所示。

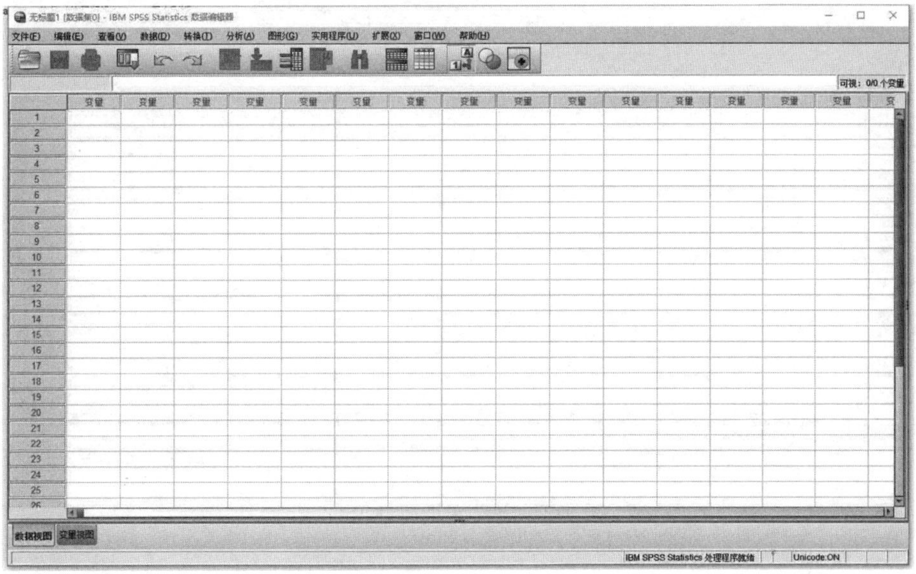

图 4-1　SPSS 主窗口

二、SPSS 的界面与窗口

SPSS 的主窗口与 Excel 非常相似，从上至下依次为：标题栏、菜单栏、常用工具栏、名称框、编辑栏、主工作区、工作表标签、状态栏、滚动条。

与 Excel 的不同之处在于：工作表标签并非 Sheet1、Sheet2，而是数据视图(Data View)和变量视图(Variable View)。数据窗口主要用来输入数据，而变量窗口主要用来定义数据库结构，即定义变量的各种属性。SPSS 的主窗口只管理这两张表，不允许插入工作表。

除 SPSS 的主窗口外，SPSS 还管理另外两个窗口，分别是语法编辑器和结果浏览器。前者用来编辑存储分析程序，后者用来显示分析结果。现在这两个窗口并没有显示，等使用时再做介绍。几乎所有的统计分析软件都要包含这四个窗口，有些软件一次把四个窗口都显示出来，如后面介绍的 Stata 和 R 语言。

三、数据库的定义

定义数据库，就是定义各个字段(变量)，在 SPSS 中定义变量有两种方法：一是像 Excel 一样直接在数据窗口输入数据。如果输入字符，SPSS 自动定义一个 String(字符型)变量；如果输入数值，SPSS 自动定义一个 Numeric(数值型)变量。二是先在变量窗口定义变量，然后回到数据窗口输入数据，这种方法适合 Date(日期型)字段的定义。在变量视图窗口中，一个变量包括 11 个属性，见图 4-2。

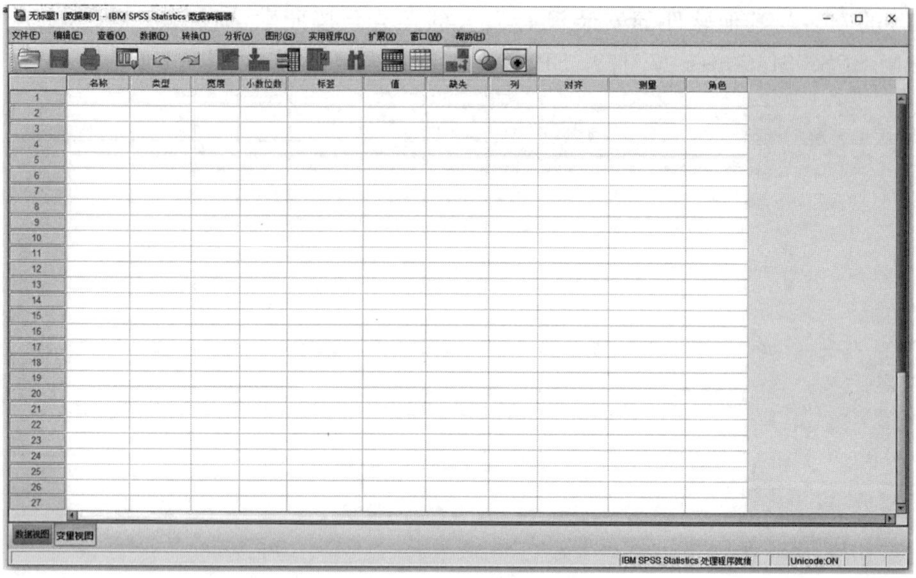

图 4-2　定义变量属性窗口

以“性别”变量为例子说明变量 11 种属性含义，见表 4-1。

表 4-1　变量属性含义表

属性	输入或选择的内容	注意事项
名称	Sex	尽量不要使用中文名称，不能用数字开头
类型	Numeric	仅允许输入数值编码，而非“男女”
宽度	1	只能输入 1 位数
小数	0	没有小数，注意如果有小数，例如 65.3 千克，宽度为 4，小数为 1
标签	性别	表明 sex 变量的含义，可用中文
值	1 男；2 女	表明变量取值范围及取值的标签
缺失	None	这里不做设置。如果设置为 9，则默认 9 为缺失值
列	3	显示宽。可以拖动列标调整列宽
对齐	Right	表示右对齐
度量标准	度量	表示连续变量，另外两个表示无序和有序分类
角色	输入	变量将用作输入(预测变量、自变量)。输出表示因变量(Y)

定义类型:单击类型右侧的省略号按钮,弹出“变量类型”对话框,见图 4-3。

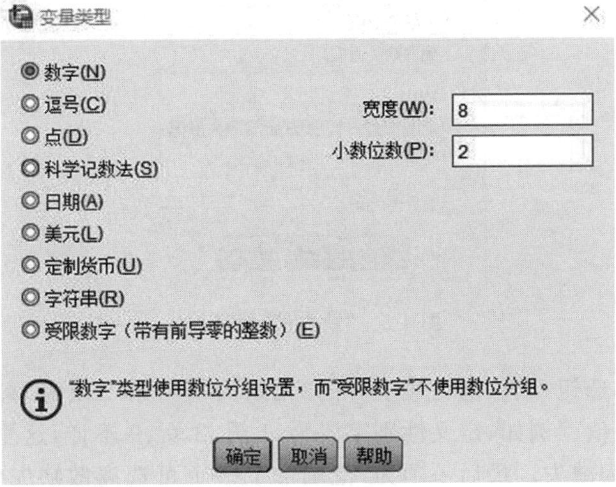

图 4-3　“变量类型”对话框

SPSS 支持 9 种字段类型,其中 Numeric(数值型)、Date(日期型)、String(字符型)三种最常用。关于日期型变量的定义常常选择(dd. mm. yyyy)型,这里与 Epidata 3. 0 一致,方便数据的导入与导出。

定义值:单击值右侧的省略号按钮,弹出“值标签”对话框,见图 4-4。

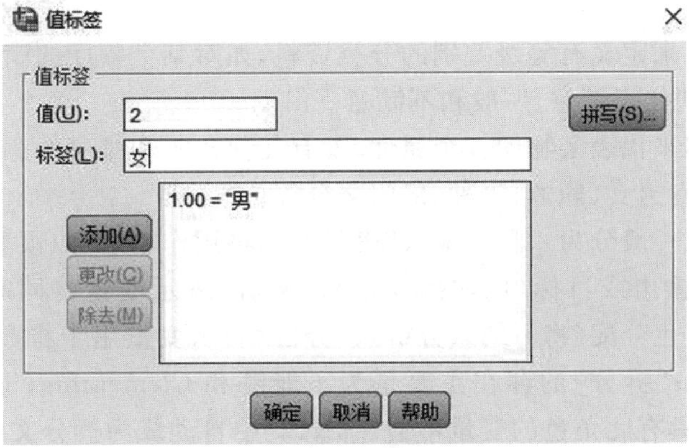

图 4-4　“值标签”对话框

在第一个“值”框中输入“1”,在第二个“标签”框中输入“男”,点击“添加”按钮。同样的方法输入“2”“女”,点击“添加”。如果要更改某项的设置,在第三个框中点击该项,回到框中修改,然后点击“更改”按钮。如果删除某项,点击该取值后,点击“删除”按钮。设置完毕点击“确定”按钮。

定义完值属性,在“数据视图(Data View)”窗口为何看到的还是数值而不是标签?请点击菜单查看\值标签,即可显示数据标签。

定义缺失:单击缺失右侧的省略号按钮,弹出“缺失值”对话框,见图 4-5。

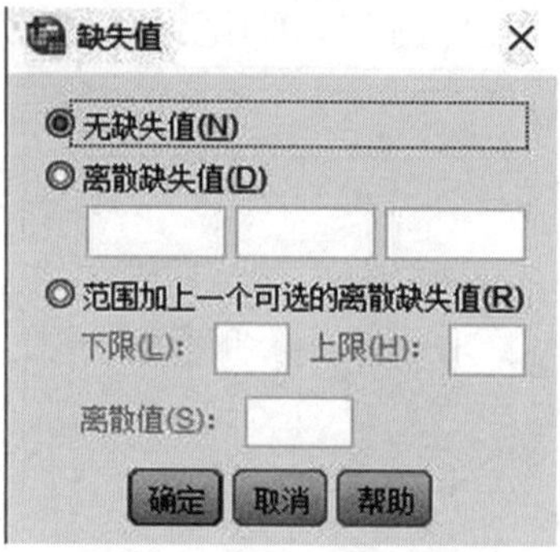

图 4-5 “缺失值”对话框

界面上有三个单选钮，默认值为最上方的“无缺失值”；第二项为“离散缺失值”，最多允许指定 3 个值为缺失值。例如，定义性别字段为：1 男、2 女、9 不详，这里可以把 9 指定为缺失值，输入数据 9 视为缺失。最后一项为“范围加上一个可选离散缺失值”。如果性别字段中的数值 0～9 都有（这个数据输入质量也太差了），此处就可以指定 3～9 和 0 为缺失值。是否需要指定缺失值，一般要根据问卷设计的情况而定。

定义列宽：可以小于 Width 属性，过宽的数据可以被遮盖，但不损失。

定义对齐：左，右，居中。

定义测量。测量一般分为三种类型：标度、有序、名义。

“标度”表示计量资料不仅可以进行排序还能对结果进行加减的一种属性，如“职工收入”“体重”，等等。

“有序”一般是用来定义有等级差别的分类资料，如对某个餐厅的满意度，就可以用序号来表示，1、2 和 3 分别代表满意、一般和不满意。

“名义”一般是用来代表某物的一个属性，没有任何比较和排序的意义，只是说这个物有这个属性而已，如人有男女、职业、工种、部门之分等。

定义角色。角色一般分为六种：“输入”表示变量将用作输入（如预测变量、自变量）；“目标”表示变量将用作输出或目标（例如因变量）；“两者”表示变量将同时用作输入和输出；“无”表示变量没有角色分配（将不纳入分析）；“分区”表示变量用于将数据划分为单独的训练、检验和验证样本；“拆分”的存在主要是为了能够和 Clementine（即现在的 IBM SPSS Modeler）相互兼容，具有此角色的变量不会在 SPSS 中自动成为拆分文件变量。

根据表 4-2 的数据库结构，设置示例数据库。

表 4-2 示例数据库结构

名称	类型	宽度	小数	标签	值	缺失	列	对齐	量	角色
code	数值(N)	5	0	编号	无	无	5	右	名义	输入
a0201	数值(N)	1	0	性别	{1,男}…	无	5	右	名义	输入
a0301	日期	10	0	出生日期	无	无	10	右	度量	输入
a0401	数值(N)	2	0	文化程度	{1,文盲}…	无	4	右	序号	输入
a0501	数值(N)	2	0	是否被诊断过高血压	{1,是}…	无	4	右	名义	输入

表 4-2(续)

名称	类型	宽度	小数	标签	值	缺失	列	对齐	量	角色
a0502	数值(N)	2	0	是否规律服药	{1,规律}…	无	5	右	名义	输入
a0601	数值(N)	6	2	身高	无	无	6	右	度量	输入
a0701	数值(N)	6	2	体重	无	无	6	右	度量	输入
a0801	数值(N)	3	0	收缩压	无	无	4	右	度量	输入
a0802	数值(N)	3	0	舒张压	无	无	3	右	度量	输入
a0803	数值(N)	8	0	脉搏	无	无	5	右	度量	输入
a0901	日期	10	0	调查日期	无	无	8	右	度量	输入

注:值属性的定义是根据调查表内容确定的,参见表 4-1 中调查表的内容。

在定义身高、体重等变量的小数位数时应该先调整前面的宽度,后定义小数位数。否则,容易出现“整个变量宽 2 位”而“小数位数宽 3 位”这样的矛盾。出现这样的问题后,系统会提示错误,请先把小数位数恢复为 0,再重新设置。

定义好变量属性的数据库结构,见图 4-6。

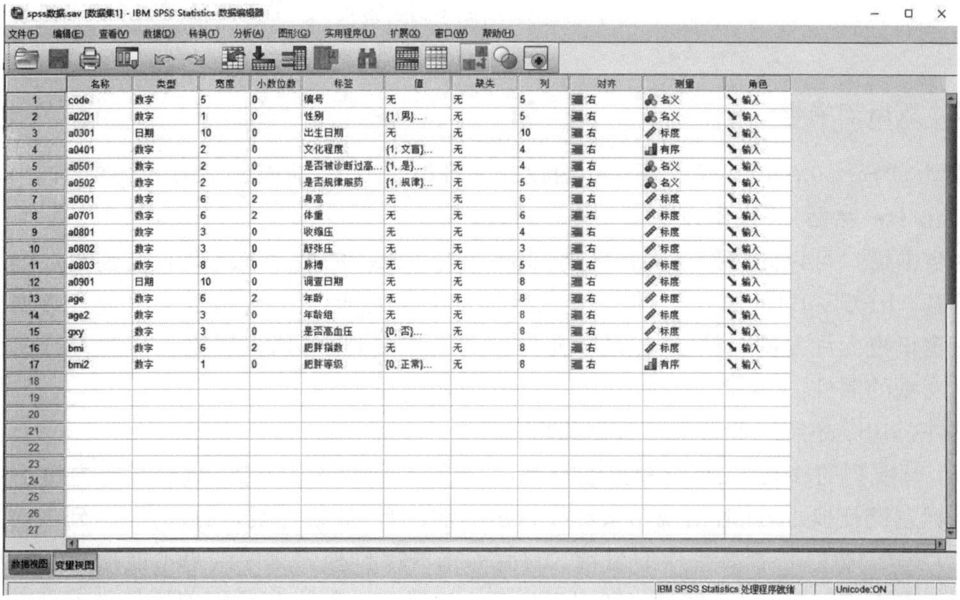

图 4-6　定义好变量属性的数据库结构

数据库定义完成后,可以在数据窗口逐条输入数据,见图 4-7。

把光标放在列标 a0301 上稍停片刻,其标签会显示出来“出生日期”。值得注意的是:在性别字段定义了取值范围“1 男、2 女”,可以直接用鼠标点击选取,也可以直接输入 1 或 2,但是如果输入 3,系统不会提示有错误,所以应当注意。

如果数据量小,可以直接输入 SPSS 窗口,但是如果数据量大,建议使用 Epidata 3 进行数据录入,然后导入到 IBM SPSS Statistics 27。

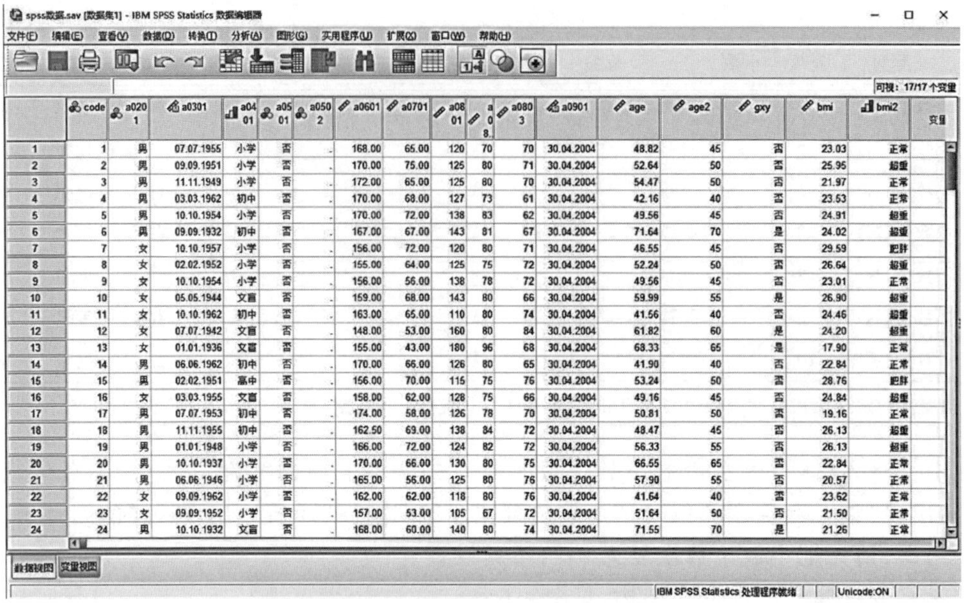

图 4-7　在数据库中输入数据

四、数据的编辑

IBM SPSS Statistics 27 与 Excel 的数据编辑相差不大，前面所学的 Excel 的选中、copy（复制）、paste（粘贴）等操作在这里一样可以使用。

在数据窗口可以同时操作多行多列，也可以与 Excel 的数据表之间直接复制数据，快捷键都是“Ctrl＋C”和“Ctrl＋V”。但是建议数据量不要大，因为容易造成死机或者数据丢失。在变量窗口也允许复制与粘贴，但是不允许一次操作多列，可以一次操作一列多行，大大方便定义变量的属性。

此外，SPSS 还有一些特殊的数据编辑操作。

（1）行或列的移动：先点击列标或行标，使该列或行为选中状态，放松鼠标左键后，再次按下鼠标左键拖拽之，此时出现一条红线指示当前位置，放松左键，列或行移动到当前位置。

（2）递增排序：选择要排序的列，右击列标，选升序排列。排序结果不能撤销，所以建议所有的数据库应该有一“序号”列，利用序号列递增排序才能恢复数据库原始排列顺序。

（3）递减排序：选择要排序的列，右击列标，选降序排列。如果按照多列排序，请先移动列，让第一排序变量在最左侧，然后选中多列执行排序操作。

（4）插入列或行：选择要插入的列或者行，点击菜单“编辑\插入变量或插入个案”命令。

（5）删除列或行：选择要删除的列或者行，右击列标或者行标，选“清除”，即可删除对应的记录或者变量。

SPSS 的文件操作也与 Excel 相似。

（1）新建数据：点击菜单“文件\新建\数据”命令。

（2）保存数据：点击菜单“文件\保存”命令，输入文件名，点击“保存”按钮。

（3）打开数据：点击菜单“文件\打开\数据”命令，选择要打开的文件，直接双击之。

(4) 另外保存一份数据：点击菜单“文件\另存为”命令，输入文件名，点击“保存”按钮。

(5) 关闭程序：点击菜单“文件\退出”命令，或者直接点击关闭按钮 X。

五、数据的导入与导出

SPSS 可以读取很多格式的数据，也可以把数据另存为很多格式，下面举一些典型例子。

1. 打开 Excel 数据文件

操作步骤如下。

(1) 点击菜单“文件\打开\数据”命令，在“文件类型”下拉列表框中选择“Excel(*. xls)”，选择要打开的文件夹，双击要打开的文件，见图 4-8。

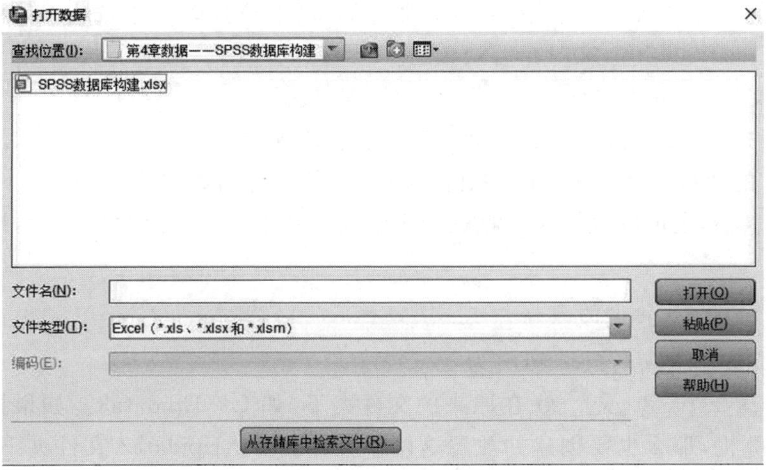

图 4-8　选择打开 Excel 文件类型的数据

(2) 弹出“读取 Excel 文件”窗口，见图 4-9。

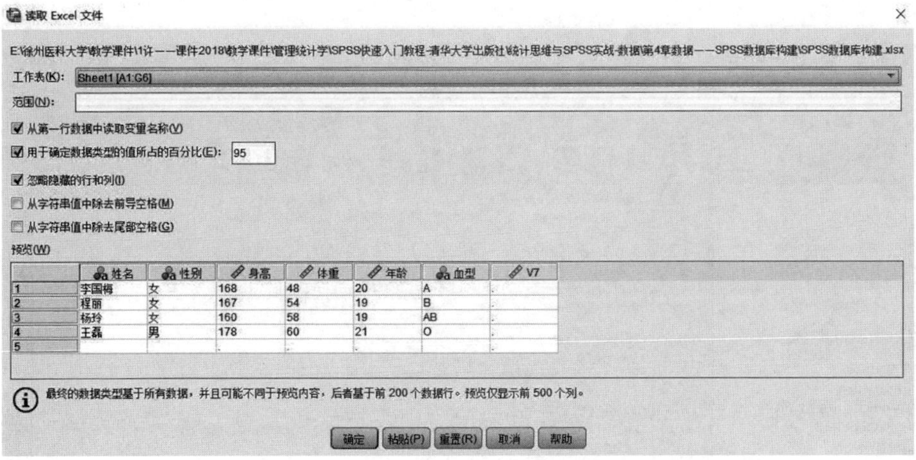

图 4-9　“读取 Excel 文件”窗口

复选框表示从表的第一行读入变量名。在下拉列表框中选择数据所在工作表及默认范围，然后点击“确定”按钮。

(3) 如果数据读入过程中存在疑问,SPSS会弹出结果窗口,告知可能存在的问题,关闭结果输出窗口,SPSS询问是否将输出的结果文件保存,选择“否”。

(4) 如果数据导入没有问题,直接进入数据编辑窗口。根据数据定义各变量的属性,完成数据库创建。

日期型字段格式最好设置为“日日月月年年年年(ddmmyyyy)格式”,如果导入的是两位年份的日期数据,SPSS自动把年份补充在1936—2035年之间。

如果读入的中文文本数据不完整,请先调整宽度和列,1个汉字留4个宽度,先清除数据,再从Excel中复制、粘贴。

2. 把SPSS数据输出为Excel格式

(1) 点击菜单“文件\另存为”命令,在“文件类型”下拉列表框中选择“Excel 97至2003(*.xls)”或“Excel 2007至2021(*.xlsx)”。

(2) 选择文件夹,输入文件名,然后点击“保存”按钮。

(3) SPSS打开结果窗口,显示转出信息,关闭,不保存。

(4) SPSS的变量名转为Excel文件的第一行,其余行为数据。

如果数据量小,也可以直接拷贝粘贴到Excel文件中去。如果数据量大,以转出的方式较为安全。

3. 接受Epidata 3转出的数据

(1) 从Epidat 3把gxy.rec转出为gxy.sps。

(2) 保持gxy.sps和gxy.txt在原来的文件夹下,如C:\Epidata3。如果拷贝这两个文件到了其他计算机,那么也要创建并放置这两个文件到C:\Epidata3文件夹下,否则系统报告“找不到C:\Epidata3\gxy.txt”。

(3) 直接双击gxy.sps文件。或者先打开SPSS,点击菜单“文件\打开\语法”命令,选择C:\Epidata3文件夹下gxy.sps文件。打开SPSS Syntax Editor(程序编辑窗口),见图4-10。

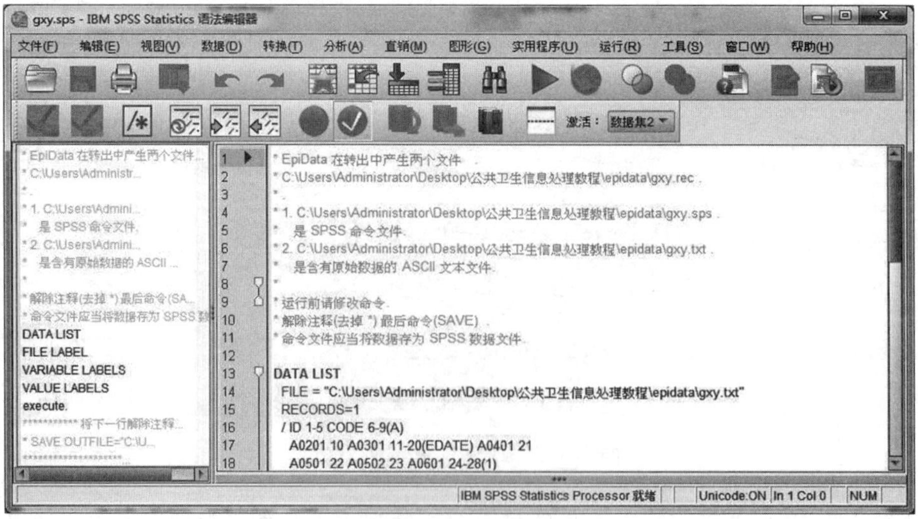
gxy.sps - IBM SPSS Statistics 语法编辑器
文件(F) 编辑(E) 视图(V) 数据(D) 转换(T) 分析(A) 直销(M) 图形(G) 实用程序(U) 运行(R) 工具(S) 窗口(W) 帮助(H)
激活: 数据集2
* EpiData 在转出中产生两个文件.
* C:\Users\Administrator\Desktop\公共卫生信息处理教程\epidata\gxy.rec .
* 1. C:\Users\Administrator\Desktop\公共卫生信息处理教程\epidata\gxy.sps .
* 是 SPSS 命令文件.
* 2. C:\Users\Administrator\Desktop\公共卫生信息处理教程\epidata\gxy.txt .
* 是含有原始数据的 ASCII 文本文件.
* 运行前请修改命令.
* 解除注释(去掉 *) 最后命令(SAVE) .
* 命令文件应当将数据存为 SPSS 数据文件.
DATA LIST
FILE = "C:\Users\Administrator\Desktop\公共卫生信息处理教程\epidata\gxy.txt"
RECORDS=1
/ ID 1-5 CODE 6-9(A)
A0201 10 A0301 11-20(EDATE) A0401 21
A0501 22 A0502 23 A0601 24-28(1)
DATA LIST
FILE LABEL
VARIABLE LABELS
VALUE LABELS
execute.
IBM SPSS Statistics Processor 就绪
Unicode:ON
In 1 Col 0
NUM

图4-10 程序编辑窗口

如果忘记了数据转出时的文件路径，无法完成第二步也没关系。请修改 gxy.sps 文件中的语句 FILE＝"C:\Epidata3\gxy.txt"为当前文件路径即可。

（4）点击菜单"运行\全部"命令，运行全部程序；数据导入完成，弹出结果输出窗口输出 6，显示导入数据的一些基本信息，见图 4-11。

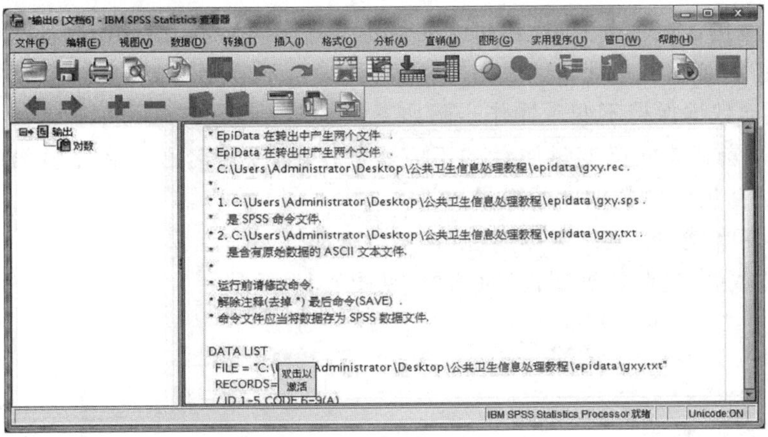

图 4-11　信息输出窗口

对于输出窗口，可以不关闭，以后所有的输出信息都在这一个窗口中依次向下排列。如果显示的信息并不重要，也可以随手将输出窗口关闭，等再一次有输出结果时，输出窗口会重新打开并自动增加一个序号，如输出 7。如果显示的信息很重要，如数据分析结果，可以将输出结果进行保存。

关闭输出窗口，此时的数据窗口已经含有所有记录了，再看变量窗口，Epidata 3 中定义的"性别"字段的取值及标签，这里可以识别 Epidata 3 中定义过的变量标签，见图 4-12。

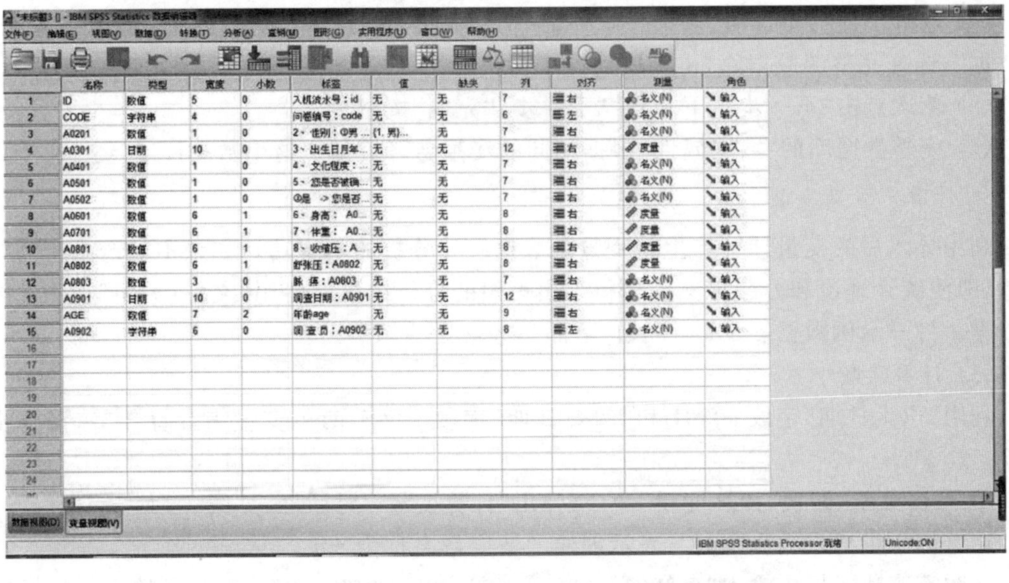

图 4-12　SPSS 识别 Epidata 3 中定义过的变量标签

其他变量尚未定义值，如"文化程度"字段，数据库只包含编码 1～5，如果此时不定义，一段时间以后可能忘记了1代表什么、5代表什么了。所以数据一旦转出,需要立即定义完整的数据库。还有变量的Label(标签)属性也需要修改。请参阅前面"数据库定义"部分修改数据库的"变量属性"。

4. 拷贝其他数据库的变量属性

如果数据库包含上百个变量,给每个变量定义一次属性,工作量还是不小的。相同的数据库,别人已经定义过了变量属性成为完整数据库的,不需要重复定义,可以复制完整数据库的变量属性而数据保持不变。操作步骤如下。

(1) 打开当前尚未定义变量属性的不完整数据库,变量名必须和完整数据库的变量名一致,否则无法拷贝完整数据库的变量属性。

(2) 点击菜单"数据\复制数据属性(拷贝数据属性)"命令。

(3) 弹出"数据\复制数据属性"对话框,见图4-13。

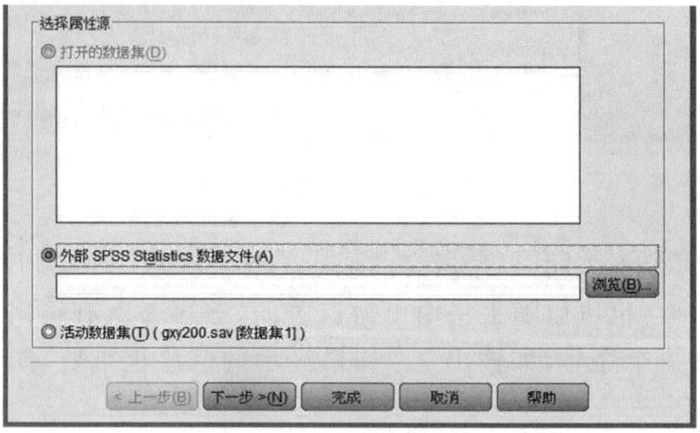

图4-13 "数据\复制数据属性"对话框

(4) 选择上面的单选钮:选择一个外部SPSS数据库,点击"浏览"按钮,弹出熟悉的"打开数据",选择完整的数据库,再次返回这个窗口。

(5) 依次点击"下一步""下一步""下一步""完成"按钮。

(6) 完整数据库的"数据属性"根据相同的变量名拷贝到了这个数据库。

5. 计算产生新变量

利用导入后的变量计算产生新变量是数据统计分析的基本功。如果不能产生所需要的变量,即使统计理论和方法再熟练也得不出理想的分析结果。使用"文件\关闭"功能关闭当前数据。打开示例数据gxy200. sav。下面举些常见的例子。

(1) 计算年龄

利用"出生日期"字段a0301和"调查日期"字段a0901两个变量来计算年龄,操作步骤如下。

① 点击菜单"转换\计算变量"命令,弹出"计算变量 "对话框,见图4-14。

在目标变量框中输入"age",表示创建的新变量名称为age。

在数字表达式框中输入"(a0901－a0301)/365.25/24/60/60"。变量的输入可以手工输入变量名,也可以在左侧变量框中选择变量然后点击向右的箭头。在SPSS中,两日期相减表示两日期之间的秒数,要把它换算成年还必须除以(365.25 * 24 * 60 * 60)才可以。

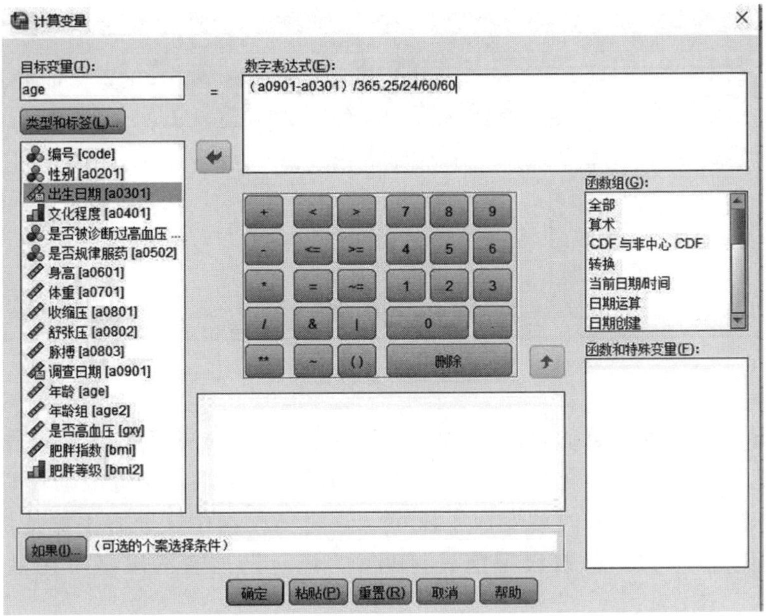

图 4-14　新变量计算对话框

> **活学活用**　如果数据库中没有调查日期这个变量，该如何计算年龄？
>
> 方法一：增加一个“调查日期变量”，用复制、粘贴的方法批量填入调查日期。
>
> 方法二：把年龄计算表达式“(a0901－a0301)/365.25/24/60/60”中的“a0901”替换为“DATE.DMY(30,04,2004)”即可。DATE.DMY(a,b,c)是用 a,b,c 三个数字转换成“日月年”格式的日期。
>
> 这个界面中部有一个“Functions(函数)”框，罗列了 SPSS 支持的所有函数。最常用的二项分布概率密度函数 PDF.BINOM(q_阳性数,n_实验次数,p_阳性概率)，二项分布累计概率函数 CDF.BINOM(q_阳性数,n_实验次数,p_阳性概率)，泊松分布概率密度函数 PDF.POISSON(q_阳性数,m_平均阳性数)，泊松分布累计概率函数 CDF.POISSON(q_阳性数,m_平均阳性数)。有这几个函数就可以直接进行统计推断。

下面有一个“如果”按钮，点击该按钮弹出“If 个案”对话框，可以设置条件，选择参与计算的记录。这里暂时不用。

这个界面的最下方有五个按钮：“确定”“粘贴”“重置”“取消”“帮助”。几乎所有的统计窗口都包括这五个按钮。“帮助”按钮无处不在，如果英语水平不够高，可借助于翻译软件。

② 如果此时点击“确定”按钮，新变量 age 产生，可以进入变量窗口设置其变量标签等属性。这里推荐不要使用“确定”按钮，而是使用下面的“粘贴”按钮。

③ 如果此时点击“粘贴”按钮，SPSS 把当前窗口的操作转换成程序文件，并弹出程序窗口，见图 4-15。(如果有程序窗口打开着，程序直接粘贴到该窗口，而没有新窗口弹出)。

④ 请在程序窗口的第一行添加如下信息“＊下面计算年龄变量”，星号表示这一行为注释行，不执行，为了增加程序的可读性，建议给每个程序段添加注释行。使用熟练后，不用调用菜单，可以直接在这里编辑分析程序。

值得注意的是，注释行与程序行之间需要空一行，紧挨着注释行的语句也被认为是注释

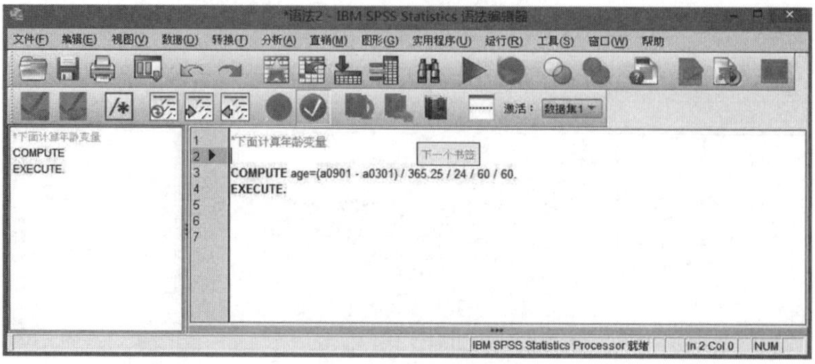

图 4-15　程序窗口

语句，不予执行。更值得注意的是：如往程序窗口编辑汉字时可能会出现乱字符，没关系，请继续编辑，如把程序窗口最小化后再打开时乱字符变成了汉字，或者滚动窗口的滚动条，让乱字符离开窗口，再滚动回来时就变成了汉字。这可能是与中文兼容不好造成的，不影响使用。如果想避免乱字符出现，打汉字前先打两个“＊　＊”，所有的汉字写在星号中间即可避免乱字符出现。

⑤ 如果使用“粘贴”按钮，那么到目前为止，age 变量尚未产生，因为只是产生了程序，还没有运行该程序。要运行程序，首先选中这两句程序，点击工具栏上绿色三角形状的“运行选定项”按钮，程序运行完毕，age 变量产生，请进入变量窗口设置其属性：变量名为“age”、变量类型为“数值”、宽度为“6”、小数位数为“2” 、标签为“年龄”。

⑥ 重要的分析程序需要保存，下面开始保存分析程序。在语法编辑器窗口，点击菜单“文件\保存”命令，在弹出的另存为窗口中选择合适的文件夹，在“文件名”框中输入“gxy 分析程序”，点击“保存”按钮，见图 4-16。

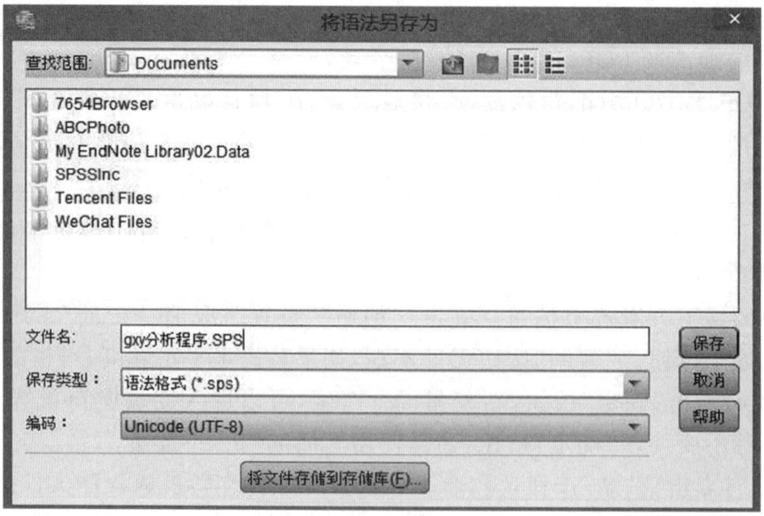

图 4-16　保存分析程序窗口

⑦ 保存了分析程序后，不要关闭程序窗口，以便后面再点击“粘贴”按钮，所有的分析程序会依次保存在这个文件中，千万不要忘记给每一段程序添加注释和空行，否则理解程序会变得困难。

(2) 把年龄离散成年龄组

年龄是带有两位小数的数值型，在分析中，常常需要把年龄离散成年龄组。操作步骤如下。

① 点击菜单“转换\计算变量”命令，弹出“计算变量”对话框，在目标变量框中输入“age2”，在数字表达式框中输入“age－mod(age,5)”。

② mod( )函数已经在 Excel 中介绍过了，mod(age,5)表示取年龄除以 5 后的余数。

③ 点击“粘贴”按钮，SPSS 的程序又多出几行程序来。

④ 到程序窗口添加注释、空行、选中、点击“运行选定内容”按钮，变量 age2 产生了。

⑤ 进入变量窗口设置其属性：变量名为“age2”，变量类型为“数值”，宽度为“3”，小数位数为“0”，标签为“年龄组”。

> **离散技巧** Mod( )函数常常用在等距离离散，如果是不等距离的离散可以使用菜单“转换\重新编码”命令进行处理。可以重新编码到一个新变量，也可以重新编码到同一个变量中。根据提示可以完成，这里留给读者自己探索学习。如果难度太大，不等距离的离散还可以用程序来实现，参考下面的(5)用程序把肥胖指数 BMI 离散成肥胖等级。

(3) 根据血压值判断是否属于高血压

实现这个目的一般分两步：第一步创建 gxy 变量，都赋值为 0，表示非高血压。然后根据条件“如果收缩压≥140 mmHg 或者舒张压≥90 mmHg 或者以往确诊过高血压”把 gxy 变量赋值给 1，表示是高血压。操作步骤如下。

① 在程序窗口最后一行添加下面的注释语句。

```
* 下面根据血压值判断是否是高血压
```

然后，添加一个空行。

② 回到数据窗口，点击菜单“转换\计算变量”命令，弹出“计算变量”对话框，在目标变量框中输入“gxy”；在数字表达式框中输入“0”。点击“粘贴”按钮。

③ 点击菜单“转换\计算变量”命令，弹出“计算变量”对话框，在目标变量框中仍然输入“gxy”；在数字表达式框中输入“1”。点击“如果”按钮，弹出条件定义窗口，选择第二个单选钮“如果个案满足条件则包括”，然后在文本框中输入“a0501=1 or a0801 >= 140 or a0802 >= 90”然后点击“继续”按钮，见图 4-17。

④ 返回到“计算变量”对话框，在“如果”按钮后面出现了给出的条件。

⑤ 点击“粘贴”按钮。

⑥ 回到程序窗口，选中产生的两段程序，运行，见图 4-18。

⑦ 变量 gxy 产生，进入变量窗口设置其属性：变量名为“gxy”，变量类型为“数值”，宽度为“1”，小数位数为“0”，标签为“是否高血压”，取值为“0 否 1 是”。

解释：在组合条件中，经常用到两个组合操作符，“and(和)”和“or(或)”，前者表示两个条件同时满足，后者表示两个条件满足其一。请思考：在文本框中输入“a0501=1 and a0801 >= 140 and a0802 >= 90”，筛选出来的是什么对象？

(4) 计算肥胖指数 BMI

肥胖指数为一个人的体重(kg)除以身高(m)的平方，反映一个人的肥胖程度。在 SPSS 中如何完成 BMI 的计算？操作步骤如下。

① 点击菜单“转换\计算变量”命令，弹出“计算变量”对话框，在目标变量框中输入

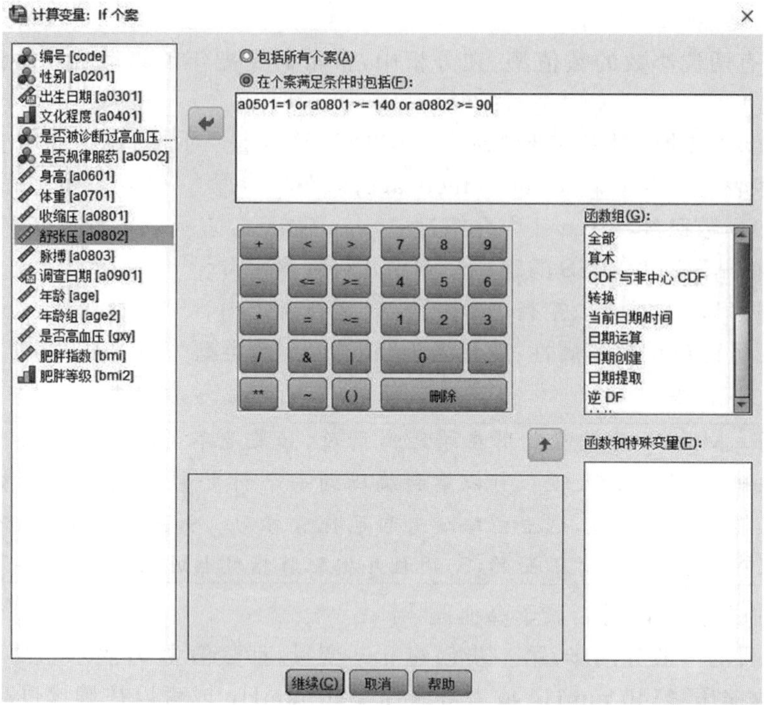

图 4-17　条件定义窗口

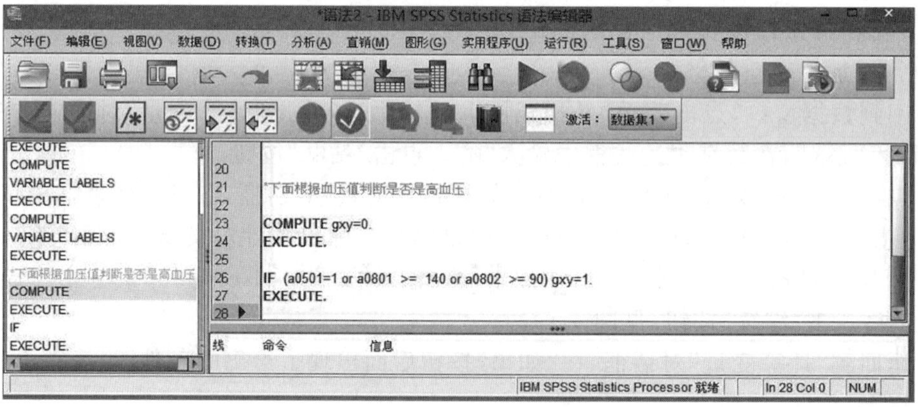

图 4-18　选中并运行程序

“BMI”；在数字表达式框中输入下面的内容：

```
a0701 / (a0601 / 100) * * 2
```

解释：肥胖指数是用体重(kg)除以身高(m)的平方。在 SPSS 中用“ * * ”符号后接指数，而在 Excel 中用“^”符号。

② 点击“如果”按钮，选择上面的单选钮“所有个案”，去除以前设置的条件。点击“继续”按钮，返回“计算变量”对话框。

③ 点击“粘贴”按钮，SPSS 把当前窗口的操作转换为程序。

④ 到程序窗口添加注释、空行、选中、点击“运行选定内容”按钮，变量 BMI 产生了。

⑤ 进入变量窗口设置其属性：变量名为“BMI”，变量类型为“数值”，宽度为“6”，小数位数为“2”，标签为“肥胖指数”。

（5）用程序把肥胖指数 BMI 离散成肥胖等级。

根据肥胖指数判断个人是“正常”“超重”，还是“肥胖”，对成人而言，BMI 超过 24 为超重、超过 28 为肥胖。有了以前的经验，可以试着编辑一些程序，操作步骤如下。

① 直接进入程序窗口，输入程序内容如下。

```
* 下面把肥胖指数离散成正常、超重、肥胖：
* 注意每一个完整语句后面有一个句点“.”。
* 注释语句与程序语句之间有一空行。

COMPUTE BMI2 = 0.
EXECUTE.
IF (BMI>24 and BMI<=28) BMI2 = 1.
EXECUTE.
IF (BMI>28) BMI2 = 2.
EXECUTE.
```

② 选中本段程序，点击“运行选定项”按钮，变量 BMI2 产生了。

③ 进入变量窗口设置其属性：变量名为“BMI2”，变量类型为“numeric(数值型)”，先设小数位数为“0”，后设宽度为“1”，标签为“肥胖等级”，取值为“0 正常、1 超重、2 肥胖”。

6. 选择参与分析的记录

现在有 200 条记录，在统计分析时选择既往确诊过高血压的患者(a0501＝1)，分析用药情况，这时就要选择参与分析的记录。

（1）点击菜单“数据\选择个案”命令，弹出“选择个案”对话框，见图 4-19。

在选择框有五个单选钮，分别是：所有个案、如果条件满足、随机个案样本、基于时间或个案范围、使用过滤变量。在下面输出框中有三个单选钮，分别是：过滤掉未选定的个案、将选定个案复制到新数据集、删除未选定个案。一般使用默认的过滤选项，慎重使用删除选项，避免数据库破坏。

（2）选择“如果条件满足”单选钮，此时，该按钮由灰色变为黑色，表示可以使用该按钮了。

（3）单击“如果”按钮，弹出“选择个案：If”对话框，在框中输入“a0501＝1”，见图 4-20。

然后点击“继续”按钮，返回到“选择个案”对话框，在“如果”按钮后面出现了前面设置的条件。

（4）点击“确定”按钮，选择完成。或者点击“粘贴”按钮，保存选择程序，并进入程序窗口添加注释，然后运行这段程序，选择完成。

（5）回到数据窗口，发现不符合条件的记录的行标全都用斜线勾掉了，并且多了一个 filter_＄变量。以后的各种统计分析只有符合条件的记录参与。其他的一些操作仍然是针

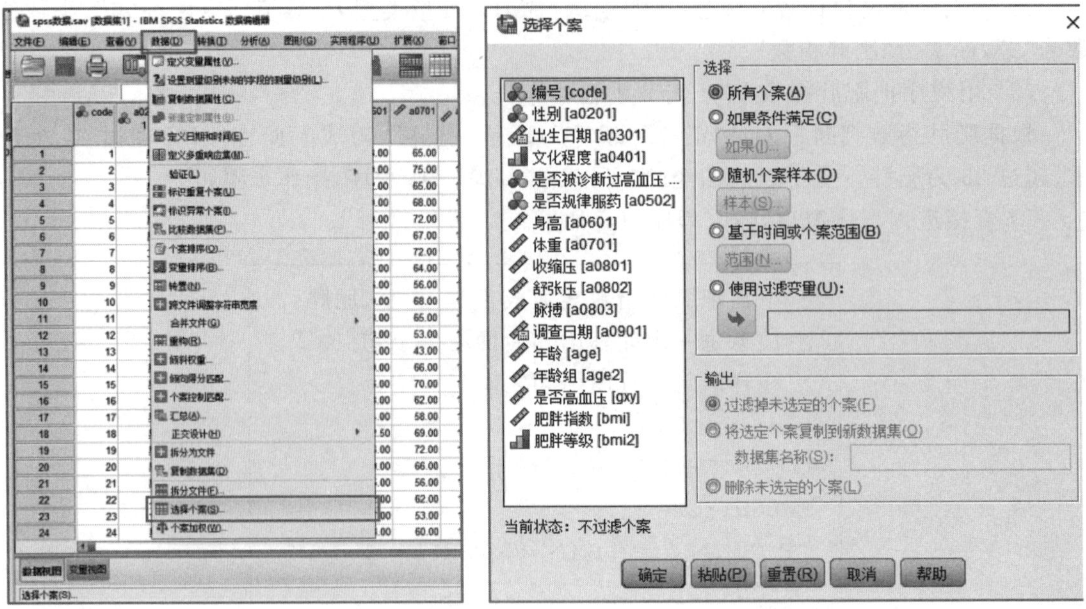

图 4-19　选择参与分析的记录

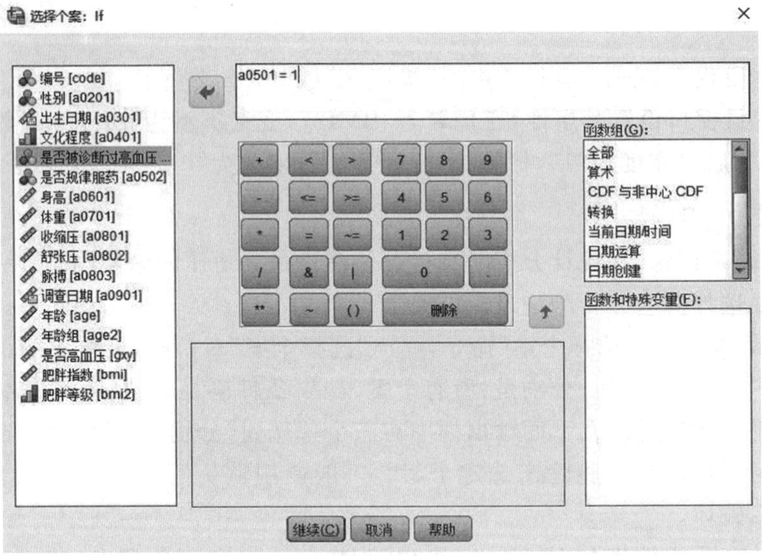

图 4-20　输入选择记录的条件

对整个数据库的，如排序、计算产生新变量等。

（6）现在需要撤销对记录的选择，重新点击菜单“数据\选择个案”命令，进入“选择个案”对话框，选择“所有个案”即可。或者关闭数据库，重新打开，虽然 filter_ $ 变量依然存在，但并不起作用。

保存程序是一个好习惯，因为一旦数据有所变动，重新运行程序就可以了，不必再调用菜单、设置参数。数据变动是常有的事情，尤其是大样本资料，数据清理工作非常烦琐，容易有疏漏。经常一边做预分析，一边保存有用的分析程序，一边做数据清理，数据会不断地变动。到最后，预分析结束，清理完成，选中所有的程序，重新运行一遍，才能得出前后一致的统计结果。

注意：如果在 IBM SPSS Statistics 27 使用过程中突然“死机”，对各种操作没有响应，其他程序运行正常，这是一种假死机，这时请点击“保存”按钮，可以复活。

接下来利用从原始数据库中随机筛选 200 例样本(见表 1-2)，介绍 SPSS 的基本统计分析功能。

第二节　计量资料的统计分析

计量资料在 SPSS 的变量视图中其“测量”属性设置为标度，其图标是一把黄色的尺子，表示这类资料是用有刻度的测量器械测量出来的。计量资料是统计分析中常见的资料类型，如示例中的身高、体重、收缩压、舒张压、脉搏等。

一、描述性统计分析

计量资料的描述性统计分析非常重要，几乎所有计量资料在进行统计推断之前都需要进行描述性分析，观察数据的分布状态和基本统计参数，为进一步选择合理的统计分析方法打下基础。举例来说，后面介绍 t 检验、方差分析都要求数据符合近似正态、等方差的条件，数据是否符合近似正态、是否等方差就要先行此描述性分析。

SPSS 对计量资料的描述性统计分析非常简便，结果也很丰富，下面以分析示例数据库中“身高 a0601”变量为例，介绍如何对身高变量进行描述，以及结果的解读。

1. 操作步骤

(1) 打开“gxy200. sav”数据库、“gxy 分析程序. sps”程序文件。

(2) 点击菜单“分析\描述统计\探索”命令，弹出“探索”对话框，见图 4-21。

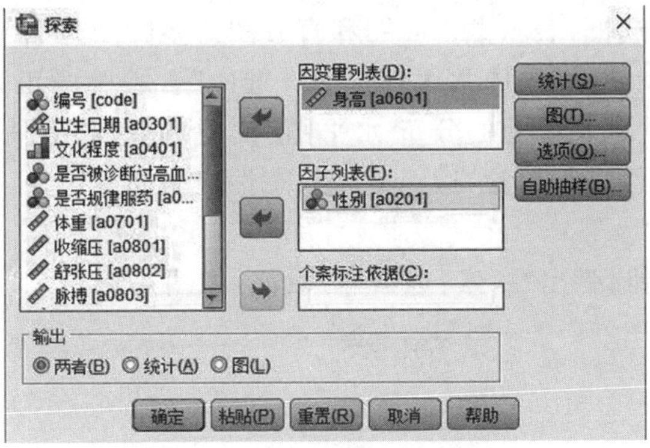

图 4 21　“探索”对话框

在因变量列表框中选入“身高”变量。选入的方法是在窗口左侧的列表框中选择变量“身高[a0601]”，然后点击因变量列表框左侧的方向按钮就可以了。移出变量的操作正好反过来，在因变量列表框中选中变量，方向按钮自动转换方向，点击方向按钮，即可移出。其他框中的变量选择的方法相同。

因变量列表表示即将参与分析的变量，可以同时选入多个变量，一次可以分析多个变量。为了便于学习和解释结果，这里只分析“身高”这一个变量。

（3）在因子列表框中选入“性别”变量。这里是分层因素，分男女来描述“身高”变量。不同性质的数据不能在一起统计分析，这是统计分析的一般原则。

（4）在显示输出框中默认第一个“两者(B)”，表示既显示 Statistics（统计量）又显示 Plots（统计图形）。

（5）点击“统计”按钮，弹出“探索：统计”对话框，见图 4-22。选中这四个复选框，其含义就是让 SPSS 给出以下内容：描述（平均值的置信区间：95%）、M-估计量、离群值、百分位数等统计量。然后点击“继续”按钮，返回探索设置界面。

（6）点击“图(T)”按钮，弹出“探索：图”对话框，见图 4-23。

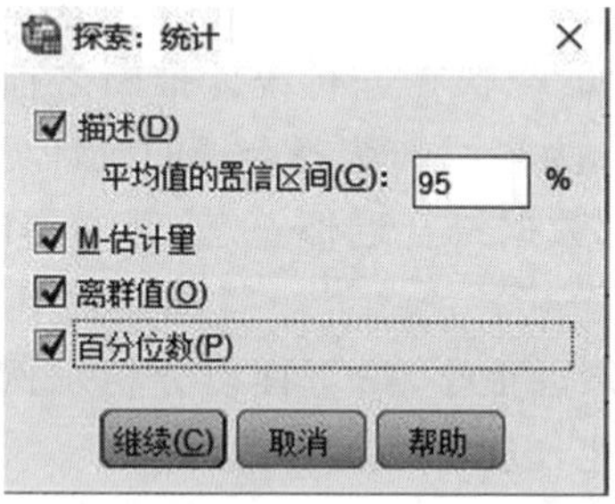

图 4-22　选择统计量

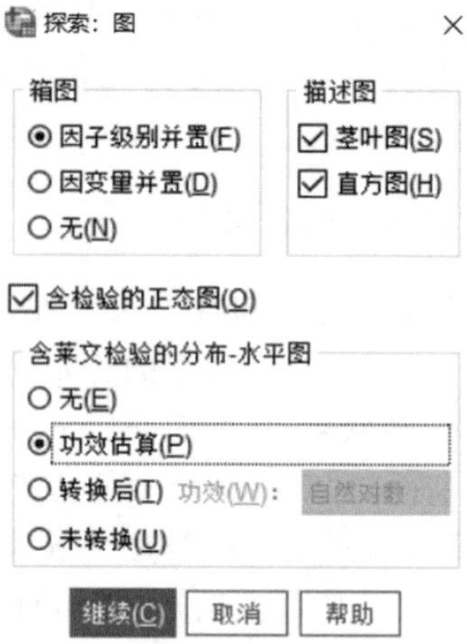

图 4-23　选择统计图形

在箱图框中选择第一个单选钮按因子级别并置，另外两个分别是因变量并置和无。在描述图框中选择两个复选框，表示做茎叶图和直方图。茎叶图是用字符的形式，横向表示出的频数分布，国外较推崇此图，国内常用直方图。选中“含检验的正态图”复选框，表示正态曲线和正态检验。在“含莱文检验的分布-水平图”框中选择“功效估算(P)”，在有分层变量存在时对两者的方差齐性进行检验，这一点和正态性检验同等重要。点击“继续”按钮，返回探索设置界面。

（7）点击“选项”按钮，弹出“探索：选项”对话框，见图 4-24。

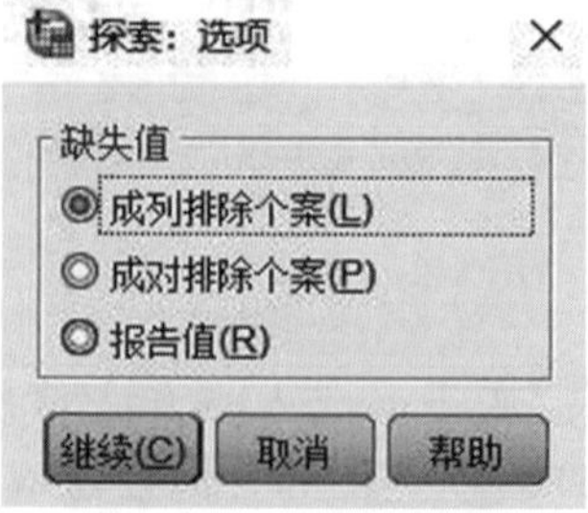

图 4-24　选择选项

这里有三个单选钮表示对缺失值如何处理。不改变其默认设置，只是认识一下它们，其含义分别是：成列排除个案，表示在预分析的变量列表中只要有一个变量含有缺失值，就把这条记录排除；成对排除个案，表示只有正在分析的变量含有缺失值才把它排除，不管其他变量是否有缺失值；报告值，表示当分组变量含有缺失值时把缺失值当作一类进行报告。点击“继续”按钮，返回探索设置界面。拔靴法（自助抽样或 bootstrap）有多种译法，这里仅提示名称不同，不做功能介绍。

（8）设置结束，点击“确定”按钮。结果窗口打开，显示结果。浏览一下结果，看看结果是否满足需要，如果结果不能满足需要，则需重新设置，再次运行。

（9）强烈建议点击“粘贴”按钮保存分析程序。如果已经点击“确定”按钮了，还能保存程序，需点击常用工具栏上第四个按钮“重新调用最近使用的对话框”按钮，弹出下拉列表框，所有以前执行过的对话框都在这里保留，点击第一行“探索”，打开“探索”对话框，这时点击“粘贴”按钮，粘贴程序。然后手工添加注释、空行，运行之。只要不关闭 SPSS，最近使用的模块和参数都在对话框中。重新调用最近使用的对话框按钮，在结果输出窗口是第五个按钮。

2. 结果的解读

运行分析程序后出现结果显示窗口，见图 4-25。

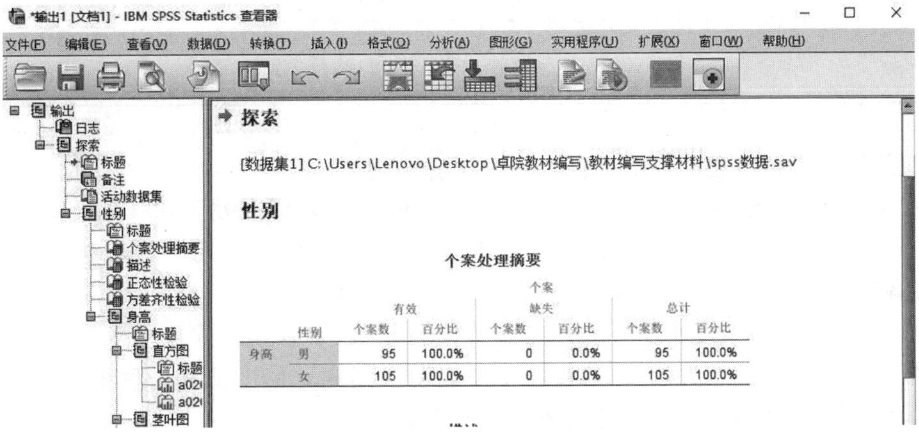

图 4-25　结果显示窗口

结果显示窗口也包括标题栏、菜单栏、工具栏、结果显示窗口、状态栏等。结果显示窗口分左右两部分，右侧是详细输出结果，左侧是树状目录结构，因为 SPSS 提供了大量的统计分析结果，所以树状目录结构方便用户从中快速查找需要的结果。

对用户来说最有用的就是详细结果输出窗口。由于版本原因，输出窗口中会有一些繁体中文，但总体来讲不影响理解。下面分别介绍分析结果。

（1）观察值处理摘要，结果见表 4-3。

表 4-3　观察值的数量及缺失值情况

性别	有效		遗漏		总计	
	N	百分比	N	百分比	N	百分比
男	95	100%	0	0%	95	100%
女	105	100%	0	0%	105	100%

这张表反映缺失值的情况。

(2) 描述性统计资料,结果见表 4-4。

表 4-4 描述性统计分析结果

统计描述指标		统计资料	标准误
均值		167.46	0.51
95%置信区间	下限	166.44	
	上限	168.48	
5%修整均值		167.63	
中位(中位数)		168.00	
方差		25.20	
标准差		5.02	
极小		155.00	
极大值		177.30	
范围		22.30	
四分位距		5.00	
偏度		−0.59	0.25
峰度		0.06	0.49

女性的统计表结构相同,此处省略。

这张表的信息最有用。均值 167.46 cm 反映集中趋势;标准差 5.02 cm 反映离散趋势;中位数 168.00,与均值相差不大,说明数据不是严重偏态分布,能用均值反映其集中趋势。如果相差较大,用中位数反映集中趋势。去掉 5%异常值的均值为 167.63,不等于均值,表示两端可能有异常值;偏度小于 0 表示有点负偏态分布,如果偏度大于 0 表示正偏态分布;峰度稍微大于 0 表示有点尖峭峰,峰度小于 0 表示平阔峰。偏度值和峰度值如果有一个在(−1.64,1.64)范围之外,提示可能是非正态分布。

这里还给出了均值、偏度、峰度指标的 Std. Error(标准误)。

(3) M-评估值,结果见表 4-5。

表 4-5 M-评估值结果

性别	Huber 的 M-评估值	Tukey 的双权重	Hampel 的 M-评估值	Andrews 波
男	168.04	168.23	167.97	168.24
女	156.72	156.69	156.91	156.69

这是用四种方法估计的最稳健集中趋势,当数据并非正态分布并且均值与中位数相差较大时,可以使用 M-估计值反映其集中趋势。

(4) 百分位数,结果见表 4-6。

表 4-6　百分位数结果

	性别		百分位数						
			5	10	25	50	75	90	95
加权平均(定义 1)	身高	男	156.80	160.00	165.00	168.00	170.00	173.00	175.20
		女	147.30	150.00	153.50	156.00	160.00	164.40	166.70
Tukey 的枢纽	身高	男			165.00	168.00	170.00		
		女			154.00	156.00	160.00		

这里给出了 5%、10%、25%、50%、75%、90%、95%七个百分位数，还给出了 Tukey 方法的四分位数和中位数。Tukey 法是删除异常值后的百分位数，两种方法有差异说明存在异常值。

(5) 极端值，结果见表 4-7。

表 4-7　男性身高极端值情况

极端值	序号	案例号	值
最高	1	99	177.3
	2	70	177
	3	56	176
	4	193	176
	5	172	175
最低	1	65	155
	2	64	155
	3	59	155
	4	15	156
	5	94	157

女性的统计表结构相同，此处省略。

这里分组列举出 5 个极大值、5 个极小值，有助于发现数据极值或者数据输入错误。

(6) 正态性检验(常态检定)，结果见表 4-8。

表 4-8　正态性检验结果

性别	Kolmogorov-Smirnov			Shapiro-Wilk		
	统计量	df	Sig.	统计量	df	Sig.
男	0.136	95.000	<0.001	0.954	95.000	0.002
女	0.094	105.000	0.023	0.988	105.000	0.489

这里用 Kolmogorov-Smirnov 和 Shapiro-Wilk 两种方法检验数据的分布是否符合正态性。其中前者经过 Lilliefors 校正，而后者没有校正，况且样本超过 5000 后不再计算，所以常常选择前者的结果。

正态性检验的无效假设 H_0：属于正态分布；备择假设 H_1：不属于正态分布。当 Sig.

(Sig. 表示概率 P 值)＜0.05,表示数据不属于正态分布。本例按照 Kolmogorov-Smirnov 方法可认为数据不符合正态分布(不正态的原因可能存在界值偏倚)。正态性检验的意义在于帮助选择合适的统计方法。t 检验和方差分析都要求数据近似正态,如果条件不能满足建议选择非参数检验。

(7) 方差齐性检验,结果见表 4-9。

表 4-9　方差齐性检验结果

指标	Levene 统计量	df1	df2	Sig.
基于均值	0.722	1	198	0.397
基于中值	0.986	1	198	0.322
基于中值和带有调整后的 df	0.986	1	196.39	0.322
基于修整均值	0.831	1	198	0.363

基于均值和基于中值等四种方法的方差齐性检验,Sig. ＞0.05,可以认为组间方差齐。

(8) 茎叶图和直方图

茎叶图以整数为茎,以小数为叶,横向显示其频数,并把极值自动归于一类,见图 4-26。直方图缺少极值自动归类的功能,参见图 4-27。

```
身高 茎叶图:
a0201= 男

 频率     Stem & 叶

   5.00 Extremes    (=<157)
  10.00      16 . 0000000011
   4.00      16 . 2233
  12.00      16 . 444455555555
   8.00      16 . 66777777
  14.00      16 . 88888888899999
  24.00      17 . 000000000000000000000111
  11.00      17 . 22222223333
   3.00      17 . 455
   4.00      17 . 6677

 主干宽度:    10.00
 每个叶:       1 个案
```

图 4-26　茎叶图

直方图见图 4-27,比较简单,不做过多介绍。

SPSS 默认的图表不一定满足用户的习惯,如何修改编辑图形,后面专节介绍。

(9) 箱式图和 QQ 图

箱式图越来越受到大家的欢迎,因为它包含的信息较丰富。箱中间黑线表示中位数;箱的上下边为四分位数;箱上下的黑线表示除掉异常值、极值之外的最大值和最小值;黑线外的圆圈点表示异常值(outlier),星点为极端值(extreme points)。所谓异常值,是超过箱外 1.5 倍四分位数间距,不足 3 倍四分位数间距的点。所谓极端值,是超过箱外 3 倍四分位数间距的点,点旁边有该记录的记录号,见图 4-28。如果异常值、极端值太多,点与编号互相重叠,反而看不清楚了。

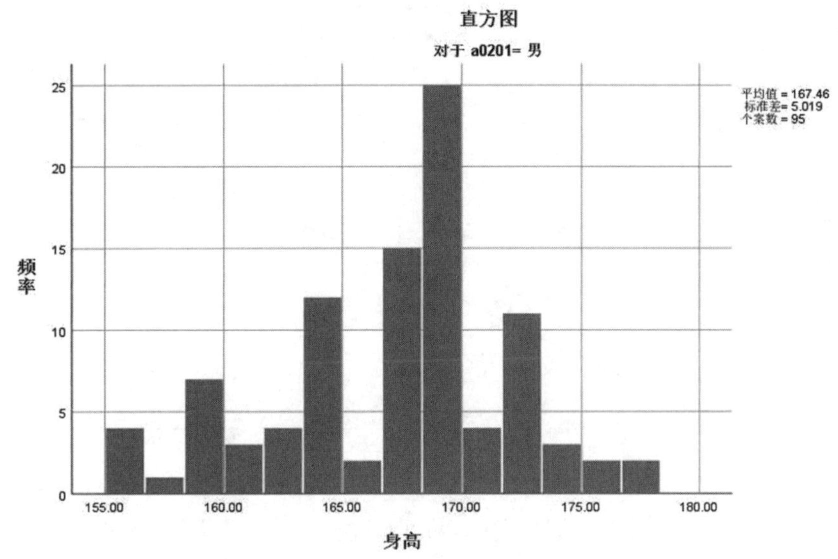

图 4-27　直方图

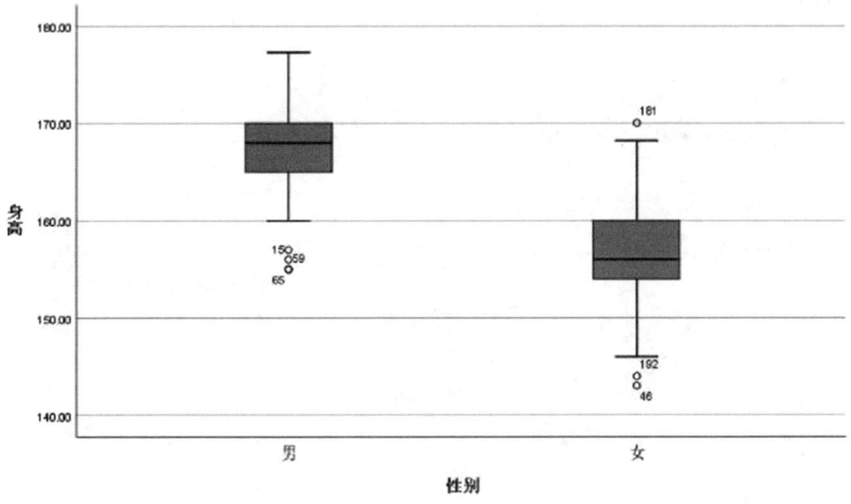

图 4-28　箱式图

QQ 图常用来观察数据的正态性。如果数据属于正态，点应该沿着参考线分布，如果离线较远提示数据可能不是正态的，见图 4-29。另外还有去趋势 QQ 图，与 QQ 图的作用相同，只不过数据做了变换，去掉线性趋势，故参考线为等于 0 的一条直线，散点也应该分布在线上，这里不再图示。

3. 结果的选用与编辑

(1) 导出结果。结果可以直接保存，保存为 *.spo 文件，但是这个文件如果拷贝到其他没有安装 SPSS 软件的机器中就不能直接打开编辑了。

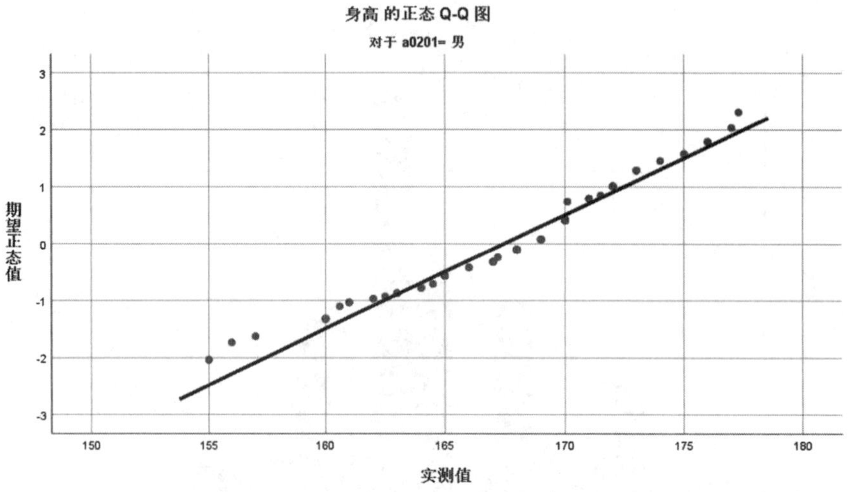

图 4-29　QQ 图

用户可以把结果导出为 Word 格式或者网页格式。Word 格式可以用 Word 软件打开和编辑，网页格式可以用网络浏览器软件打开。把数据导出的操作步骤如下。

① 在结果输出窗口右击空白区域，弹出快捷菜单，选择“导出”命令，弹出“导出输出”窗口，见图 4-30。

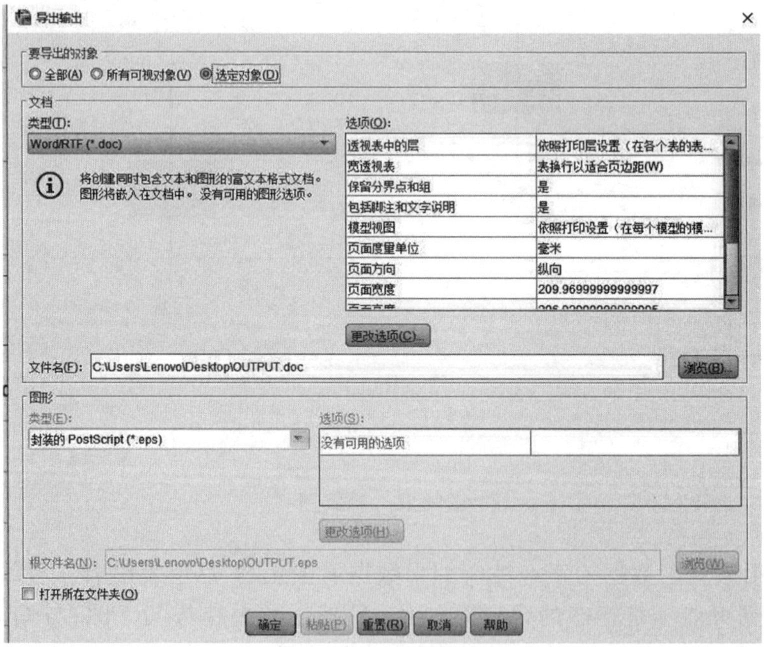

图 4-30　结果的选用与导出

② 在类型中选择“Word/RTF”选项。

③ 在文件名中利用右侧的“浏览”按钮指定文件夹，输入文件名，点“保存”按钮返回到这个导出窗口。

④ 在“导出的对象”中选择“All Visible Objects(所有可视对象)”单选钮，另外两个选项分别是“全部”和“选定对象”。

⑤ 设置完毕，点击“确定”按钮。输出结果可以导出为 Word 文档。

(2) 表格的选用与编辑。有时可能只需要结果中的一个表格，此时可以用鼠标右击该表格，从弹出菜单中选择“复制”命令，然后粘贴到 Word 或者 Excel 软件。建议先粘贴到 Excel 软件，进行必要的修改与编辑，做成规范的三线统计表格，然后再拷贝粘贴到 Word 文档。有时使用 SPSS 以前的老版本，表格直接拷贝粘贴到 Word，所有的汉字都会错乱，此时可以先粘贴到 Excel，汉字不会出错，编辑修改完毕，再粘贴到 Word。

(3) 图表的选用与编辑。SPSS 的图表有时不符合使用者的习惯，这里介绍图表的编辑方法。操作步骤如下。

① 双击要编辑的图表，弹出“图表编辑器”窗口，见图 4-31。

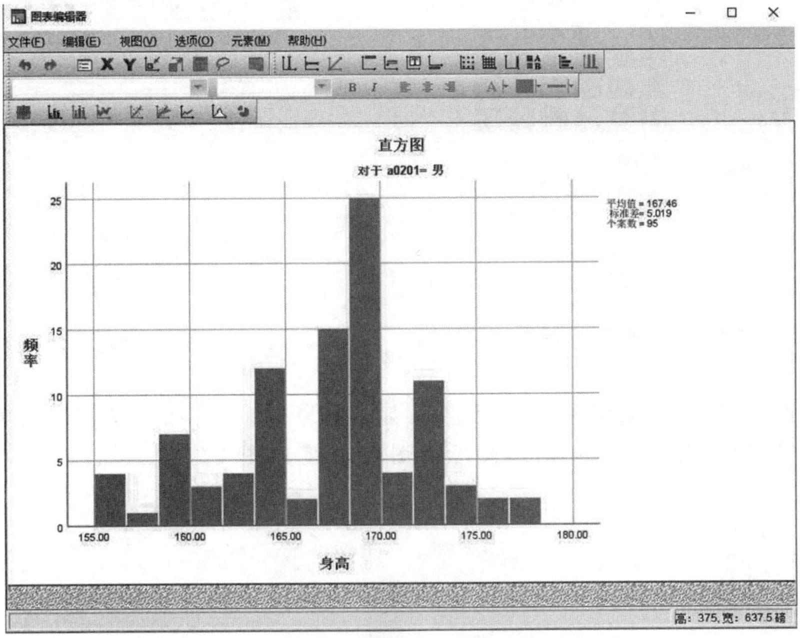

图 4-31 “图表编辑器”窗口

② 编辑标题。单击标题“直方图”将鼠标指针移到“直方图”三个字的位置，两次单击，出现光标，此时可以修改标题。若想要修改标题的文本样式，如颜色、字体等，双击标题，弹出“属性”对话框，选择“文本样式”选项卡，见图 4-32。

若想添加一个新的标题，可以在空白处单击鼠标右键，选择“添加标题”。图表默认的标题一般放在图表的下方，我们常删除标题，放在 Word 文档中。

③ 编辑纵轴。双击纵轴，弹出“属性”对话框，选择“刻度”选项卡，编辑纵轴，见图 4-33。

修改轴标题：两次单击轴标题，出现光标，即可修改。其余内容可在“属性”对话框中修改。在刻度选项页面，根据数据最大值、最小值设置显示的纵轴取值范围，主变量可以根据取值范围设置主刻度，在下面的类型/刻度框中可以选择刻度的类型，一般默认为线性。

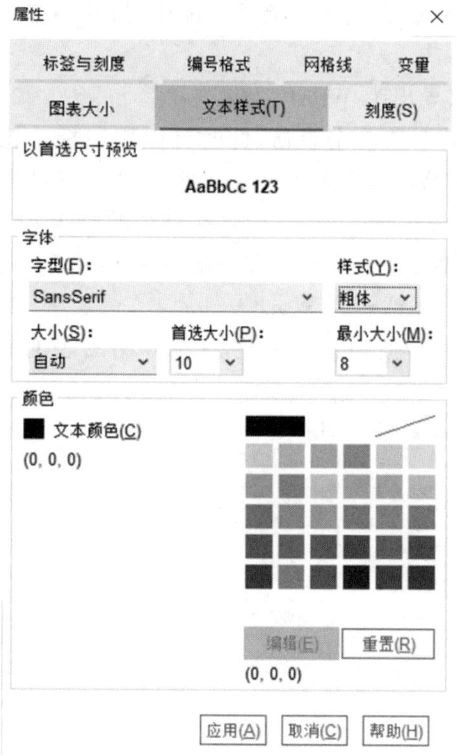

图 4-32　修改标题“属性”对话框

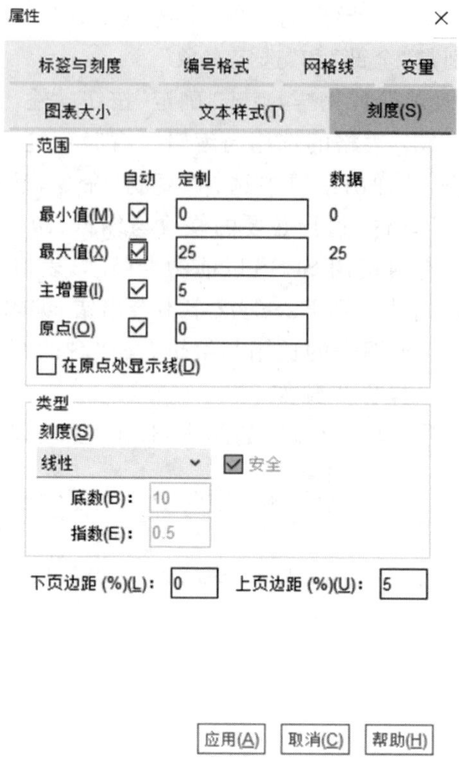

图 4-33　编辑纵轴“属性”对话框

在“标签与刻度”页面的辅刻度标记，勾选显示刻度标记，将辅刻度标记的个数改为 10。最后点击“应用，完成”对纵轴的修改，图形由图 4-34 变成图 4-35。

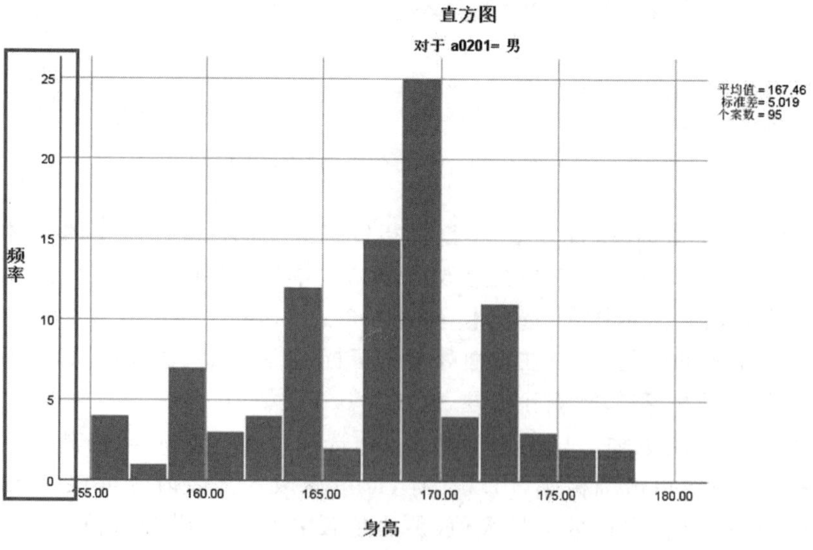

图 4-34　编辑纵轴前

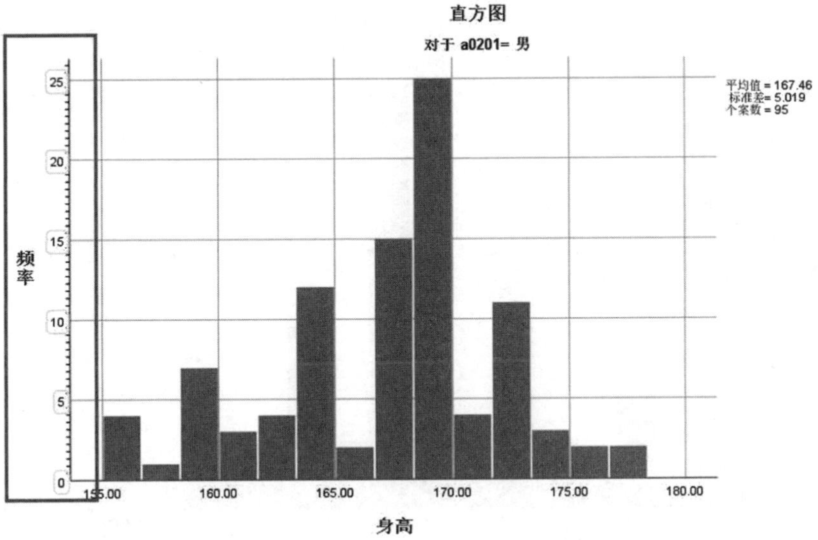

图 4-35　编辑纵轴后

④ 编辑横轴。双击横轴，弹出“属性”对话框，选择“刻度”选项卡，编辑横轴，见图 4-36。

横轴的编辑方式与纵轴类似，可以参照纵轴进行。如果横轴值过大，比如成千上万，可以在编号格式选项页面，将比例因子改为 10 或 100、1000 等来减少标签的长度。标签较长时，可以在标签与刻度选项页面/标签方向框中选择垂直，如果有其他需要可以根据自己的实际需要选择标签方向。选择辅刻度标记个数为 3 个。

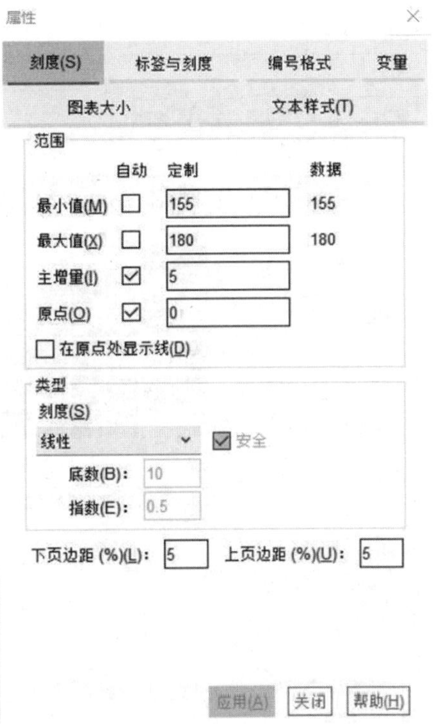

图 4-36　编辑横轴“属性”对话框

设置完毕，点击“应用”按钮，到此为止，图表基本上规范了，见图 4-37。还可以进一步美化图表。

⑤ 修改横纵坐标的字体字号。双击横坐标或者纵坐标上的标签，弹出“属性”窗口，在文本样式中可以进行设置。

⑥ 修改图表的其他属性。

单击图表中的柱子，所有的柱子四周都出现边框，表示现在处于选中状态，再双击柱子，弹出“属性”窗口。在“填充与边框”选项页面中，选择模式中的最后一款填充模式，见图 4-38。

在填充与边框页面选“浅蓝色”，点击“应用”按钮，再点击“关闭”按钮。

此外，在填充与边框页面同样可以完成边框颜色与样式的设计。

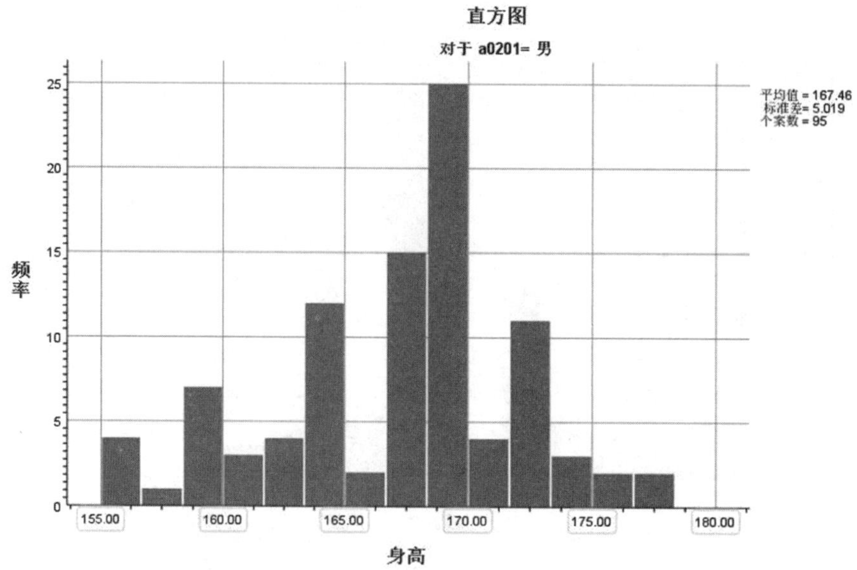

图 4-37　横轴定义后的结果

在图表编辑器中，大部分操作都可以在空白处单击鼠标右键后出现的菜单中找到，如图 4-39 所示。

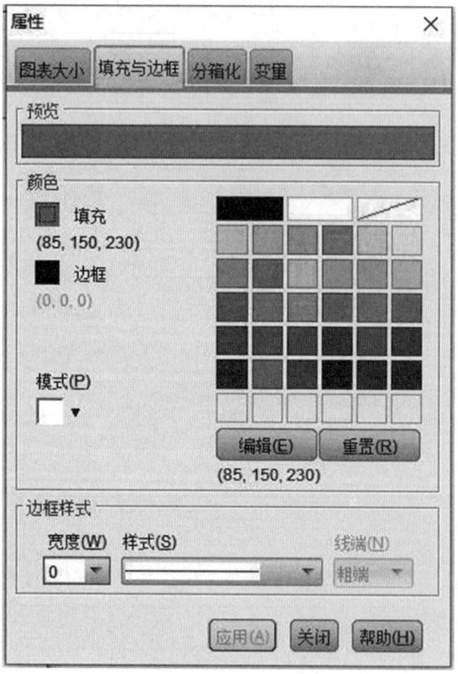

图 4-38　“填充与边框”选项卡

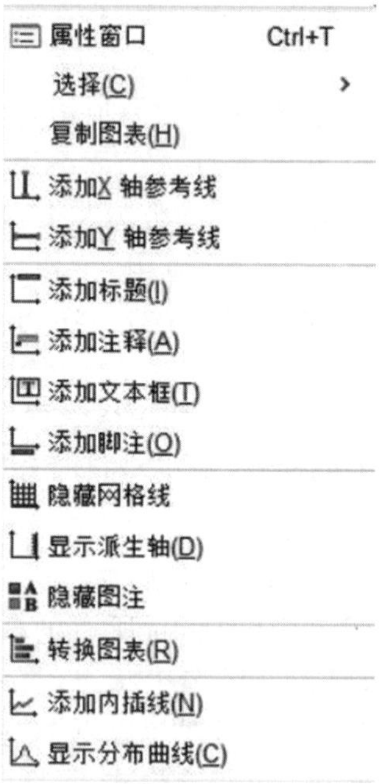
属性窗口
Ctrl+T
选择(C)
复制图表(H)
添加X 轴参考线
添加Y 轴参考线
添加标题(I)
添加注释(A)
添加文本框(T)
添加脚注(O)
隐藏网格线
显示派生轴(D)
隐藏图注
转换图表(R)
添加内插线(N)
显示分布曲线(C)

图 4-39　鼠标右键单击后的菜单

最后，若还有些编辑操作无法达到要求，可以将图表复制到图片编辑软件，如 Acdsee、Snagit 等，进行进一步编辑。

活学活用 请就"是否高血压"分别描述高血压和非高血压两组人的心率。并填写：高血压心率均值：________；标准差：________；非高血压心率均值：________；标准差：________。

二、统计推断

统计推断就是用样本来推断总体。

1. 两独立样本 t 检验

两独立样本均数的 t 检验是通过比较两样本的均值的大小来推断总体均值是否来自同一总体。例如，高血压患者的心率是否与正常人相同？可用测量的 200 个样本来推断总体情况。200 例样本中正常人平均心率 71.12 次/分，高血压患者平均心率 72.74 次/分，根据这个样本的情况推断总体人群的情况就需要用两独立样本 t 检验。

（1）操作步骤

① 打开"gxy200.sav"数据库和"gxy 分析程序.sps"程序文件。

② 点击菜单"分析\比较平均值\独立样本 T 检验"命令，弹出"独立样本 T 检验"对话框，见图 4-40。

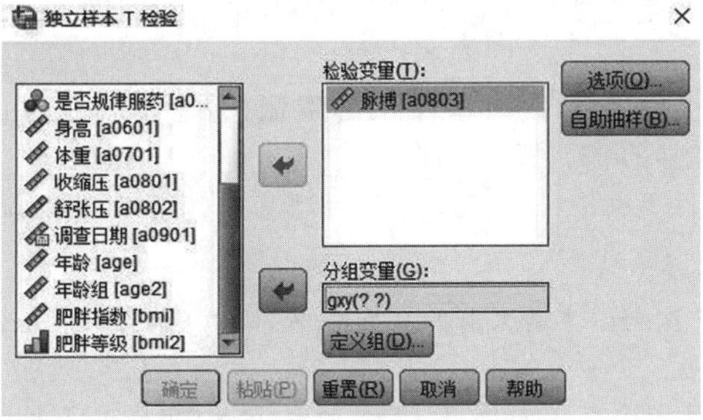

图 4-40 "独立样本 T 检验"对话框

在检验变量框中选入变量"脉搏 a0803"，在分组变量框中选入变量"是否高血压 gxy"，点击"定义组"按钮，分别在弹出对话框中输入 0 和 1。因为变量包含两个值 0 和 1，前者表示非高血压，后者表示是高血压。注意选入的不是"是否诊断过高血压"。

③ 设置完毕点击"粘贴"按钮，进入程序窗口，添加注释、空行，然后运行之。

（2）结果解读

① 分组统计量，结果见表 4-10。

表 4-10 分组统计结果

是否高血压	N	均值	标准差	标准误
否	139	71.12	5.67	0.48
是	61	72.74	7.35	0.94

此表分别给出样本例数、均值、标准差、标准误。

② 独立样本检验结果，前半部分见表 4-11，后半部分见表 4-12。

表 4-11　独立样本检验结果(1)

变量	假设	Levene 方差等同性检验	
		F	Sig.
脉搏	假设方差相等	6.830	0.010
	假设方差不相等		

表 4-12　独立样本检验结果(2)

指标	*t*	df	Sig.（双侧）	平均值差值	标准误差值	差值 95%置信区间	
						下限	上限
数值	−1.696	198.000	0.091	−1.623	0.957	−3.509	0.264
	−1.535	92.720	0.12	−1.623	1.057	−3.722	0.477

此表先进行 Levene 检验，如果 Sig. <0.05，说明方差齐性不满足。*t* 检验的结果见表 4-12，第二行是方差齐性满足时观察的结果，第三行是方差齐性不满足时观察的结果。

表 4-12 由左到右分别给出了 *t* 值、自由度、双侧显著性概率值、组间均数的差异、标准误间的差异、均数间差异的 95%置信区间。

这里由于方差齐性不满足，只能观察第三行，Sig. >0.05，还不能说明两者存在差异。

2. 单样本 *t* 检验

正常人心率为 72 次/分，本地人群的平均心率为 71.61 次/分，是否可以推断本地人群心率就低于正常人群呢？

点击菜单“分析\比较均值\单样本 T 检验”命令，弹出“单样本 T 检验”对话框，见图 4-41。按照图示进行设置，然后点击“确定”按钮，结果的解读同前。

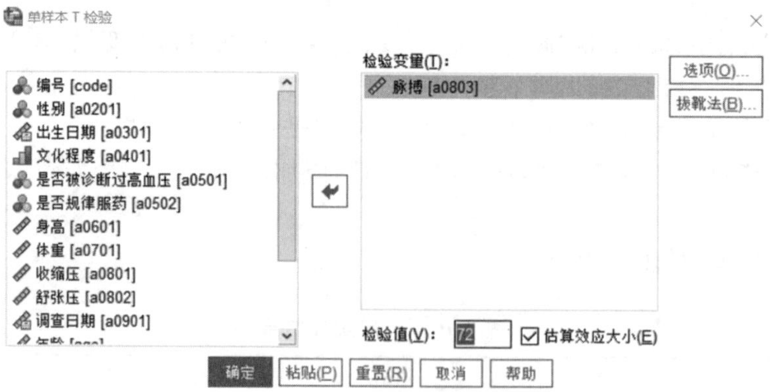

图 4-41　“单样本 T 检验”对话框

3. 配对样本 t 检验

配对样本看似两个样本，其实是匹配后绑定成一组的两个样本接受不同的处理，观察两者的差异。或者理解成同一样本接受某一处理前后自身对照。本示例数据中没有配对的资料，为了介绍这个方法，临时把收缩压理解成患者服用降压药之前的收缩压，把舒张压理解为服用降压药之后的收缩压，如果两者所代表的总体有差异，说明该降压药有效；否则，该降压药无效。

(1) 操作步骤

① 打开“gxy200.sav”数据库和“gxy 分析程序.sps”程序文件。把变量 a0801 的标签由“收缩压”改为“收缩压 1”，把变量 a0802 的标签由“舒张压”改为“收缩压 2”。

② 点击菜单“分析\比较平均值\成对样本 T 检验”命令，弹出“成对样本 T 检验”对话框，见图 4-42。

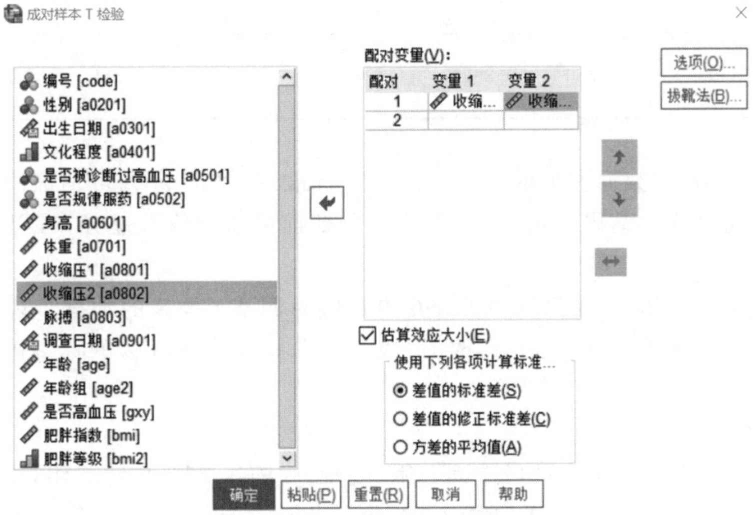

图 4-42　“成对样本 T 检验”对话框

在变量框中先点击变量“收缩压 1[a0801]”，再点击变量“收缩压 2[a0802]”，一起转入“配对变量”框中。

③ 设置完毕，点击“粘贴”按钮，进入程序窗口，添加注释、空行，然后运行之。

(2) 结果解读

① 配对样本统计量，结果见表 4-13。

表 4-13　配对样本统计结果

样本对子	均值	N	标准差	标准误
收缩压 1	129.28	200	16.35	1.156
收缩压 2	79.88	200	9.69	0.685

此表分别给出服药前后血压均值、样本数、标准差、标准误的值。

② 配对样本相关系数，结果见表 4-14。

表 4-14　配对样本相关系数

样本对子	N	相关系数	Sig.
收缩压 1—收缩压 2	200	0.671	<0.001

此表给出相关系数，就是服药前后两数据的皮尔逊相关系数，以及相关性存在的假设检验。结果说明两者存在相关性（Sig. <0.05），相关强度为中等。

③ 配对样本检验，结果见表 4-15。

表 4-15　配对样本检验结果

样本对子		均值	标准差	标准误	95％置信区间		t	df	Sig.（双侧）
					下限	上限			
对 1	收缩压 1—收缩压 2	49.40	12.189	0.862	47.70	51.10	57.311	199.0	<0.001

此表分别给出每对数据差值的均值、标准差、标准误、均值 95％可信区间、统计量 t 值、自由度、双侧检验概率。结果 Sig. <0.05，说明服药前后血压值有差异，可以进一步推断该药物有效。

④ 再次重申，这里的数据只是为了介绍方法临时调整了原来的数据。现在恢复数据标签：把变量 a0801 的标签由“收缩压 1”改为“收缩压”，把变量 a0802 的标签由“收缩压 2”改为“舒张压”。

（3）理论探讨

试问：如果把变量“收缩压 1”当作第一组，变量“收缩压 2”当作第二组，用两独立样本的 t 检验可以否？虽然最终分析结果可能一致，但是方法是错误的。许多人会把配对资料当作成组资料来处理，最常见的例子：对某班同学进行健康教育，健康教育前问卷得分与健康教育后问卷得分进行比较，把教育前得分当第一组，教育后得分当第二组，用两独立样本的 t 检验。错了，这其实是一个配对的资料，应该用配对样本 t 检验。设想通过健康教育每个同学都增加了 0.1 分，使用成组资料很有可能两组没有差异，教育无效。如果使用配对资料的分析，每个同学的成绩都增加了，虽然只有 0.1 分，但是统计结果存在显著差异，教育有效。

4. 单因素方差分析

方差分析与 t 检验理论不同，但本质上相同，两样本时统计量 F 值等于 t 值的平方。二者对资料的要求也相同，都要求数据符合近似正态、有方差齐性。方差分析的优点是可以多样本比较以及样本间的两两比较。

例如，根据肥胖指数 BMI 把人群分成正常、超重、肥胖三组。这三组间的收缩压有无差异？会不会人越胖收缩压越高呢？如果使用前面学过的“两独立样本 t 检验”的方法，分别比较正常与超重、正常与肥胖、超重与肥胖之间的收缩压均值，不仅烦琐，而且会增大一类错误的概率。下面用单因素方差分析来解决这个问题。

(1) 操作步骤

① 打开"gxy200. sav"数据库和"gxy 分析程序. sps"程序文件。

② 点击菜单"分析\比较均值\单因素 ANOVA"命令,弹出"单因素 ANOVA 检验"对话框,在因变量列表框中选入变量"收缩压 a0801",在因子框中选入变量"肥胖等级 BMI2",见图 4-43。

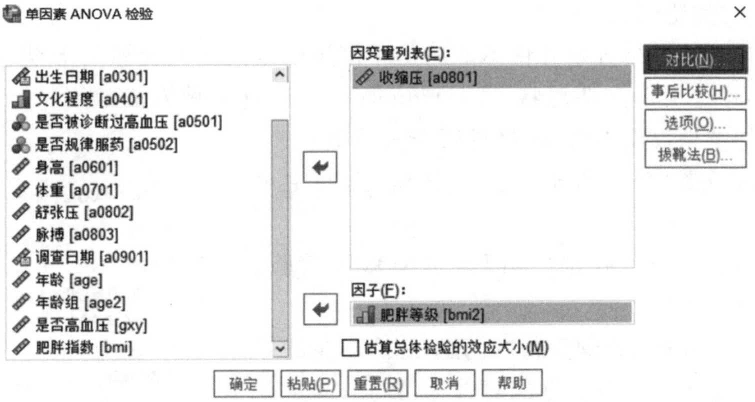

图 4-43 "单因素 ANOVA 检验"对话框

③ 这里有三个设置按钮,第一个"对比"按钮,用于各组均数间的趋势检验,超过了本书的讲解范围,这里不做介绍。

④ 点击"事后比较"按钮,弹出"单因素 ANOVA:事后多重比较"对话框,见图 4-44。

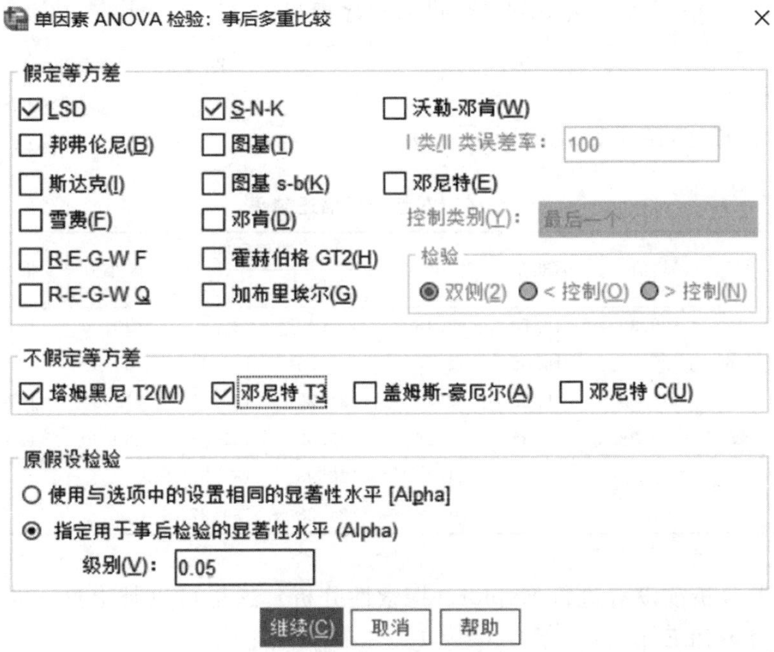

图 4-44 "单因素 ANOVA 检验:事后多重比较"对话框

上面一个较大的框是方差齐性满足时使用的组间两两比较的方法，选择 LSD 法和 S-N-K 法。这两种方法最常用，前者代表着最小二类错误时的检验结果（一类错误较大），后者代表着最小一类错误时的检验结果（二类错误较大），如果两种方法结果不同，是接受无效假设还是拒绝无效假设，要根据主要控制哪一类错误而定，所幸的是两者的结果多数情况下是一致的。现在使用邦弗伦尼（Bofferroni）、图基（Tukey）方法越来越多，这两种方法适当地控制了一类、二类错误。

下面一个较小的框是方差齐性不能满足时使用的组间两两比较的方法，这里选择塔姆黑尼 T2（Tamhane's T2）和邓尼特 T3（Dunnett's T3），这两种方法常用。但是方差齐性不能满足时这里的结果仅做参考，最好进行非参数检验。

这个对话框设置完毕，点击“继续”按钮，返回主对话框。

⑤ 点击“选项”按钮，弹出“单因素 ANOVA 检验：选项”对话框，见图 4-45。

这里不仅包括如何处理缺失值的问题，还有不少的好东西。依次选中统计量框中所有的复选框：描述；固定和随机效应；方差齐性检验；布朗-福塞斯（Brown-Forsythe）以及韦尔奇（Welch），后者是当方差不齐时的参考。

选中缺失值复选框，要求绘出均数图，用以观察均数间是否存在某种趋势。设置完毕，点击“继续”按钮，返回主对话框。

⑥ 回到主对话框，点击“粘贴”按钮，进入程序窗口，添加注释、空行，运行之。

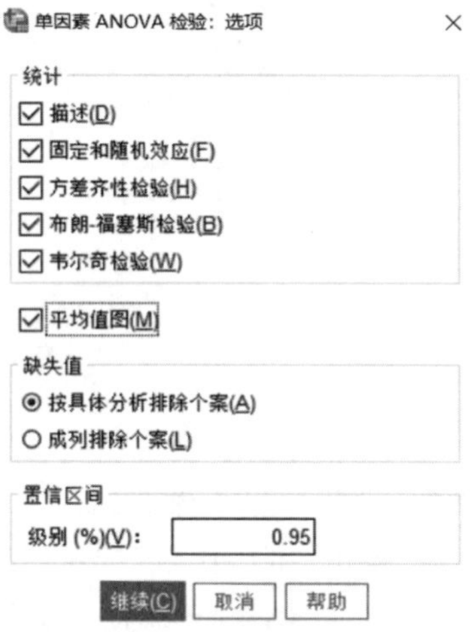

图 4-45 “单因素 ANOVA 检验：选项”对话框

（2）结果解读

① 方差分析描述，结果见表 4-16。

表 4-16 方差分析描述结果

类别		N	均值	标准差	标准误	95%置信区间		极小值	极大值	分量间方差
						下限	上限			
正常		127	129.36	16.70	1.48	126.43	132.30	90.00	181.33	
超重		63	129.25	16.65	2.10	125.06	133.44	80.00	190.00	
肥胖		10	128.30	9.88	3.12	121.23	135.37	115.00	147.33	
总数		200	129.28	16.35	1.16	126.99	131.56	80.00	190.00	
模型	固定效应			16.43	1.16	126.98	131.57			
	随机效应				1.16	124.28	134.27			

如果做方差分析前没有进行 Explore（探索性分析），这里可以补上这一步，不过这里的描述性分析内容不如 Explore 丰富。

表 4-16 上半部分依次给出了各组样本数、均值、标准差、标准误、均值的 95%置信区间、最大值、最小值。

表的下半部分给出了方差分析的固定效应和随机效应。方差齐看固定效应，方差不齐看随机效应，也就是我们常说的同质和异质。

② 方差齐性检验，结果见表 4-17。

表 4-17　方差齐性检验结果

Levene 统计量	df1	df2	Sig.
1.501	2	197	0.225

这里 Sig.＞0.05，可以认为方差齐，如果方差不齐只能参考方差不齐的结果，或进行非参数检验。

③ 单因素方差分析，结果见表 4-18。

表 4-18　单因素方差分析结果

变异分类	平方和	df	均方	*F*	Sig.
组间	10.575	2	5.287	0.020	0.981
组内	53204.189	197	270.072		
总数	53214.764	199			

这里给出了标准的方差分析的结果：分组间、组内罗列了方差值（平方和）、自由度、均方、统计量 *F* 值以及显著性水准 Sig.。结果 Sig.＞0.05，表示组间尚未发现差异。

④ Robust Tests of Equality of Means（稳健性检验：方差不齐时的参考结果），结果见表 4-19。

表 4-19　Robust Tests of Equality of Mean 检验结果

	Statistic(a)	df1	df2	Sig.
Welch	0.047	2	28.507	0.954
Brown-Forsythe	0.028	2	91.273	0.973

结果也显示组间未见有差异。

⑤ Multiple Comparisons（组间比较），结果见表 4-20。

表 4-20　方差分析组间比较检验结果

方法	(I)肥胖等级	(J)肥胖等级	Mean Difference (I−J)	标准误	Sig.	95%置信区间	
						下限	上限
LSD	正常	超重	0.116	2.532	0.963	−4.878	5.110
		肥胖	1.065	5.398	0.844	−9.580	11.709
	超重	正常	−0.116	2.532	0.963	−5.110	4.878
		肥胖	0.949	5.594	0.866	−10.083	11.981
	肥胖	正常	−1.065	5.398	0.844	−11.709	9.580
		超重	−0.949	5.594	0.866	−11.981	10.083

表 4-20(续)

方法	(I)肥胖等级	(J)肥胖等级	Mean Difference (I－J)	标准误	Sig.	95%置信区间	
						下限	上限
Tamhane's T2	正常	超重	0.116	2.568	1.000	－6.100	6.333
		肥胖	1.065	3.458	0.987	－8.353	10.482
	超重	正常	－0.116	2.568	1.000	－6.333	6.100
		肥胖	0.949	3.763	0.992	－8.930	10.828
	肥胖	正常	－1.065	3.458	0.987	－10.482	8.353
		超重	－0.949	3.763	0.992	－10.828	8.930
Dunnett's T3	正常	超重	0.116	2.568	1.000	－6.097	6.330
		肥胖	1.065	3.458	0.985	－8.286	10.416
	超重	正常	－0.116	2.568	1.000	－6.330	6.097
		肥胖	0.949	3.763	0.992	－8.885	10.783
	肥胖	正常	－1.065	3.458	0.985	－10.416	8.286
		超重	－0.949	3.763	0.992	－10.783	8.885

此表给出了 LSD 法、Tamhane's T2 法、Dunnett's T3 法三种方法的组间两两比较的结果，后两者表示方差不齐时的参考结果。Sig. 均大于 0.05，说明尚未发现随着肥胖程度的增加，收缩压有升高的现象。

⑥ Homogeneous Subsets(方差齐性的组间比较)，结果见表 4-21。

表 4-21　方差齐性的组间比较结果

	肥胖等级	*N*	Subset for alpha＝0.05
S-N-K	正常	10	128.300
	超重	63	129.249
	肥胖	127	129.365
Sig.			0.972

此表给出 S-N-K 方法的组间比较，也是在方差齐时阅读此表。此表的表示方法非常简洁，均值由小到大按顺序排列，凡是在 alpha＝0.05 水准下有差异的单独一列，没有差异的合成一列。上表三组排成一列表示三组间未见有差异。为了学习这个 S-N-K 表格的阅读，下面再举一例，各年龄组间收缩压的差异情况见表 4-22。

此表把 11 个年龄组分成 4 列，均值由小到大排列，各列之间有差异，同列内各组无差异。如果这样 11 个年龄组如果像 LSD 分三种方法来显示此表的计算结果，此表要排列几百行。

⑦ Means Plots(均值图)，结果见图 4-46。

由分析结果可知：不同肥胖等级间的收缩压未见有差异。但由图 4-46 看到随着体型变胖，收缩压越来越低。这种情况与常识有出入，是纵坐标轴取值范围过小造成的(更真实的情况见图 4-86、图 5-71)。

表 4-22　各年龄组间收缩压的差异情况

年龄组	N	Subset for alpha＝0.05			
		1	2	3	4
40～45	26	118.103			
50～55	46	124.420	124.420		
45～50	30	125.556	125.556	125.556	
55～60	30	128.467	128.467	128.467	
60～65	23	132.246	132.246	132.246	
80～85	11	134.394	134.394	134.394	
65～70	15	140.622	140.622	140.622	
70～75	8		143.083	143.083	
85～90	2		147.500	147.500	147.500
75～80	7			148.762	148.762
90～	2				165.000
Sig.		0.058	0.060	0.058	0.062

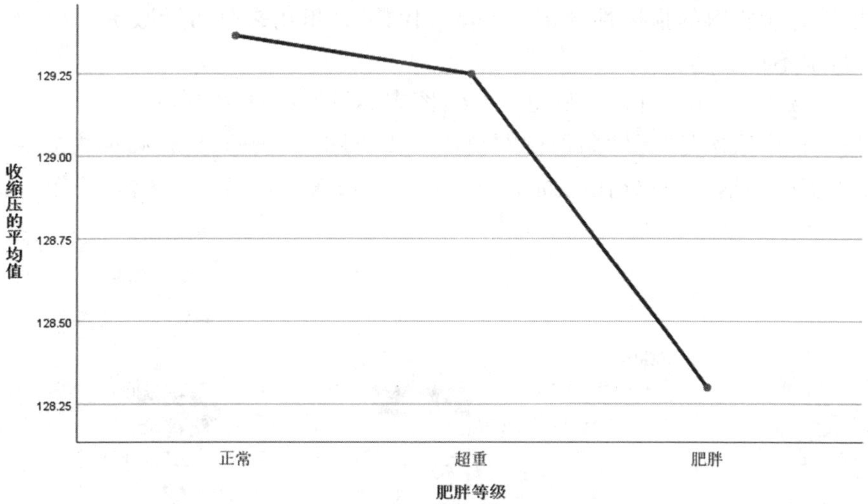

图 4-46　单因素方差分析的均值图

(3) 举一反三

在方差分析的主界面 Dependent List(分析变量列表)框中可以一次选入多个变量，如收缩压、舒张压、身高、体重、脉搏等计量资料，可以一次研究肥胖等级和诸多因素的关系。

如果在程序窗口，可以把欲分析的变量依次排列在 a0801 之后，变量之间空一格，也可以更换分层变量，而无须重新调用菜单和主界面。界面和程序联合应用可提高工作效率。

随机区组、析因设计、重复测量的方差分析在人群调查中不常用而在实验设计时常用，会用到 SPSS 的 General Linear Model(广义线性模型)分析模块，限于篇幅，留给读者自己钻研。

第三节　分类资料的统计分析

计量资料可以离散成分类资料，也叫计数资料，如根据血压值把所有个体分为两类，分别用 1 和 0 表示，1 表示高血压、0 表示非高血压；根据 BMI 值把所有个体分为三类：正常、超重、肥胖。这种分类资料应该如何处理呢？下面学习分类资料的统计分析方法。

一、描述性统计分析

分类资料常用率、构成比等进行描述性统计分析。例如，把所有样本的年龄离散成年龄组，各组年龄构成如何？在 SPSS 中，用 Frequency 过程来描述分类资料。

1. 操作步骤

（1）打开“gxy200.sav”数据库和“gxy 分析程序.sps”程序文件。

（2）点击菜单“分析\描述统计\频率”命令，弹出“频率”对话框，见图 4-47。

在变量框中选入变量“年龄组 age2”。

（3）下面有三个选项按钮，第一个按钮“统计”主要用来对计量资料做描述性分析，主要功能都可以用计量资料的描述性分析 Explore 代替，这里用来分析计数资料（分类资料），不设置此按钮，也不再赘述。

（4）点击第二个按钮“图表”，弹出“频率：图表”对话框，见图 4-48。

图表类型框中依次是“无”“条形图”“饼图”“直方图”。根据习惯，频率构成一般选用“饼图”。在图表值框中选择“百分比”，而不是“频率”。设置完毕点击“继续”按钮，返回频率对话框主界面。

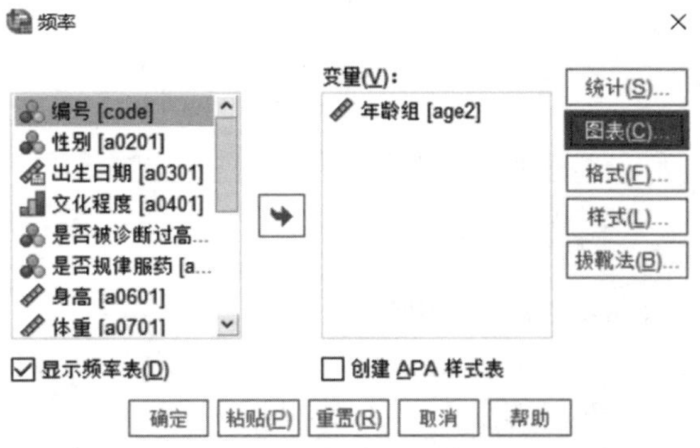

图 4-47　“频率”对话框

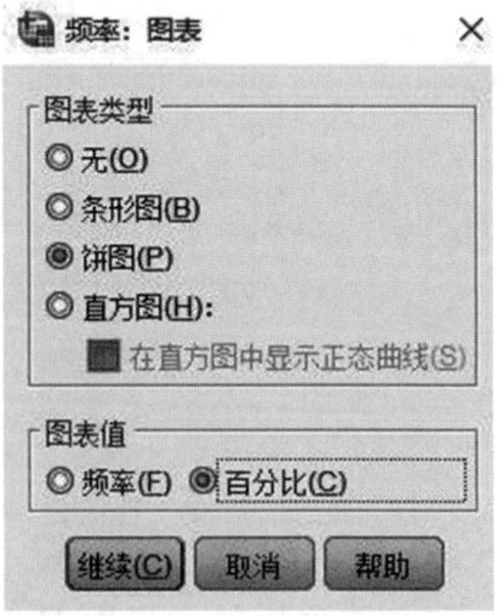

图 4-48　“频率：图表”对话框

（5）第三个按钮“格式”不做任何修改，变量框下面的“显示频率表”复选框保持选中状态。设置完毕，点击“粘贴”按钮，进入程序窗口，添加注释、空行，运行之。

2. 结果解读

（1）缺失值统计描述，结果见表 4-23。

表 4-23　缺失值的统计描述

项目	N	Valid(有效性)	Missing
描述	200	200	0

先报告缺失情况，200 人都有年龄值，无一缺失。

（2）频率，结果见表 4-24。

表 4-24　频率分布

分组	Frequency	Percent	Valid Percent	Cumulative Percent
40～45	26	13.0	13.0	13.0
45～50	30	15.0	15.0	28.0
50～55	46	23.0	23.0	51.0
55～60	30	15.0	15.0	66.0
60～65	23	11.5	11.5	77.5
65～70	15	7.5	7.5	85.0
70～75	8	4.0	4.0	89.0
75～80	7	3.5	3.5	92.5
80～85	11	5.5	5.5	98.0
85～90	2	1.0	1.0	99.0
90～	2	1.0	1.0	100
Total	200	100	100	

这是频率表，依次给出各年龄组的频率（Frequency）、百分比（Percent）、有效百分比（Valid Percent）、累积百分比（Cumulative Percent）。

（3）饼图

输出结果中的饼图见图 4-49。直接输出的饼图没有按照设置显示各构成的百分比，不能满足需要。经过编辑，可以形成图 4-50 的饼图。编辑过程下述。

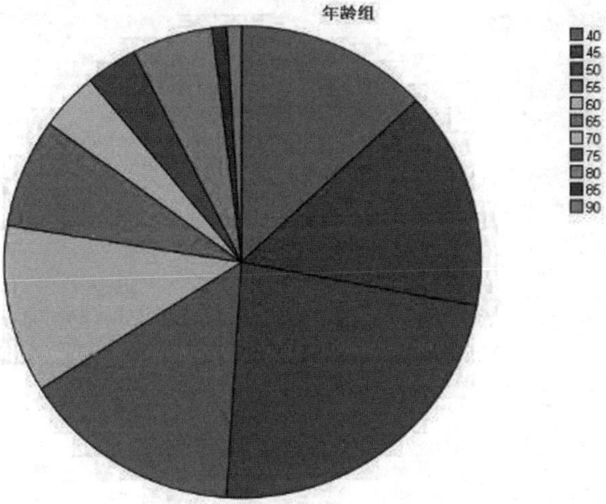

图 4-49　饼图输出结果

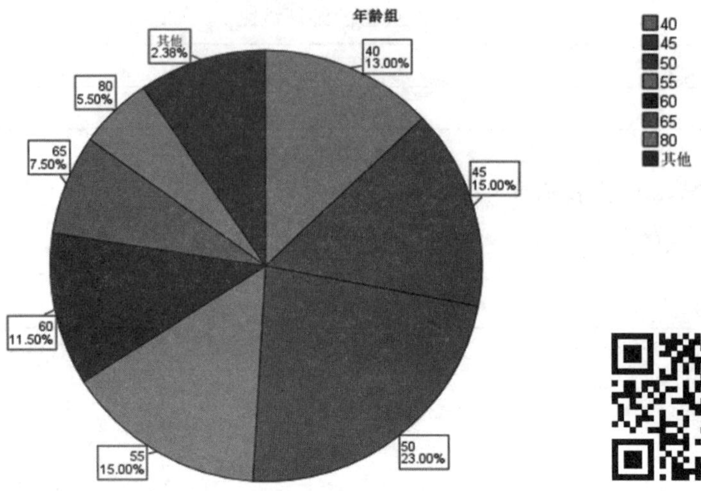

图 4-50　饼图编辑结果

3. 饼图编辑

饼图结果只包含每个年龄组的标签,没有显示频率值,也没有显示构成比。饼图编辑步骤一般为:

(1) SPSS 结果窗口中双击此图表,进入图表编辑窗口,双击饼图,弹出“属性”窗口,见图 4-51。

(2) 在“深度与角度”选项页面中,“确定分区位置”区域中,第一个分区框中选择 12:00 表示饼图起始位置从 12 点钟开始。在类别选项页面中,将“折叠小于以下值的类别”前的复选框选中,在后面的框中输入 5,表示将小于 5%的类别都合并到“Other(其他类)”中。

(3) 右击饼图,在出现的菜单中选择“显示数据标签”,弹出“数据值标签”选项页面,在“标签”中选择“百分比年龄组”和“age2”,在“标签位置”中选择“定制”,并选择外部,在“显示选项”中勾选“显示连接到标签的线”,见图 4-52。

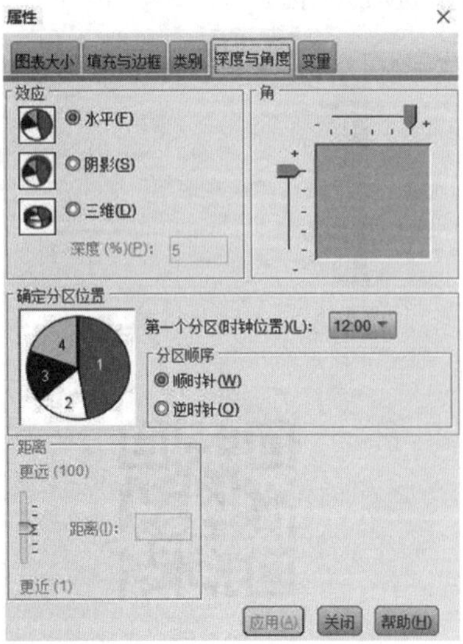

图 4-51　饼图属性对话框

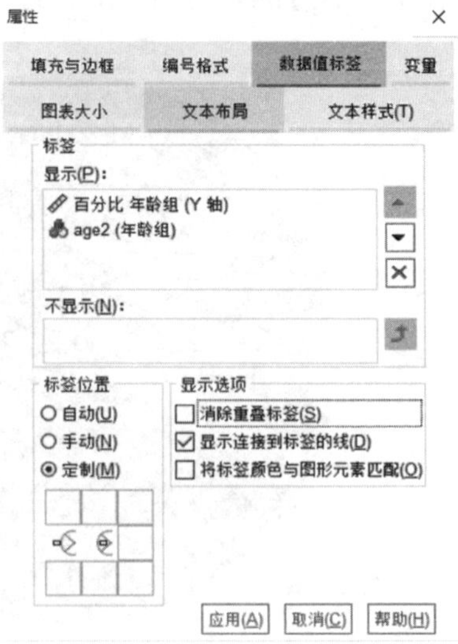

图 4-52　数据值标签选项页面

4. 举一反三

如何获得身高的频率表？

方法一：首先设定组距，利用离散年龄的方法将身高变量离散成组；然后对组做Frequencies(频率)描述 。

方法二：在计量资料描述性分析时获得其直方图。编辑直方图，指定组距或者组数，然后给条加上数值标签(方法参见前面直方图编辑)，频率表的数据即可从图上获得。

使用同样的方法，能够获得是否高血压的构成。本例中高血压患病人数为 61 人，非高血压人数为 139 人，故本地 40 岁以上人群高血压患病率(粗率)为 30.5%。

二、统计推断

1. 样本率与总体率的比较

经过文献检索得知，目前全国 40 岁以上人群的高血压患病率为 35%。而本地人群高血压患病率为 30.5%，是不是本地高血压患病率低于全国平均水平？解决这个问题就要采用样本率与总体率的比较。

(1) 操作步骤

① 打开“gxy200.sav”数据库和“gxy 分析程序.sps”程序文件。

② 点击菜单“分析\非参数检验\旧对话框\二项”命令，弹出“二项检验”对话框，见图 4-53。

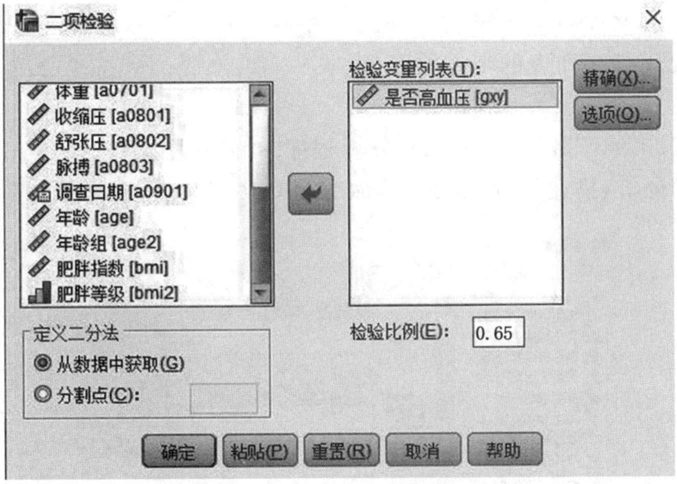

图 4-53　“二项检验”对话框

在检验变量列表中选入变量“是否高血压 gxy”。

③ 在检验比例框中输入“0.65”。这里 SPSS 用变量“是否高血压 gxy”的第一个选项的百分比与此框中的数值进行检验。变量“是否高血压 gxy”的第一个选项为“0 非高血压”。全国 40 岁以上人群非高血压的百分比为 65%，所以这里输入 0.65。

④ 点击“选项”按钮，选中“描述性”复选框，要求同时给出一些描述性分析。

⑤ 设置完毕，点击“粘贴”按钮，进入程序窗口，添加注释、空行，运行。

(2) 结果解读

① 描述性分析，结果见表 4-25。

表 4-25　描述性分析结果

变量	N	Mean	Std. Deviation	Min	Max
是否高血压	200	0.30	0.46	0	1

此表给出了样本数、均值、标准差、最小值、最大值等。由此结果可以看出并非 SPSS 给出的结果都有用。这里 SPSS 把变量“是否高血压 gxy”当作计量资料来分析。

② 二项分布检验，结果见表 4-26。

表 4-26　二项分布检验结果

变量	组别	Category	N	Observed Prop.	Test Prop.	Asymp. Sig. (1-tailed)
是否高血压	Group 1	否	139	0.695	0.650	0.103
	Group 2	是	61	0.305		
	Total		200	1		

Sig. =0.103，大于 0.05，不能说明本地高血压患病率低于全国的平均水平，证据不足，前面几栏分别表示类别、样本量、实测比例、检验比例、精确显著性(单尾)。

2. 四格表与行×列表的卡方检验

请问本地男性和女性高血压患病率有没有差异？是男性患病率高还是女性患病率高？解决这个问题需要用行×列表的卡方检验。

(1) 操作步骤

① 打开“gxy200. sav”数据库和“gxy 分析程序. sps”程序文件。

② 点击菜单“分析\描述统计\交叉表”命令，弹出“交叉表”对话框，见图 4-54。

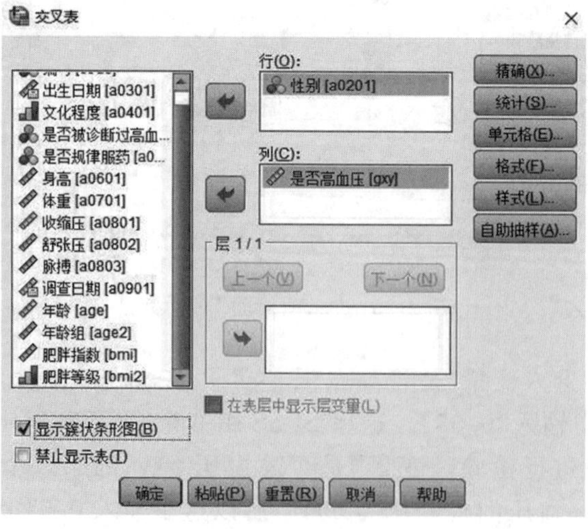

图 4-54　“交叉表”对话框

在“行”框中选入变量“性别 a0201”，在“列”框中选入变量“是否高血压 gxy”。保持复选框“显示簇状条形图”的选中状态，保持“禁止显示表”复选框的非选中状态。

③ 右侧有四个设置按钮，点击第一个“精确”按钮，弹出“精确检验”对话框，见图 4-55。

精确检验用于精确概率计算。对于四格表不需设置此对话框，也给出精确概率值。这里有三个单选钮，默认第一个“渐进法”计算近似概率值，运算速度快。第二个“蒙特卡洛”法，被称为万能的方法，使用计算机模拟 10000 次抽样，得出近似概率值，运算时间根据模拟的次数不同而有长短，相对来说也较快。第三种方法为“精确”法，下面有个选项：当计算时间超过 5 分钟后停止，一看便知运算复杂，时间长。因为数据为四格表，所以这里不做任何修改，点击“继续”按钮，返回“交叉表”对话框。

④ 在“交叉表”对话框中点击“统计”按钮，弹出“交叉表：统计”对话框，见图 4-56。

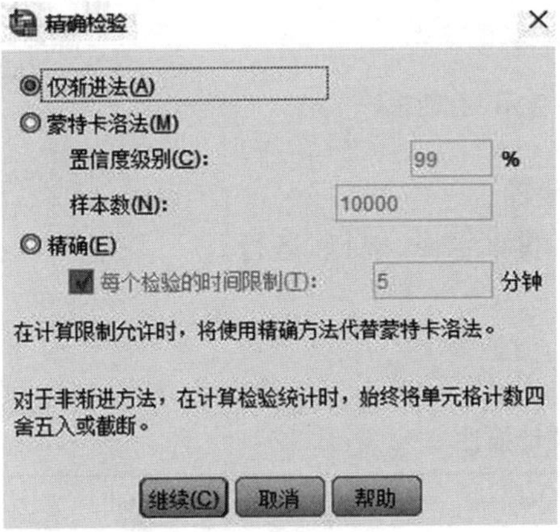

图 4-55　“精确检验”对话框

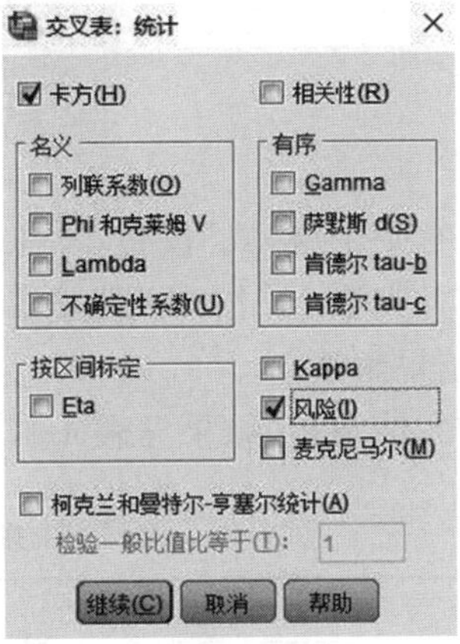

图 4-56　“交叉表：统计”对话框

这个对话框涵盖了卡方检验所适用的很多场合。最常用的就是复选框“卡方”，第二个是复选框“相关性”，计算 *OR* 值和 *RR* 值，这次分析只选择这两个选项。

“交叉表：统计”对话框中重点内容简介：复选框“列联系数”用于 Spearman 计算等级相关系数，用于列联表相关性分析，如高血压的诊断，1、2、3 期高血压和 1、2、3 级高血压的诊断之间是否存在相关性。列联表相关性分析与卡方检验的公式相同，但含义不同，卡方检验的含义是两个独立样本率的比较。列联表的相关性分析是一份随机样本两个属性间的相关分析，其相关系数为列联相关系数。

复选框“Kappa”（一致性系数）用于一致性分析，同一份问卷两次测量，同一人的回答应该前后一致。如果 Kappa 系数<0.75，说明一致性不高，问卷不可信。

复选框“麦克尼马尔”（McNemar 检验）用于配对卡方检验，只给出 *P* 值，没有卡方值。

复选框“柯克兰和曼特尔-亨塞尔统计”用于分层的卡方检验，能给出总的调整 *OR* 值。

设置完毕，点击“继续”按钮，返回“交叉表”对话框。

⑤ “交叉表”对话框中点击“单元格”按钮，弹出对话框，见图 4-57。

在“计数”框中选中“实测”复选框，表示显示观察值，“期望”这里不选，不显示期望值。在“百分比”框中选“行”，表示显示行上的百分比，另外两个是列百分比、总计百分比。在“残差”框中，不选。一个框中虽然可以显示 8 个数据，但是为了表格清晰、重点突出，这里只选择两个值，点击“继续”按钮，返回“交叉表”对话框。

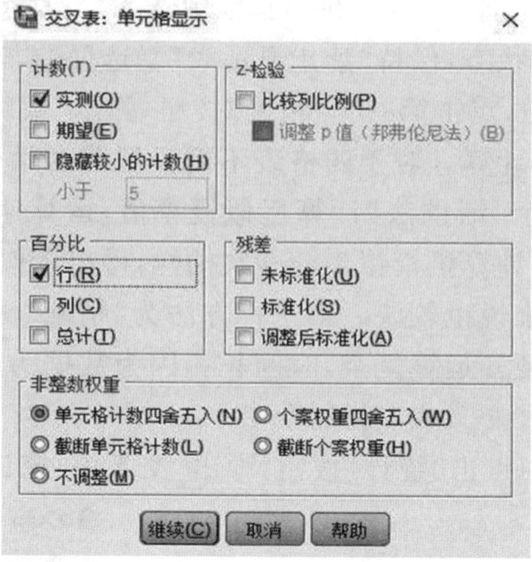

图 4-57 “交叉表：单元格显示”对话框

⑥ 还有一个“格式”按钮，没有多少用处，不再设置。

⑦ 设置完毕，点击“粘贴”按钮，进入程序窗口，添加注释、空行，运行。

（2）结果解读

① 缺失值报告，结果见表 4-27。

表 4-27 缺失值的统计描述

交叉	Valid		Missing		Total	
	N	Percent	*N*	Percent	N	Percent
性别 * 是否高血压	200	100.00%	0	0.00%	200	100.00%

表 4-27 分别报告了有效值、缺失值、总值。

② 行列交叉分析，结果见表 4-28。

表 4-28 行列交叉分析

性别	指标	是否高血压		Total
		否	是	
男	Count	69	26	95
	% within 性别	72.63	27.37	100
女	Count	70	35	105
	% within 性别	66.67	33.33	100
合计	count	139	61	200
	% within 合计	69.50	30.50	100

由此表可以看出，男性高血压的患病率为 27.37%，女性高血压的患病率为 33.33%，好像是男性患病率低于女性。

③ 卡方检验，结果见表 4-29。

表 4-29　卡方检验结果

描述指标	Value	df	Asymp. Sig. (2-sided)	Exact Sig. (2-sided)	Exact Sig. (1-sided)
Pearson Chi-Square	0.837[b]	1	0.360		
Continuity Correction[a]	0.579	1	0.447		
Likelihood Ratio	0.840	1	0.359		
Fisher's Exact Test				0.442	0.223
Linear-by-Linear Association	0.833	1	0.361		
N of Valid Cases	200				

注：a：Computed only for a 2×2 table。

b：0 cells have expected count less than 5。The minimum expected count is 28.98。

该表是卡方检验结果中最重要的内容。由上至下给出了：Pearson 卡方值、连续性校正卡方值、似然比卡方值、Fisher 精确概率计算、线性相关卡方值、有效记录数。从左到右依次给出了：卡方值、自由度、双侧近似概率、双侧精确概率、单侧精确概率。

下面的备注也很重要：a 仅用于 2×2 四格表；b 理论频数小于 5 的格子数为 0。

分析结果近似，$P>0.05$，未发现男女高血压患病率的差异。如果分析结果有差异，尤其是 P 接近 0.05 时，应选择哪一个结果呢？统计学有关教材上有明确的答案：

如果样本数超过 40，所有的理论值都超过 5，直接选用第一个 Pearson 卡方值。

如果 Sig. 值接近 0.05，使用精确概率计算法。

如果样本数超过 40，有个别格子的理论值超过 1 但小于 5，使用第二行的连续性校正卡方值。

如果样本数小于 40 或者有个别格子的理论值小于 1，只能用第四行 Fisher's Exact Test 精确概率计算法。（活学活用：如果是多行多列表，怎么计算精确概率？使用计算产生新变量，把多分类变量合并成两分类变量。或参考前面"精确"按钮设置。）

④ 危险度分析，结果见表 4-30。

表 4-30　危险度分析

指标	Value	95%置信区间	
		Lower(下限)	Upper(上限)
Odds Ratio for 性别(男/女)	1.327	0.723	2.434
For cohort 是否高血压=否	1.089	0.907	1.308
For cohort 是否高血压=是	0.821	0.537	1.256
N of Valid Cases	200		

第二行 *OR* 值，也叫比数比，一般用于现况调查或病例对照研究。*RR* 也叫作率比，值一般用于队列研究。理论上已经证明 *OR* 是 *RR* 值的近似估计，只不过它们来自不同的研究方式。*OR* 值或 *RR* 值的 95%可信区间如果不包含 1，那么这个危险度就有统计学意义。本例分析结果 *OR* 值的 95%的可信区间包含 1，所以"女性比男性易患高血压"不具有统计学

意义。表中 *OR* 值为 1.327，来自(1.089/0.821)。1.089 是男性不患高血压的构成比与女性不患高血压的构成比之比(0.7263/0.6667)。0.821 是男性患高血压的构成比与女性患高血压的构成比之比(0.2737/0.3333)。因此 *OR* 值叫作比数比。

⑤ 簇状条图，结果见图 4-58。该图如果不能满足需要，还可以进一步修改为百分比条图(可以导出到 Excel 中进行修改)，见图 4-59。

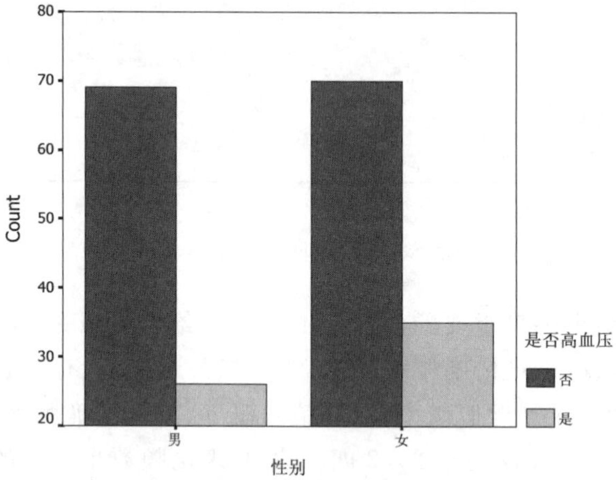

图 4-58　簇状条图

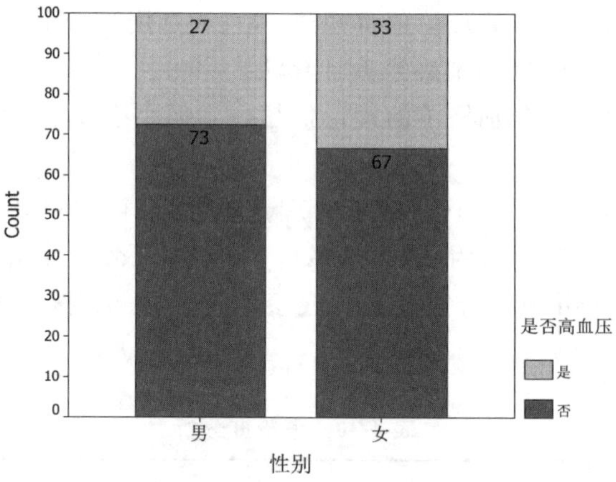

图 4-59　百分比条图

(3) 理论探讨

介绍“交叉表”对话框时遗漏了一个框没有介绍：“分层”(Layer 1 of 1)框，见图 4-60。

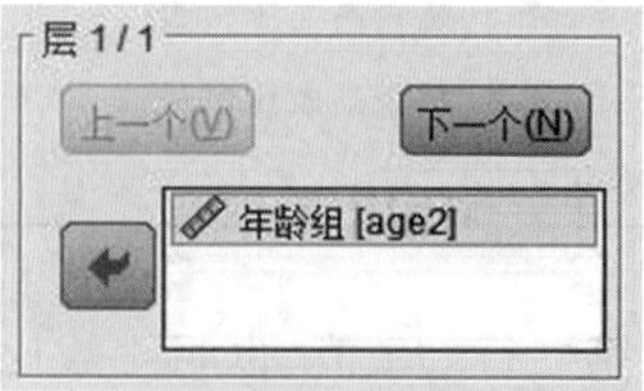

图 4-60　“交叉表”对话框中的“分层”框

这里讨论分层的意义。经过前面的统计分析，男性高血压患病率与女性高血压的患病率没有差异，是否真的如此呢？有没有可能弄错呢？有可能！一般常识显示随着年龄的增加，高血压患病率逐渐增加。假设示例中的男性大多都是 60 岁，而女性大多都是 40 岁，那么男性患病率一定高于女性！那不是性别的差异造成的，而是年龄差异造成的。在讨论性别因素与高血压患病率问题时，年龄因素起着一个混杂作用，导致性别与高血压的关系失去了真实性。

如何克服这个致命的缺陷呢？用年龄分层！相同年龄组的男女比较其高血压患病率的大小！这就是“分层”框存在的意义。可以把变量“年龄组 age2”选入到这里，然后分析。结果就是每个年龄组做一次卡方检验。这个分组框的功能还不止这些，分层变量可以嵌套：当选入一个“年龄组”变量后，“下一个”按钮变得可用，点击“下一个”按钮后，“Layer 1 of 1”框名称换为 Layer 2 of 2，此时可以选入变量“文化程度 a0401”，分析结果是不同文化程度下的不同年龄组的不同性别的高血压患病率。

如果想纠正分类变量的嵌套顺序，如改成不同年龄组、不同文化程度、不同性别的高血压患病率，该怎么做呢？解决分类变量的嵌套顺序有两个方法：

方法一重新设置分层变量的顺序。性别仍然放在 Rows(行变量框)，在分层框中 layer 1 先放入文化程度，layer 2 再嵌套年龄组就可以了。英文的 layer 2，翻译为第二层，实际在表格中是第一分层变量，layer 1 却是第二分层变量，真正的行变量在最内层。

方法二更加简便快捷。在结果输出窗口直接双击该表格，表格进入编辑状态。点击菜单栏“透视/透视托盘”，此时弹出“透视托盘”对话框(见图 4-61)。列下方有两个方向不同的三角形标记，点击它们，分组的顺序立即改变。若想改变行、列、分层之间的变量，点击菜单栏上的“透视”，可以选择“变换行和列”或“转向层”操作。修改完毕，关闭窗口即可。

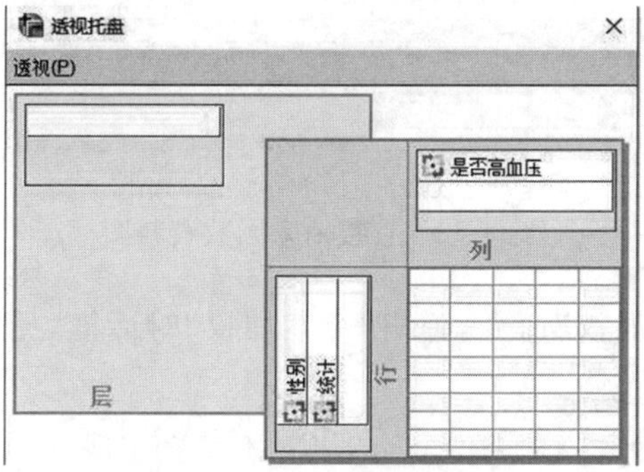

图 4-61　“透视托盘”对话框

(4) 直接录入频数资料的方法

对于分类资料，更多情况下是直接对频数资料进行统计分析，不是从数据录入开始，而是经过初步分析，直接得出四格表。对 SPSS 来说，每一行代表一个记录，是否需要把下面的四格表转换成两个变量：性别、是否高血压，然后处理成 200 行，再分析呢？(见表 4-31)

表 4-31　频数分布资料

性别	是否高血压		合计
	否	是	
男	69	26	95
女	70	35	105
合计	139	61	200

没有必要。SPSS 可以直接处理这种数据,只要指定一个变量为权重变量,SPSS 就能处理。操作步骤如下。

① 从原来的数据库,点击"文件\新建\数据" 新建一个空数据库。

② 在新数据库的变量视窗中创建三个变量,变量名分别为"sex""gxy""freq"。变量标签分别为"性别""高血压""频数"。变量的值 "性别" 为"1 男 2 女","高血压"为"1 是 2 否"。进入数据视图,按照四行录入四格表的四个数据(录入时防止出错可以念口诀:1 行 1 列输 69,1 行 2 列输 26,2 行 1 列输 70,2 行 2 列输 35),输入四格表的频数见图 4-62。

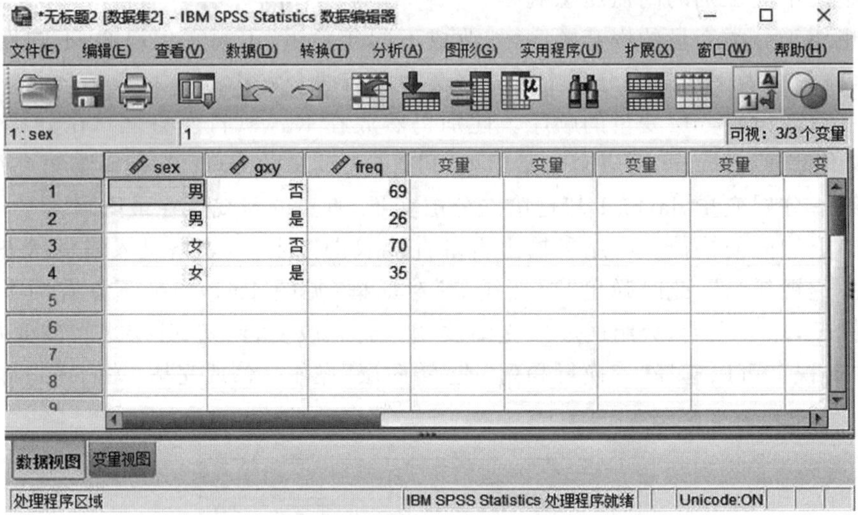

图 4-62　直接输入频数资料图

点击菜单"数据\个案加权"命令,弹出"个案加权"对话框,见图 4-63。

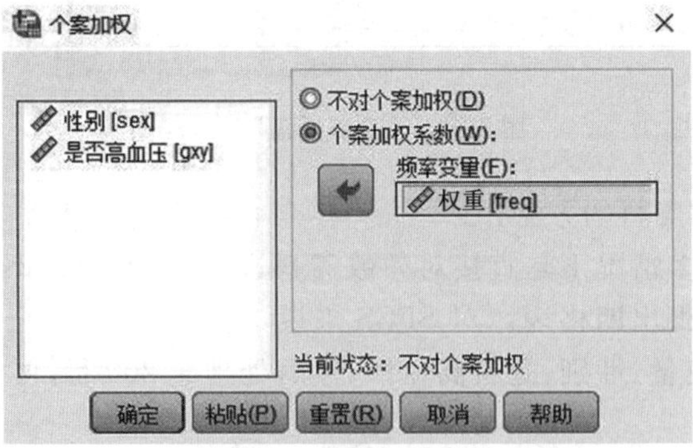

图 4-63　"个案加权"对话框

选中"个案加权系数"单选钮,在框中选入变量"权重 freq"。点击"确定"按钮。这个权重变量相当于把这个简单数据转换成 200 行原始数据。

③ 下面再依照前面的行列交叉表分析的正常操作步骤进行分析,结果相同,不再赘述。

④ 此方法常用于分类、等级资料的快速录入与统计分析。

第四节　非参数检验

前面计量资料的统计分析方法一共介绍了两种：t 检验、方差分析。两者对数据都要求独立、近似正态、方差齐。但是前面的分析已经显示，条件“近似正态、方差齐”往往不能满足。这种情况下虽然可以参考专为条件不满足时设计的参考值，但用非参数统计分析方法来解决这类问题更规范。

非参数统计分析方法的优点很多，它不受总体分布的限定、适用范围广，计量、等级、计数资料均可使用。其缺点是检验效率略低于参数检验。在实际工作中，也常有 t 检验阴性而非参数检验阳性的案例。

一、两独立样本的非参数检验

下面重新研究高血压患者的心率是否高于正常人这个问题。首先使用计量资料的探求性描述性分析“Explore”利用“是否高血压”变量进行分层，探索该变量的近似正态性和方差齐性，发现两个条件不能同时满足，前面使用了“两独立样本的 t 检验”有些牵强，这里介绍如何使用“两独立样本的非参数检验”来解决这个问题。

1. 操作步骤

(1) 打开“gxy200.sav”数据库和“gxy 分析程序.sps”程序文件。

(2) 点击菜单“分析\非参数检验\旧对话框\2 个独立样本”命令，弹出“双独立样本检验”对话框，见图 4-64。

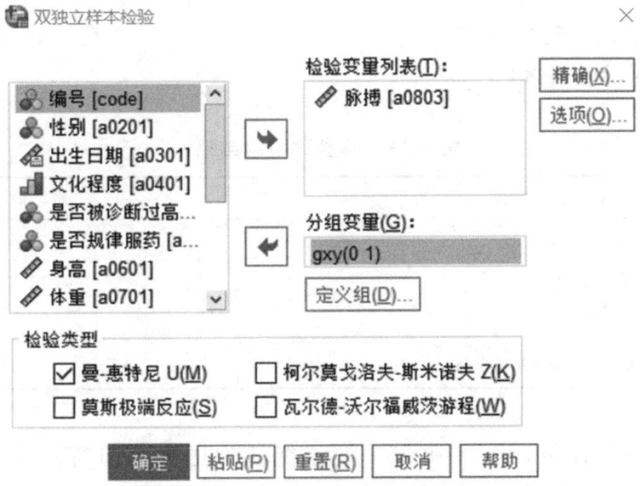

图 4-64　“双独立样本检验”对话框

在“检验变量列表”中选入变量“脉搏 a0803”。在“分组变量”中选入变量“gxy”，点击“定义组”按钮定义参与分析的两组分别为 0 和 1。选中“检验类型”框中“曼-惠特尼”复选框。

这里给出了四种检验种类。

曼-惠特尼(Mann-Whitney U):是最常用的两样本秩和检验,主要用于判别两个独立样本所属的总体是否有相同的分布。

柯尔莫戈洛夫-斯米诺夫(Kolmogorov-Smironv Z):利用累计频数分布检验两样本是否来自同一总体。

莫斯极端反应(Moses extreme reactions):检验是否出现双向极端反应,检验两个独立样本的观察值的分布范围是否存在差异,以检验两个样本是否来自具有同一分布的总体。

瓦尔德-沃尔福威茨游程(Wald-Wolfowitz runs):检验总体分布是否相同,包括集中趋势、离散趋势、峰度偏度、波动情况等,检验较严格。

四种检验种类,根据分析目的不同,选用不同方法。这里只选第一种。其他选项不用设置。

(3) 设置完毕,点击"粘贴"按钮,进入程序窗口,添加注释、空行,运行之。

2. 结果解读

(1) 秩次,结果见表 4-32。

表 4-32 秩次表

变量	是否高血压	*N*	Mean Rank	Sum of Ranks
脉搏	否	139	97.446	13545
	是	61	107.459	6555
	Total	200		

此表给出样本数、秩均值、秩和。

(2)统计量,结果见表 4-33。

表 4-33 非参数检验结果

统计分析指标	脉搏
Mann-Whitney U	3815
Wilcoxon W	13545
Z	−1.129
Asymp. Sig. (2-tailed)	0.259

这里给出了 Z 值统计量,Sig. =0.259,还不能认为正常人和高血压患者之间的脉搏有差别。结论虽然和两独立样本 t 检验的结论相同,但是选用本方法较 t 检验为合理。

二、多独立样本的非参数检验

如果对多组样本间均数的比较应该如何解决?例如,不同肥胖等级间的收缩压是否有差异?前面用单因素方差分析处理了这个问题,其实数据并不符合近似正态、等方差的要求!这里可以使用多独立样本非参数检验。

1. 多独立样本非参数检验

点击菜单"分析\非参数检验\旧对话框\k个独立样本"命令，弹出"针对多个独立样本的检验"对话框，见图 4-65。

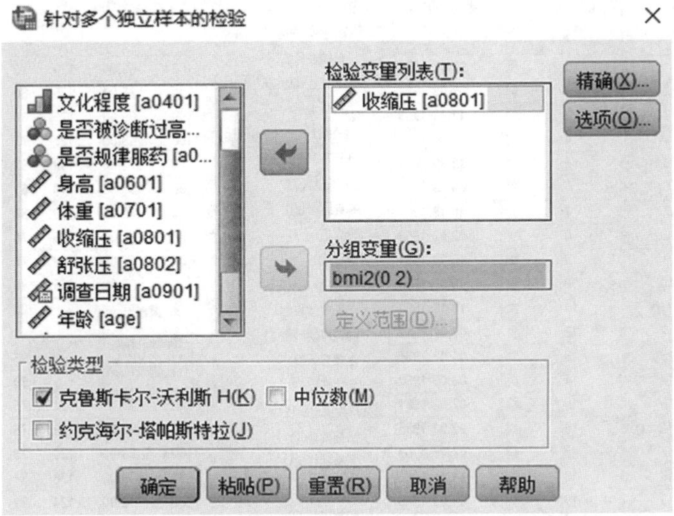

图 4-65　"针对多个独立样本的检验"对话框

与两样本非参数检验界面相似，请把"收缩压[a0801]"选入检验变量列表框，把"肥胖等级[bmi2]"选入分组变量框。此处有三个检验方法。

克鲁斯卡尔-沃利斯(Kruskal-Wallis H)：最常用的多样本秩和检验。

中位数(Median)：中位数秩和检验，检验效率低。

约克海尔-塔帕斯特拉(Jonckheere-Terpstra)：当分组变量为有序分类变量时，检验效率高。本例使用此法也可。

结果解读同前，不再赘述。

2. 多组定量资料的两两比较

(1) 操作：点击"分析\非参数检验\独立样本"(图 4-66)，进入"非参数检验：两个或两个以上的独立样本"对话框；点击"字段"选项卡，将"脉搏"变量选入"检验字段"，将"肥胖等级"变量选入"组"，见图 4-67；点击"设置"选项卡进行"定制检验"，选择"克鲁斯卡尔-沃利斯单因素 ANOVA(K 个样本)(W)"检验方法；最后点击"运行"，即可在结果输出窗口查看结果。

(2) 结果解读：在结果输出窗口，会发现假设检验汇总结果，见图 4-68。

通过图 4-68 可知 $P=0.154$，保留原假设的结论，及"暂且认为不同肥胖等级的人群其脉搏分布相同，差异无统计学意义"；双击结果输出窗口中的图 4-68，弹出透视表查看器，在透视表查看器中有更为详细的统计信息，见图 4-69。本例尚未发现不同肥胖等级的人群脉搏有差异，如有差异，在图 4-69 中可结合 P 值继续做出两两比较的结果差异。

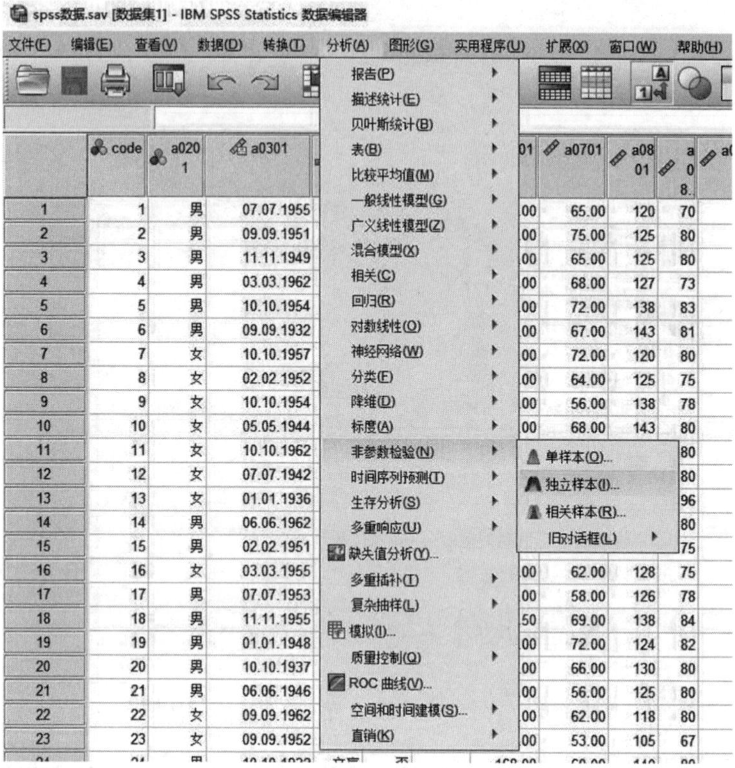

图 4-66　多组定量资料非参数检验的操作

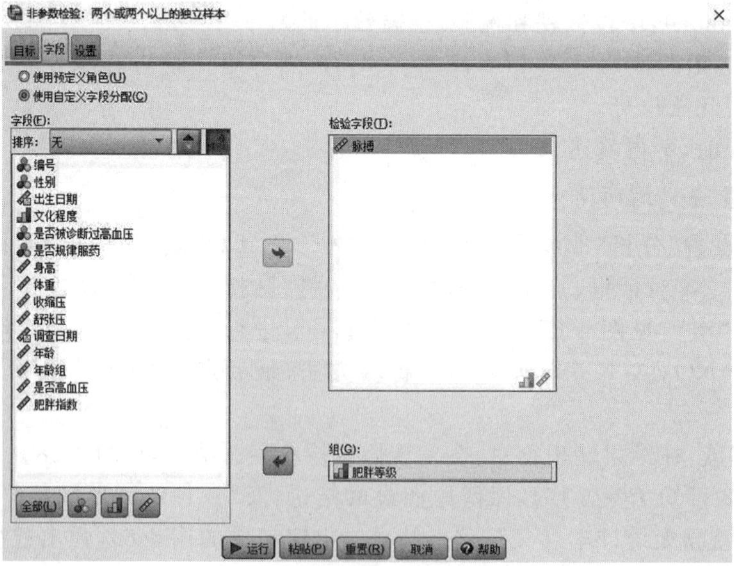

图 4-67　多组定量资料非参数检验的变量设置

假设检验汇总

	零假设	检验	显著性	决策者
1	在 肥胖等级 类别上，脉搏 的分布相同。	独立样本 Kruskal-Wallis 检验	.154	保留零假设。

显示渐进显著性。 显著性水平为 .05。

图 4-68　多组定量资料的非参数检验输出结果

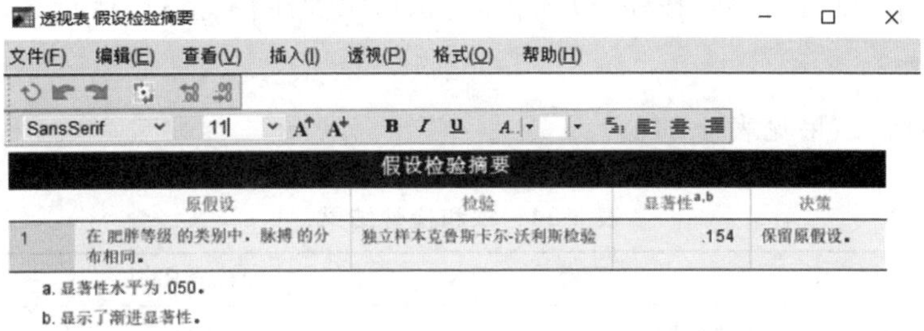

假设检验摘要

	原假设	检验	显著性[a,b]	决策
1	在 肥胖等级 的类别中，脉搏 的分布相同。	独立样本克鲁斯卡尔-沃利斯检验	.154	保留原假设。

a. 显著性水平为 .050。
b. 显示了渐进显著性。

图 4-69　多组定量资料的非参数检验输出结果详情

三、配对样本的非参数检验

配对样本的 t 检验要不要"近似正态、方差齐"的条件？当然要了！那条件不能满足怎么办呢，使用配对样本的非参数检验。

因为示例中没有配对的数据，仍然沿用牵强的办法，把舒张压当作服用降压药以后的收缩压。

1. 操作步骤

（1）打开"gxy200. sav"数据库和"gxy 分析程序. sps"程序文件。把变量 a0801 的标签由"收缩压"改为"收缩压 1"，把变量 a0802 的标签由"舒张压"改为"收缩压 2"。

（2）点击菜单"分析\非参数检验\旧对话框\2 个相关样本"命令，弹出"双关联样本检验"对话框，见图 4-70。

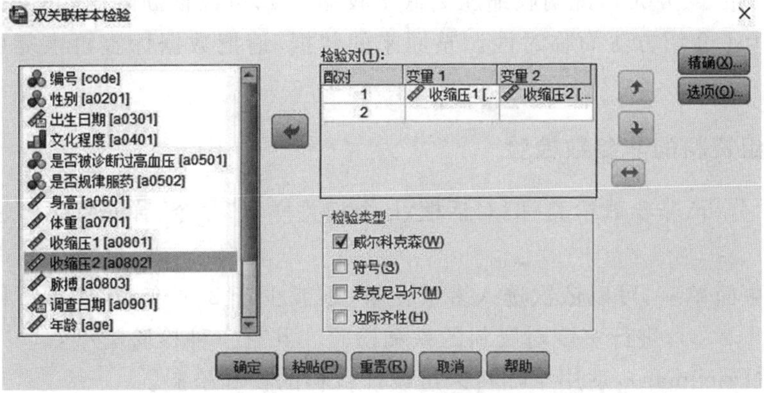

图 4-70　"双关联样本检验"对话框

同时选入 a0801、a0802 两个变量。检验类型框有四种常用检验方法。

威尔科克森(Wilcoxon):最常用的配对秩和检验。

符号(Sign):两分类变量的符号检验。

麦克尼马尔(McNema):两分类变量的配对卡方检验,常用于自身阴性阳性变化对照研究。

边际齐性(Marginal Homogeneity):有序分类资料的配对秩和检验。

这里选用第一种方法。其他选项不用设置。

(3) 设置完毕,点击"粘贴"按钮,进入程序窗口,添加注释、空行,运行之。

2. 结果解读

(1) 秩和检验,结果见表 4-34。

表 4-34 秩和检验结果

对子		N	Mean Rank	Sum of Ranks
收缩压 2—收缩压 1	Negative Ranks	200[a]	100.5	20100
	Positive Ranks	0[b]	0	0
	Ties	0[c]		
	Total	200		

注:a——收缩压 2<收缩压 1;b——收缩压 2>收缩压 1;c——收缩压 2=收缩压 1。

这里按列给出样本数以及秩的均值、秩和。

(2)统计量,结果见表 4-35。

表 4-35 秩和检验统计量

统计指标	收缩压 2—收缩压 1
Z	−12.269(a)
Asymp. Sig. (2-tailed)	<0.001

结果显示 Sig. <0.001,说明收缩压 2 低于收缩压 1,可以推断降压药有效。

(3) 这里为了介绍方法而临时性调整原来的数据,请把数据标签再恢复成原来的实际含义。

四、配伍组资料的非参数检验

点击菜单"分析\非参数检验\旧对话框\k 个相关样本"命令,弹击"多个关联样本检验"对话框。

这里界面更简单些,可以依次选入多个变量(不能少于 2 个变量,例如不同药物对 1 个个体的收缩压 1,2,3),进行多配对资料的秩和检验。共有三种检验类型:

傅莱德曼(Friedman):适用于随机区组设计资料的秩和检验。

肯德尔 W(Kendall's W):计算 k 个指标间的和谐系数,反映其一致性,取值在 0～1 之间。

柯克兰(Cochran's Q)：适用于两分类变量，如记录阴性阳性的资料。

结果的解读同配对样本。

第五节　相关与回归分析

相关和回归分析是统计预测的范畴。根据某人的舒张压 80 mmHg 可以预测他的收缩压在 120 mmHg 左右，或者说在 110～150 mmHg 之间。为什么可以这么说？因为收缩压和舒张压两个变量有某种依存关系，可以说这两个变量之间存在相关关系，简称这两个变量相关。用一个变量去推测另一个变量，叫 regression(逆行推测)，统计学上叫作回归。

一、线性相关分析

收缩压与舒张压有无相关关系？相关关系有多强？可用线性相关分析来回答这个问题。

1. 操作步骤

(1) 点击菜单"分析\相关\双变量"命令，弹出"双变量相关性"对话框，见图 4-71。

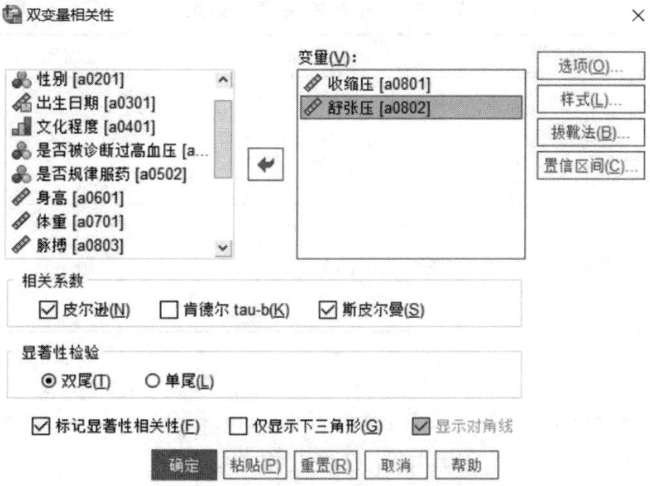

图 4-71　"双变量相关性"对话框

在"变量"中选入变量"收缩压 a0801"和"舒张压 a0802"。在"相关系数"框中选中"皮尔逊"复选框和"斯皮尔曼"复选框。在"显著性检验"框中选中"双尾"复选框。选中"标记显著性相关性"复选框，表示给显著性结果加星号。

在相关系数框中有三个复选框，简单介绍其含义。

皮尔逊(Pearson)：积距相关分析，常用于两计量资料的相关性分析，要求两变量近似正态。

肯德尔 tau-b(Kendall's tau-b)：等级相关分析，常用于两等级资料的相关性分析。

斯皮尔曼(Spearman)：非参数相关分析，把两资料秩变换后求相关系数，不符合近似正态时使用。

(2) 设置完毕，点击"粘贴"按钮，进入程序窗口，添加注释、空行，运行之。

2. 结果解读

(1) Pearson 相关系数，结果见表 4-36。

表 4-36　相关系数结果

变量	统计指标	收缩压	舒张压
收缩压	Pearson Correlation	1	0.671
	Sig. (2-tailed)		0.000
	N	200	200
舒张压	Pearson Correlation	0.671	1
	Sig. (2-tailed)	<0.001	
	N	200	200

注：** 表示在 0.01 的水平上显著。

表 4-36 给出了 Pearson 相关系数：$r=0.671$，Sig. <0.001，** 表示在 0.01 水平上有显著意义。由表中还可以看出，任何变量与自身的相关系数为 1。

(2) Spearman 相关系数，结果见表 4-37。

表 4-37　非参相关系数结果

方法	变量	统计指标	收缩压	舒张压
Spearman's rho	收缩压	Correlation Coefficient	1	0.599
		Sig. (2-tailed)		<0.001
		N	200	200
	舒张压	Correlation Coefficient	0.599	1.000
		Sig. (2-tailed)	<0.001	
		N	200	200

注：** 表示在 0.01 的水平上显著。

表 4-37 给出了 Spearman 相关系数：$r=0.599$，Sig. <0.001，** 表示在 0.01 水平上有显著意义。非参数相关系数略低于其本身的参数相关系数。

当相关系数等于 0 时，两者无相关性。当相关系数大于 0 且小于等于 0.4 时，两者弱相关。当相关系数大于 0.4 且小于等于 0.7 时，两者中等相关。当相关系数大于 0.7 且小于 1 时，两者强相关。当相关系数等于 1 时，两者完全相关。收缩压和舒张压属于中等程度相关。

如果需要计算列联表的相关系数，参见前面第三节交叉表模块的应用。

二、直线回归分析

当舒张压为 80 mmHg 时，收缩压应该为多少？解决这个问题需要用直线回归分析。假设收缩压、舒张压满足 $y=a+bx$ 的直线函数关系，y 为因变量(收缩压)，x 为自变量(舒张压)，根据 200 个实测数据，获得 a、b 两个参数，就可以预测舒张压为任意数值时收缩压的值。a 表示当 x 取值为 0 时 y 的值；b 表示 x 每增加 1 时 y 的增加量。另外，在做线性回归之前，通常需要做散点图确认 x 和 y 存在线性关系，作图方法将在本章第七节“四、散点图的绘制”中介绍。

1. 操作步骤

(1) 点击菜单“分析\回归\线性”命令,弹出“线性回归”对话框,见图 4-72。

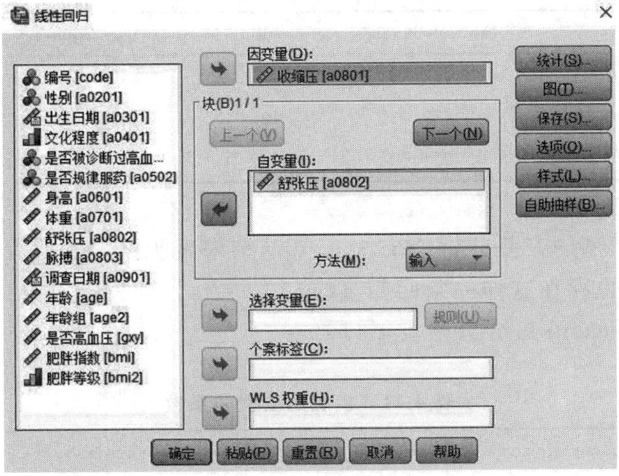

图 4-72 “线性回归”对话框

直线回归包括多变量的直线回归都在这一个界面上设置,所以显得比较复杂。但是本例只研究两变量直线回归,不需要考虑那么多,只要在“因变量”框中选入变量“收缩压 a0801”。在“自变量”框中选入变量“舒张压 a0802”即可。

(2) 设置完毕,点击“粘贴”按钮,进入程序窗口,添加注释、空行,运行之。

2. 结果解读

(1) 必须进入的自变量(Variables Entered/Removed),结果见表 4-38。

表 4-38 必须进入的自变量

Model	Variables Entered	Variables Removed	Method
1	舒张压(a)	.	Enter

注:a,All requested variables entered;b,Dependent Variable:收缩压。

这里交代有哪些变量进入方程,有哪些变量剔出方程,在多变量线性回归时才有意义,这里只有一个自变量,必须进入方程,所以在图 4-72“方法”中选“输入”。

(2) 模型总结(Model Summary),结果见表 4-39。

表 4-39 模型总结表

Model	*R*	*R* Square	Adjusted *R* Square	Std. Error of the Estimate
1	0.671	0.451	0.448	12.152

注:Predictors:(Constant),舒张压。

模型总结给出了两个有意义的指标:$R=0.671$,说明两者的相关系数。R Square$=0.451$,就是 R 的平方,又叫决定系数,其含义为收缩压的变异可以用舒张压来解释的比例为 45.1%。

(3) 对模型的方差分析(ANOVA),结果见表 4-40。

表 4-40 模型的方差分析

Model	统计指标	Sum of Squares	df	Mean Square	F	Sig.
1	Regression	23977.732	1	23977.732	162.383	0.000
	Residual	29237.032	198	147.662		
	Total	53214.764	199			

这里给出整个模型的方差分析,Sig. =0.000,结果表明整个模型有统计学意义(用这个样本推及总体,总体也存在这样一条回归直线)。

(4) 系数(Coefficients),结果见表 4-41。

表 4-41 模型中变量的系数

变量	Unstandardized Coefficients		Standardized Coefficients	t	Sig.
	B	Std. Error	Beta		
(Constant)	38.762	7.155		5.418	0.000
舒张压	1.133	0.089	0.671	12.743	0.000

此表给出了最有用的信息,也就是函数的系数 a、b 的值。B 列就是系数列,Constant 就是常数项,就是 a,舒张压的系数就是 1.133。一元线性函数为:

收缩压=38.762+1.133×舒张压

由此方程可以算出,当舒张压为 80 mmHg 时,收缩压为 129.402 mmHg。

Beta 列为标准化的系数,其实就是两者的线性相关系数。

三、多元线性回归

收缩压不仅受舒张压的影响,也受到肥胖程度、年龄等因素的影响,如果用多个变量来预测收缩压不是更准确吗?构建一个模型如"收缩压=a+b×舒张压+c×肥胖指数+d×年龄"的直线方程不是更精确吗?这就是多元线性回归分析。

(1) 点击菜单"分析\回归\线性"命令,弹出"线性回归"对话框。

在"因变量"框中选入变量"收缩压 a0801"。在"自变量"框中选入变量"舒张压 a0802"、变量"年龄 age"、变量"肥胖指数 BMI"。见图 4-73。

(2) 在"方法"下拉列表框中选择:"Stepwise 步进",就是这三个自变量一个一个地选入方程,如果方程有明显的优化,则保留这个变量,如果选入这个变量后方程没有明显优化,甚至更差,则排除这个自变量。

(3) 设置完毕,点击"粘贴"按钮,进入程序窗口,添加注释、空行,运行之。

结果的解读大部分同前,只不过每张表多了许多行,每行都标记为 Model 1,Model 2 等等,其含义是第一步、第二步选入变量的过程。只要阅读最后一步就可以了,方程选入多个变量,B 列分别对应各变量的系数。

在计算机的帮助下,多元线性回归也显得十分简单。其实多元线性回归的应用条件很

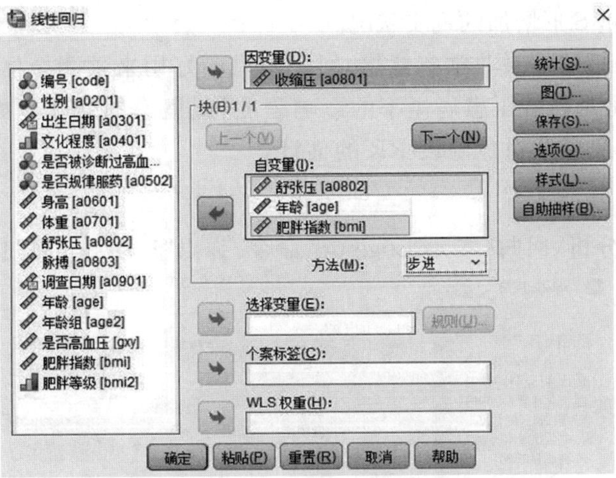

图 4-73 多元线性回归对话框(自变量可多选)

高,它适用的条件如下。

首先,当 x 为连续变量时,因变量与各自变量之间确有线性关系。这一点可以通过绘制散点图直接观察到,关于绘制散点图的方法见本章第七节。

其次,当 x 为分类变量时,针对每一个分类的 y 都要求数据符合多元正态性和方差齐性。就是每一个 x 分类对应的 y 的分布应该有一个集中趋势,左右对称,呈近似正态,并且变异程度要相差不大。否则不能使用线性回归。

最后,因变量 y 有独立性,自变量 x 之间不能有共线性(自变量间的相关系数最好小于 0.7)。独立性指残差均值为 0,且符合正态性。

除了变量有要求之外,对样本量也有要求,要求样本量大于 20 倍的自变量数。也就是 10 个自变量参与多变量分析,样本量至少 200 个,如此严格的条件在多数情况下很难得到满足。当条件不满足时,可以将 y 离散成分类变量,进行下文的 logistic 回归分析。

请使用身高、体重两个变量当 x,使用肥胖指数当 y 进行多元线性回归。回归方程的决定系数 $R^2=0.996$。回归效果很好说明什么?BMI 不是身高体重的线性回归结果,而是体重(kg)除以身高(m)的平方,说明再好的模型也不一定是事物的本质。所以统计分析只是探索这个世界的一个工具,不能迷信统计分析。自变量间共线或相互派生关系需要注意。

四、logistic 回归分析

Logistic 回归已经不是什么高深的学问了,也很容易理解。当因变量为分类变量时就不符合使用线性回归的条件了。而这种情况尤其常见,例如,性别、肥胖程度、文化程度、年龄组等因素是否影响患高血压?反过来想,能否根据某个体的性别、年龄、肥胖等级、文化程度、心率等因素预测这个个体是否患高血压呢?这就构成了因变量 y 是"是否高血压 gxy",自变量 x 是分别是性别、文化程度、肥胖等级、年龄、心率等这样一个多元模型。此时因变量 y 为两分类变量,不能使用多元线性回归。于是统计学家们设计了针对这类资料的 logistic 回归分析。由 logistic 回归模型的公式可以看出,logistic 回归本身是由一个 $y=1/(1+e^{-bx})$ S 形曲线函数和 $bx=a+b_1x_1+b_2x_2+b_3x_3+b_4x_4+b_5x_5$……直线回归函数构成的一个复合函数,来反映危险性呈线性增加，患病率呈S形增加的现实状况。

Logistic回归分析的结果非常有意思，回归结果不好用来预测个体是否高血压，但却能反映每个自变量变化对高血压患病概率的影响程度，此概率的变化正好是流行病学中比值比OR的概念。OR又是相对危险度RR的估计。

1. 操作步骤

(1) 点击菜单“分析\回归\二元Logistic”命令，弹出“Logistic回归”对话框，见图4-74。

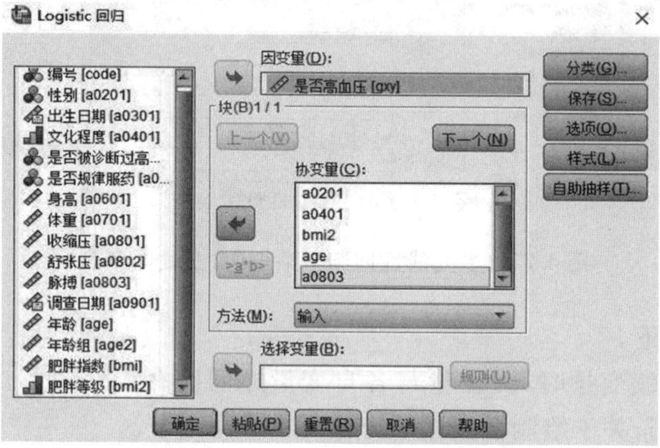

图4-74 “Logistic回归”对话框

这个界面与多元线性回归界面相似。在“因变量”框中选入变量“是否高血压gxy”。在“协变量”框中依次选入变量“性别a0201”“文化程度a0401”“肥胖等级BMI2”“年龄age”“脉搏a0803”，五个自变量中前三个是分类资料、后两个是计量资料。

在“方法”下拉列表框中选择“向前瓦尔德(wald)”，此法相当于直线回归中的“Stepwise步进”，就是这五个自变量一个一个地选入方程，如果方程有明显的优化，则保留这个变量，如果选入这个变量后方程没有明显优化，甚至更差，则排除这个自变量。由于方程的检验使用的是条件参数似然比检验，故名前进法，该方法比较常用。“向前LR”是似然比法；“向前条件”及“向后条件”用在病例对照研究中匹配了某些条件的情形。使用条件法，通常要在“选项”中去掉“模型中包括常量”选项。

(2) 点击“分类”按钮，弹出“Logistic回归：定义分类变量”对话框，见图4-75。

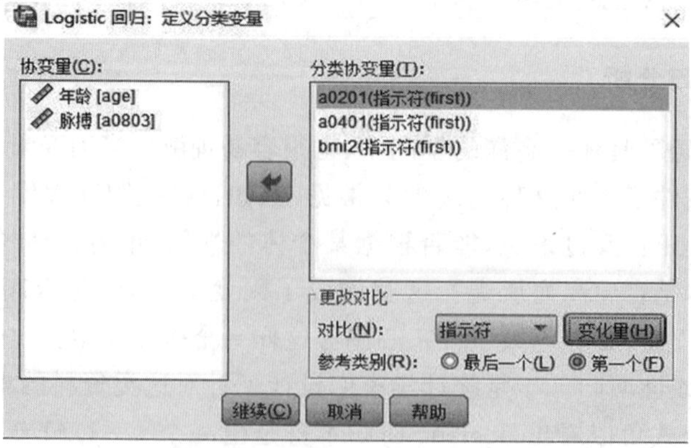

图4-75 “Logistic回归：定义分类变量”对话框

五个自变量中有三个分类变量、两个连续变量，这里需要指定分类变量，并指定分类变量的各分类都与哪一个类做比较。在“分类协变量”框中选入“性别 a0201”，在“参考类别”框中选择“第一个”单选钮，表示性别变量以 1 男性为基准，后面的分类（2 女性）都与第一个比较，观察女性患高血压是男性患高血压的危险程度的几倍。然后点击“变化量”按钮。

使用同样的方法选入“文化程度 a0401”和“肥胖等级 BMI2”，并指定参照组。如果所有的参照组相同，可以先选入三个变量，然后同时选中三个变量（同时选中的方法：先点击第一个变量，按住 shift 键再点击最后一个变量），选定参照类别，点击“变化量”按钮。

其他选项不用改动，设置完毕，点击“继续”按钮，返回“Logistic 回归”对话框。

（3）设置完毕，点击“粘贴”按钮，进入程序窗口，添加注释、空行，运行之。

2. 结果解读

（1）样本处理总结（Case Processing Summary），结果见表 4-42。

表 4-42　样本处理总结

Unweighted Cases(a)		N	Percent
Selected Cases	Included in Analysis	200	100
	Missing Cases	0	0
	Total	200	100
Unselected Cases		0	0
Total		200	100

缺失值分析，请先看看有多少缺失数据，然后再看分析结果

（2）因变量编码（Dependent Variable Encoding），结果见表 4-43。

表 4-43　因变量编码表

Original Value	Internal Value
否	0
是	1

因变量编码就是在方程中因变量 Y 的编码。正好与数据库相吻合。如果原始数据库的编码为 1 非高血压、2 是高血压。这里要看仔细如何把 1、2 转换成 0、1。

（3）分类变量的编码（Categorical Variables Codings），结果见表 4-44。

表 4-44　分类变量编码表

变量	类别	Frequency	Parameter coding		
			(1)	(2)	(3)
文化程度	文盲	77	0	0	0
	小学	67	1	0	0
	初中	51	0	1	0
	高中	5	0	0	1

表 4-44(续)

变量	类别	Frequency	Parameter coding		
			(1)	(2)	(3)
肥胖等级	正常	127	0	0	
	超重	63	1	0	
	肥胖	10	0	1	
性别	男	95	0		
	女	105	1		

在 Logistic 回归分析时，分类变量被转换为哑变量。根据分类变量的设定，现在变量"文化程度"五个分类被转换为四个哑变量(文盲 0，小学 1)、(文盲 0，初中 1)、(文盲 0，高中 1)、(文盲 0，大学以上 1)。其他分类变量含义相同。等级资料、计量资料可以直接引入方程，不必转换为哑变量。

(4) 模型拟合前的情况(Block 0:Beginning Block)，结果见表 4-45。

表 4-45 分类表

Observed		Predicted		
		是否高血压		Percentage Correct
		否	是	
是否高血压	否	139	0	100
	是	61	0	0
Overall Percentage				69.5

模型拟合前，把所有的个体都判断为非高血压，总正确率在 69.5%。没有拟合之前方程中不包含任何变量，仅有常数项，见表 4-46。该模型有意(Sig. <0.05)表示值得进一步探索影响因素。

表 4-46 方程中包含的变量

		B	S. E.	Wald	df	Sig.	exp(*B*)
Step 0	Constant	−0.824	0.154	28.757	1.000	0.000	0.439

拟合第一步，所有变量都在模型中，方程中不包含的变量见表 4-47。

所有的变量(哑变量)都被排除在外。毕竟这是模型拟合前的情况。

(5) Block 1:结果见表 4-48。

因为表格太长，这里只保留了 Step 2 第二步的结果。结果为：拟合进行了 2 步，Step 是模型每一步变化的显著性检验。Block 是模型总变化的显著性检验。Model 为该模型的显著性检验。显著性 Sig. <0.05，说明该模型拟合到这一步有统计学意义。

表 4-47　方程中不包含的变量

	变量	Score	df	Sig.
Variables	a0201(1)	0.837	1	0.360
	a0401	10.295	3	0.016
	a0401(1)	2.083	1	0.149
	a0401(2)	1.569	1	0.210
	a0401(3)	2.251	1	0.134
	BMI2	4.493	2	0.106
	BMI2(1)	0.536	1	0.464
	BMI2(2)	4.322	1	0.038
	AGE	37.626	1	0.000
	a0803	2.864	1	0.091
Overall Statistics		49.029	8	0.000

表 4-48　模型系数检验

方法	Chi-square	df	Sig.
Step	6.450	2	0.040
Block	44.393	3	0.000
Model	44.393	3	0.000

(6) 模型总结,结果见表 4-49。

表 4-49　模型总结

Step	−2 Log likelihood	Cox & Snell R Square	Nagelkerke R Square
Step 1	208.074	0.173	0.244
Step 2	201.624	0.199	0.281

拟合进行了 2 步,给出了似然比和两种方法计算的 R 平方。类似于直线回归的 R 平方,就是决定系数。表示有几个自变量能解释因变量变异的百分比。此结果给出了由这 5 个变量能解释是否高血压变异的百分比不足 30%。其实影响高血压的因素太多了,包括精神因素、心理因素、血液流变指标、遗传指标,等等。

(7) 分类表,结果见表 4-50。

此表给出了每一步拟合一个模型之后的分类情况。当拟合到最后一步,总的分类正确率已经达到 77.50%。这相当于不用测量血压,用性别、年龄、肥胖程度、文化程度、脉搏数五个变量由计算机来诊断高血压,比不用回归模型的 69.5%的诊断率已经提高了不少。

表 4-50 分类表

Step	Observed		Predicted		
			是否高血压		Percentage Correct
			否	是	
Step 1	是否高血压	否	130	9	93.53
		是	38	23	37.70
	Overall Percentage				76.50
Step 2	是否高血压	否	128	11	92.09
		是	34	27	44.26
	Overall Percentage				77.50

(8) 进入方程的变量，第一步 Step 1 结果见表 4-51。第二步 Step 2 见表 4-52。

表 4-51 进入方程中的变量结果

Step	变量	*B*	S. E.	Wald	df	Sig.	exp(*B*)
Step 1	AGE	0.085	0.015	30.441	1	0.000	1.089
	Constant	−5.868	0.943	38.717	1	0.000	0.003

这张表是 Logistic 回归最有用的一张表，这张表给出了进入方程的每一个(哑)变量，以及模型的回归系数(*B*)，系数的标准误(S. E.)，Wald 统计量、自由度(df)、概率值(Sig.)，以及每个变量以 e 为底以系数为指数的幂 exp(*B*)。

可不要小瞧这个 exp(*B*)，这是 Logistic 回归分析最重要的信息。它的含义是该变量的危险度指标，相当于流行病学中的 *OR* 值。如果是连续变量，如年龄的 exp(*B*)=1.094，其含义是年龄每增加 1 岁，患高血压的危险度增加 1.094 倍，增加 20 岁就增加了 6.03 倍。如果是分类变量，如肥胖等级 BMI2，被分成了两个哑变量，BMI2(1)和 BMI2(2)，前者的 exp(*B*)=1.108，表示与参照组(正常组)相比，超重患高血压的危险度是正常人的 1.108 倍；后者的 exp(*B*)=6.018，表示与参照组(正常组)相比，肥胖患高血压的危险度是正常人的 6.018 倍。

表 4-52 Logistic 回归结果的表达

变量	*B*	S. E.	Wald	df	Sig.	exp(*B*)
BMI2			6.367	2	0.041	
BMI2(1)	0.102	0.385	0.070	1	0.791	1.108
BMI2(2)	1.795	0.714	6.311	1	0.012	6.018
AGE	0.090	0.016	31.712	1	0.000	1.094
Constant	−6.312	1.013	38.817	1	0.000	0.002

(9) 去掉相应的自变量对模型的影响比较，结果见表 4-53。

表 4-53 变量变化表

Step	Variable	Model Log Likelihood	Change in-2 Log Likelihood	df	Sig. of the Change
Step 1	AGE	−123.121	38.169	1	0.000
Step 2	BMI2	−104.044	6.464	2	0.039
	AGE	−121.164	40.705	1	0.000

此表给出了如去掉模型中相应的自变量,模型的改变是否有意义。

(10) 没有进入方程的变量,见表 4-54。

表 4-54 未进入方程中的变量

Step	变量	变量代码	Score	df	Sig.
Step 2	Variables	a0201(1)	1.950	1	0.163
		a0401	2.414	3	0.491
		a0401(1)	0.185	1	0.667
		a0401(2)	0.346	1	0.556
		a0401(3)	1.988	1	0.159
		a0803	1.524	1	0.217
	Overall Statistics		6.078	5	0.299

由于表格太长,这里只保留了最后一步 Step 2。

这里给出了被剔除的变量的汇总情况,其含义是未见这些变量对“是否高血压”产生影响。SPSS 给出的每一步过程都是有重要意义的,如果随着变量引入,各自变量系数没有发生 15%以上的变化,说明各自变量相对独立。反之,则说明自变量之间存在混杂、掩盖、交互、调节、中介等复杂的关系,应予以重视。

五、多分类变量 Logistic 回归

前面介绍了因变量为两分类变量时的情况,如果因变量为多分类变量呢?例如,用“肥胖等级 BMI2”做因变量,探讨性别、文化程度、年龄等诸因素与肥胖的关系,就不能用这个“两分类因变量 Logistic 回归”,只能用“多元或有序 Logistic 回归”。操作步骤如下。

(1) 多元无序点击菜单“分析\回归\多元 Logistic”命令,弹出“多元 Logistic 回归”对话框,见图 4-76(左)。多元有序点击菜单“分析\回归\有序…”,弹出“有序回归”对话框,见图 4-76(右)。

(2) 这个界面比两分类 Logistic 回归还简便。在“因变量”框中选入变量“肥胖等级 BMI2”。在“因子”框中依次选入变量“性别 a0201”“文化程度 a0401”等分类变量。在“协变量”框中依次选入变量 “年龄 age”等连续变量。哑变量由 SPSS 自动设置。

(3) 设置完毕,点击“粘贴”按钮,进入程序窗口,添加注释、空行,运行之。

结果的解读与前面的两分类因变量 Logistic 结果相似。

六、Logistic 回归应用条件

当前 Logistic 回归应用已经十分普遍,但是各种文献资料上有不少 Logistic 回归应用

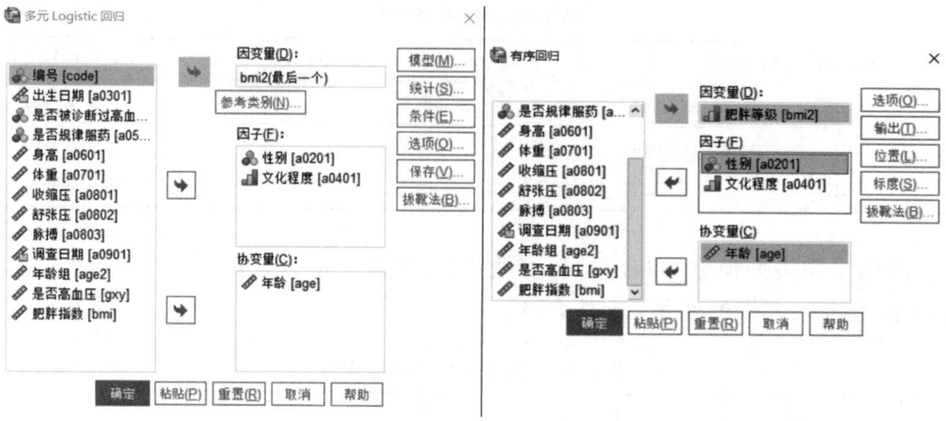

图 4-76 多元 Logistic 回归对话框

欠妥当。下面讨论一些 Logistic 应用方面的问题。

1. Logistic 回归适用条件

Logistic 回归适用面广，计量资料、分类资料、等级资料都能当自变量引入模型，但是应用 Logistic 回归应该注意以下事项：

首先，分类自变量要指明参照组引入哑变量，年龄组变量 40、45、50 等必须重新赋值为 1、2、3 等。

其次，因为分类资料效率低，所以要求样本量要大。最小分类记录数要 20 倍于变量数。例如，肥胖等级变量中，肥胖所占比例最低，约为 10%，如果引入 5 个自变量，那么样本中肥胖者要有 100 人，总样本要达到 1000 人方可。

2. 模型构造的注意事项

在介绍“Logistic 回归”对话框时，故意回避了一个问题，那就是交互作用。在选入变量的箭头按钮下面有一个“>a * b>”按钮，见图 4-77。

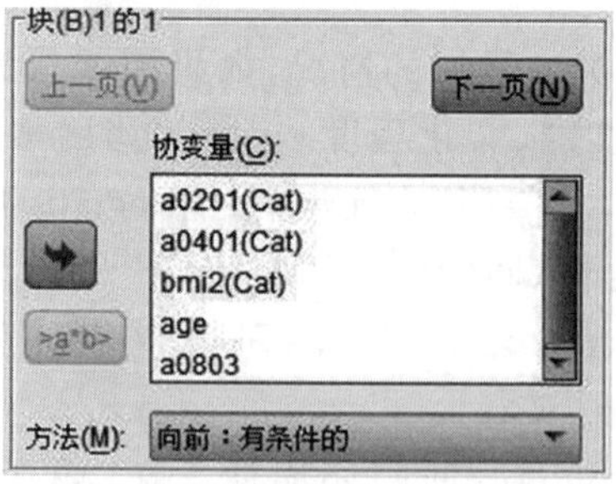

图 4-77 变量间的交互作用框

当同时选中两个或两个以上变量时，这个“>a * b>”按钮可用，选入的两个或多个变量以乘号相连，表示交互作用。交互作用表示既不是第一个变量所起的作用也不是第二个变量所起的作用，而是两个变量同时存在时才显现的一种作用。例如，木炭粉燃烧威力并不大，硫黄粉燃烧威力也不大，硝石粉根本就点不着，如果将这三者放在一起燃烧，威力无比、火光冲天，这种额外的效应就是交互作用。

由此提出一个问题，肥胖容易患高血压，年龄大容易患高血压，年龄大又肥胖的人高血压患病率是否猛增呢？要解决这个问题，在构建模型时就要把肥胖等级与年龄组两个变量的交互作用选入模型，让模型来判断此交互作用是否存在。如果该有的交互作用没有被选入模型，模型就是错误的，可能导致错误的结论，例如，不考虑交互作用，木炭粉、硫黄粉、硝石粉混合燃烧要比木炭粉、硫黄粉单独燃烧效果要弱，因为添加了根本就点不着的硝石粉。所以交互作用应该尽早引入模型。

另外一个因素为混杂的控制。混杂因素可以导致谬误。多变量分析本身可以控制混杂，其先决条件是这个混杂因素必须被引入方程，否则混杂控制无从谈起。

基于以上原因，Logistic 回归复杂的并不是操作，也不是结果的解读，而是根据专业知识构建模型，选入哪些变量？选入哪些交互？哪些因素可能是混杂因素？构建一个有用的模型常常遵循以下原则：

(1) 单变量分析时，P 值小于 0.25 的变量都准备纳入模型。如果只选择 P 值小于 0.05 的变量，则很可能丢失某些混杂变量。

(2) 对分类变量进行编码，指定合理的参照组。

(3) 根据生物学意义尽早选入交互作用。

(4) 如果某变量的交互作用有意义，而变量自身却被模型剔除，那么该变量必须指定为“Enter(强制进入)”来构建模型。

3. 结果的表述

Logistic 的主要应用目的有两个：① 就是探讨各自变量的危险度，所以不用写成线性回归的方程形式。直接写出 Logistic 回归结果中“Variables in the Equation(进入方程的变量)”的结果表，修改变量名为变量标签，表明其真实含义就可以了。② 预测患病概率，寻找合适的切点，对是否患病做出判断，进而引出灵敏度、特异度、RDC 曲线等诊断试验的一组指标。

第六节　基本表格应用

SPSS 27 版本“分析”菜单下包括多种表格，功能非常强大，无论计量资料还是计数资料都可以做各种各样的统计报表。限于篇幅，这里仅介绍一个过程——定制表格过程，这个过程足以解决常见问题。现举出两例，分别介绍如何使用定制表格过程处理计数资料和计量资料。

一、用定制表格处理计数资料

用表格列出“是否高血压”在性别、文化程度、年龄组、肥胖等级变量中的分布。这个问题用“描述统计\交叉表”过程就可以解决，但是结果是四张表格，相互分散，用定制表格过程可以把四张表格合四为一，操作步骤如下。

(1) 点击菜单“分析\表\定制表\确定”命令，弹出“定制表”对话框，见图 4-78。

根据需要，将左边变量列表中的变量用鼠标拖动到右边的对话框中即可，这里将“文化程度”“性别”“肥胖等级”“年龄组”四个变量拖动到行(年龄组默认为标度，要将变量类型改为有序，单击变量，再单击鼠标右键，弹出的菜单中即可修改)，将“是否高血压 gxy”修改为

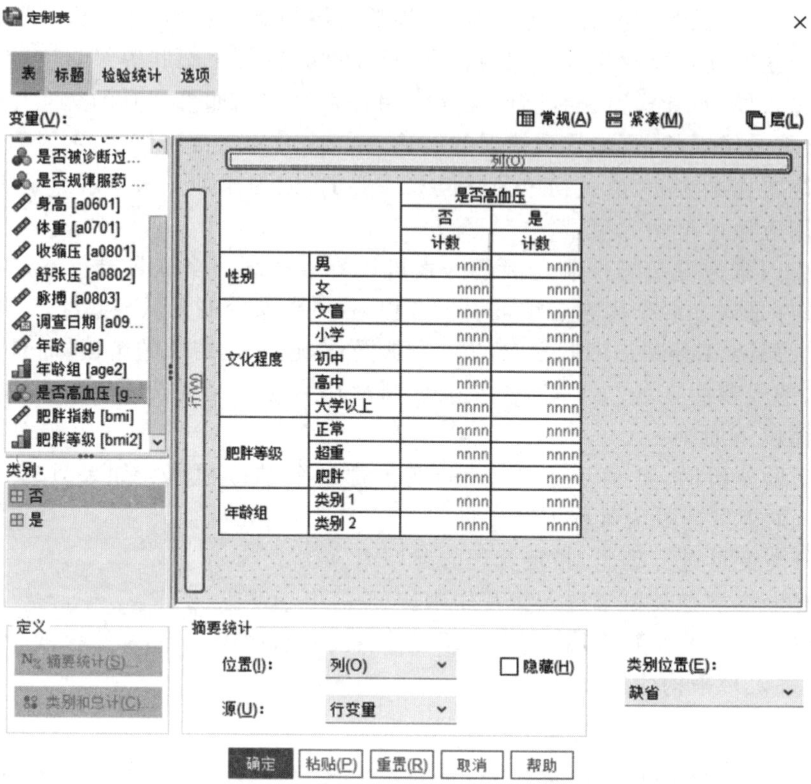

图 4-78 “定制表”对话框(分类资料)

“名义”,拖动到列。(其实质相当于 Excel 数据透视中的行变量、列变量)

(2) 变量框下面的“定义”框中有两个选项。“摘要统计”是对列变量汇总内容进行编辑的选项,先选中列变量再鼠标单击,弹出“摘要统计”对话框,左侧“Statistics(统计)”框中罗列了 45 个统计量,其中针对计数资料常用的有:Count(计数)、Row%(行百分比)、Col%(列百分比)、Layer%(层百分比)、层列百分比、层行百分比、子表百分比、表百分比,等等,这里选择“Count(计数)”和“Row%(行百分比)”这两个统计量。

选择的方法:单击左边 Statistics(统计)中需要的统计量,再单击向右的箭头即可添加到表中,若想要删除,单击显示对话框中的统计量,再单击向左的箭头即可。见图 4-79。

操作完毕,单击“应用选择”返回之前的页面。

(3) 先选中行变量再单击“分类和总计(类别统计)”按钮,可以编辑行变量的值和标签,这里不作修改。

(4) 在上方“表格”的右侧,有三个按钮,“标题”可以编辑标题,添加文字说明等;“检验统计”可以对结果进行比较;“选项”可以对单元格格式、表格的格式以及缺失值的计算等进行选择,这里无须设置。

(5) 设置完毕,点击“粘贴”按钮,进入程序窗口,添加注释、空行,运行之。得出的结果见表 4-55。

由表 4-55 可以看出:分性别女性高血压的患病率高、分文化程度文盲高血压的患病率高、分肥胖等级肥胖者高血压的患病率高。

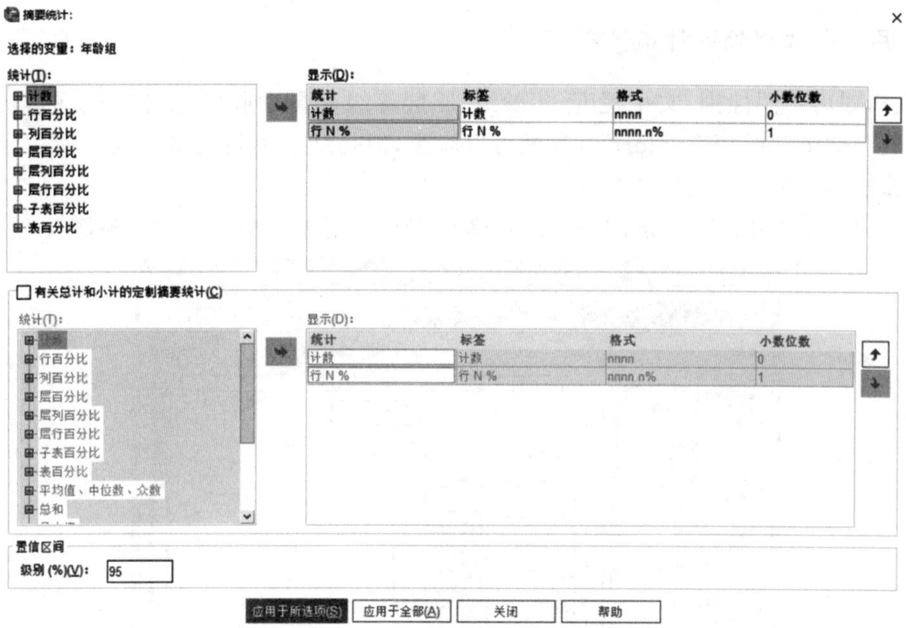

图 4-79　“摘要统计”对话框

表 4-55　计数资料的基本表格显示结果

变量	类别	非高血压		高血压	
		Count	Row %	Count	Row %
性别	男	69	72.63	26	27.37
	女	70	66.67	35	33.33
文化程度	文盲	44	57.14	33	42.86
	小学	51	76.12	16	23.88
	初中	39	76.47	12	23.53
	高中	5	100.00	0	0.00
年龄组	40～45	23	88.46	3	11.54
	45～50	27	90.00	3	10.00
	50～55	34	73.91	12	26.09
	55～60	25	83.33	5	16.67
	60～65	14	60.87	9	39.13
	65～70	7	46.67	8	53.33
	70～75	2	25.00	6	75.00
	75～80	1	14.29	6	85.71
	80～85	6	54.55	5	45.45
	85～90		0.00	2	100.00
	90～		0.00	2	100.00
肥胖等级	正常	89	70.08	38	29.92
	超重	46	73.02	17	26.98
	肥胖	4	40.00	6	60.00

二、用定制表格处理计量资料

用表格列出不同性别、文化程度、年龄组、肥胖等级变量中收缩压、舒张压的均值、标准差、中位数。这个问题用 Explore 过程就可以解决，但是结果不是表格形式。使用定制表格过程，操作步骤如下。

（1）点击菜单“分析\表\定制表\确定”命令，弹出“定制表格”对话框，见图 4-80。

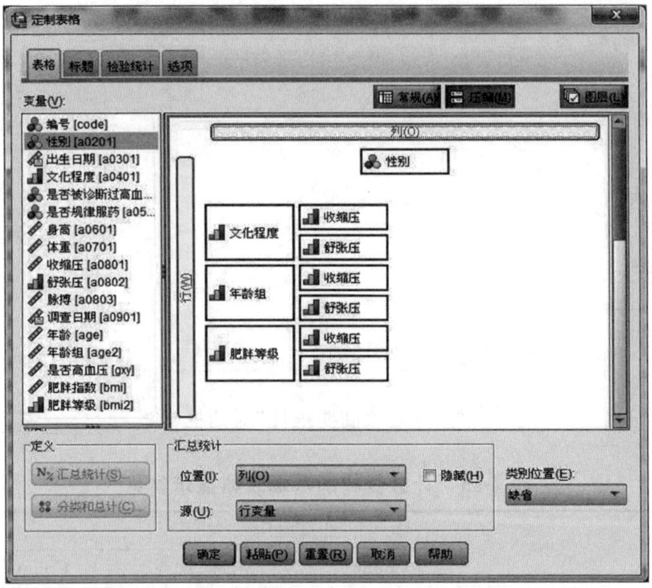

图 4-80 “定制表格”对话框（计量资料）

和上一节一样，只要将需要的变量拖动到右边的对话框中即可

（2）先选中列变量再点击“汇总统计”按钮。弹出“汇总统计”对话框，这里选用的 Mean（均值）、Std Deviation（标准偏差，SD）、Median（中位数）。

点击“应用选择”按钮，返回“定制表格”对话框。

（3）设置完毕，点击“粘贴”按钮，进入程序窗口，添加注释、空行，运行之。由于表格太长，选择部分结果，见表 4-56。（表格太长，…表示省略了其他分类）

表 4-56 计量资料的定制表格显示结果

类别 1	类别 2	类别 3	男			女		
			Mean	SD	Median	Mean	SD	Median
文化程度	文盲	收缩压	132.43	14.66	131.17	134.37	20.70	129.33
		舒张压	81.40	9.44	79.33	80.68	11.96	80.00
	…							
年龄组	40	收缩压	124.22	12.15	126.67	114.86	13.16	118.00
		舒张压	78.26	6.05	78.33	74.96	7.93	74.67
	…							
肥胖等级	正常	收缩压	129.46	13.68	127.33	129.28	19.04	125.17
		舒张压	79.19	7.63	78.67	80.27	10.90	80.00
	…							

第七节　统计图形的绘制

一图胜千言，经过前面的学习，对于 SPSS 的绘图功能已经领略一二了。除了在 Explore、Crosstab、ANOVA 等过程中可以绘图外，SPSS 还有专门的绘图菜单（Graphs），下设十多种图表。每一种图表各有用途。这里介绍最常用的几种图形。

一、条图的绘制

条图用于各分类变量中数值和数量的比较，可以用于计数资料，也可用于计量资料。下面举出两例分别介绍如何使用条图处理计数资料和计量资料。

（1）继续使用前面的示例，请绘出随着肥胖等级的不同，高血压所占的比重。

① 点击菜单“图形\旧对话框\条形图”命令，弹出“条形图”对话框，见图 4-81。

该对话框上半部分用于定义条图的横轴。简单条图（Simple），横轴只设置一个分类变量，如肥胖等级，显示 200 例样本中正常、超重、肥胖各有多少，需要不同肥胖等级中高血压各占多少，所以第一项太简单，不能满足问题的需要。簇状条图（Cluster），横轴设置两个分类变量，如肥胖等级，是否高血压，显示正常、超重、肥胖人群中高血压各占多少，簇分类横向排列。堆积条图（Stacked），用法同簇状条图，只是把簇分类向上堆积，也像是在简单条图的基础上用第二分类变量分割开来。根据需要，选择第二种簇状条图。

该对话框下半部分用于定义条图的纵轴。有 3 个单选钮，个案组摘要，表示以分类变量分组，如不同肥胖等级中是否高血压的计数。单独变量的摘要，表示描述不同变量的值，如可以比较收缩压、舒张压的均值。单个个案的值，可以描述小于 3000 个样本的某一变量值，如 3000 人的收缩压的分布情况。根据需要，选择第一个单选钮。

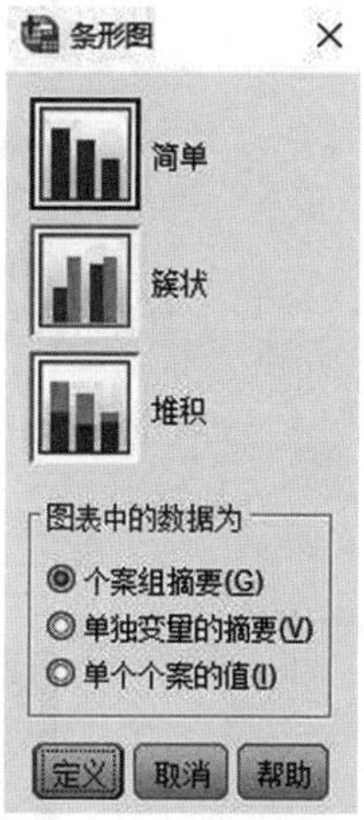

图 4-81　“条形图”对话框

选择完毕之后，点击“定义”按钮，进入“定义簇状条形图：个案组摘要”对话框，见图 4-82。

“条形表示”框，表示 y 轴的含义，默认的为个案数，就是计数，还有个案百分比、累积数量、累积百分比、其他统计，这里保持默认值。

在“类别轴”框，选入 x 轴的分类变量“肥胖等级 BMI2”。

在“聚类定义依据”框，选入分簇变量“是否高血压 gxy”。

② 下面“模板”框中表示选择绘图模板，根据需要选择使用，这里不需要。

“标题”按钮用来设置图表标题。

“选项”按钮用于设定如何处理缺失值，默认的是将缺失值当作一个类别来处理。

设置完毕，点击“粘贴”按钮，进入程序窗口，添加注释、空行，运行之。结果见图 4-83。

此簇状条图可以通过编辑改成堆积条图和百分比条图。编辑方法见计数资料分析中行×列表分析。

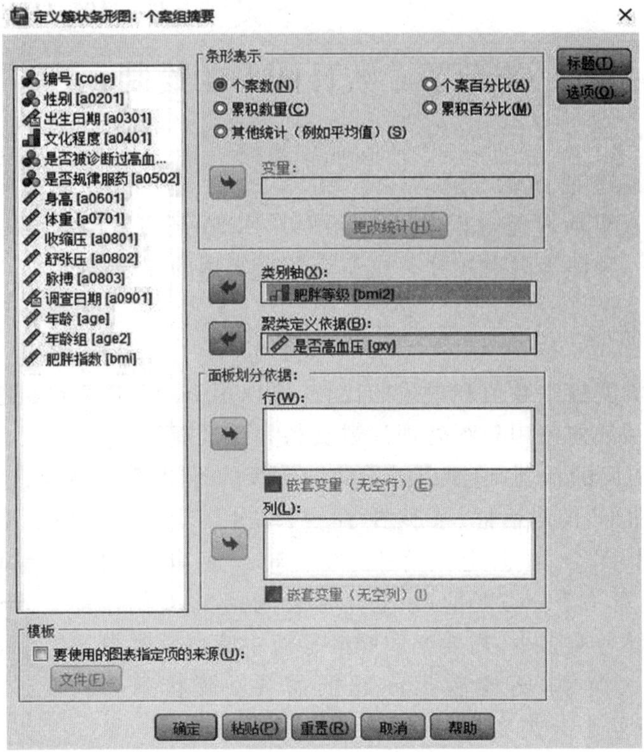

图 4-82 “定义簇状条形图:个案组摘要”对话框

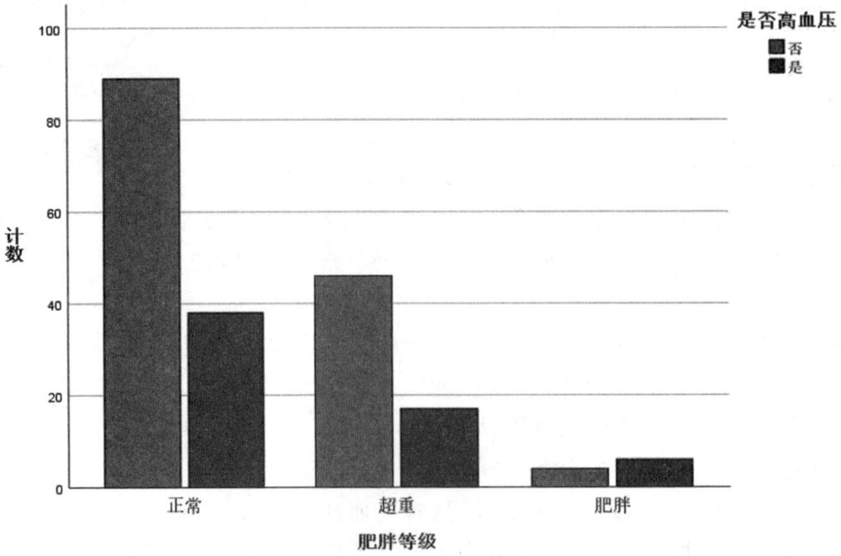

图 4-83 簇状条图

不同设置可以绘出不同图表，内容相近，可以举一反三。

(2) 继续使用前面的示例，请绘出随着肥胖等级的不同，收缩压平均值的状况。操作步骤如下。

① 点击菜单“图形\旧对话框\条形图”命令，弹出“条形图”对话框。条图种类选择“简单”。纵轴数据选择“个案组摘要”，点击“定义”按钮，进入“定义简单条图：个案组摘要”对话框，见图 4-84。

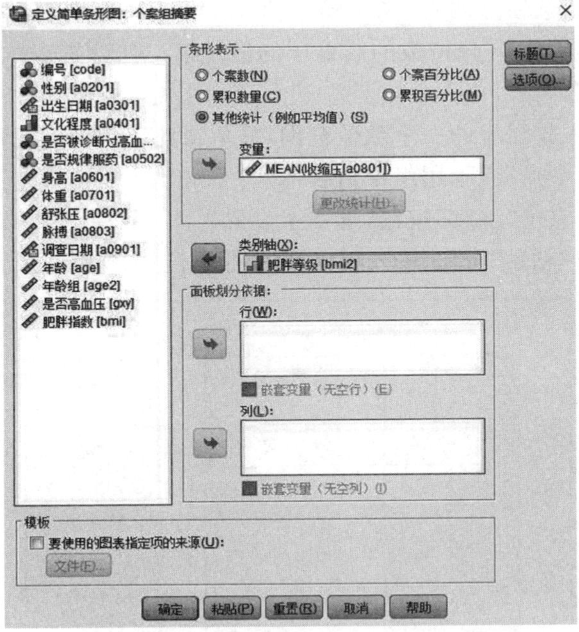

图 4-84　“定义简单条图：个案组摘要”对话框

② 在“条形表示”框，选择“其他统计”，选入“收缩压 a0801”。在“类别轴”框，选入 x 轴的分类变量“肥胖等级 BMI2”。

③ 到此设置已经完成。选入“收缩压”变量做“其他统计”描述时 SPSS 默认的就是求均值，因为框中显示的是“MEAN(收缩压[a0801])”。

④ 选中该框中变量“MEAN(收缩压[a0801])”，点击“更改统计”按钮，弹出“统计”对话框，见图 4-85。

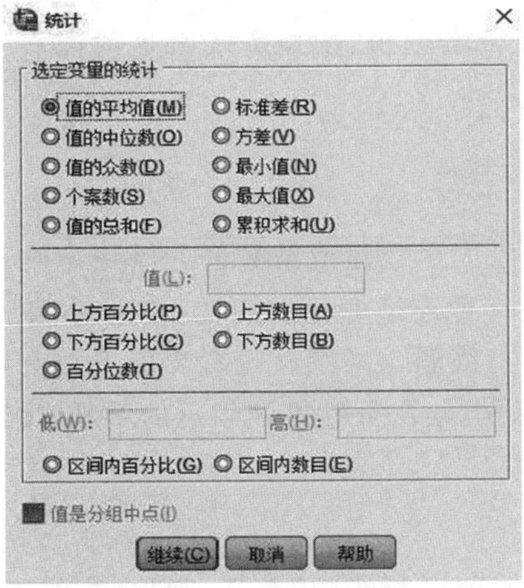

图 4-85　“统计”对话框

此图有三个框，第一个框有 10 个单选钮分两列，第一列分别表示：均值、中位数、众数、样本数、求和；第二列分别表示：标准差、方差、最小值、最大值、累积求和。默认的是显示不同组别的收缩压的均值，可以根据需要选择使用。

第二个框有 5 个单选钮分两列，如果输入值 95，第一列分别表示：收缩压高于 95 的比例、低于 95 的比例、各组 95%分位数的收缩压的值。第二列分别表示：收缩压高于 95 的样本数、低于 95 的样本数。

第三个框表示输入收缩压的一个数值范围，显示在此范围内的比例、样本数。

复选框“值是分组中点”表示用组中值表示。

这里保持默认值，点击“继续”按钮，返回主设置界面。

⑤ 设置完毕，点击“粘贴”按钮，进入程序窗口，添加注释、空行，运行之。结果见图 4-86。

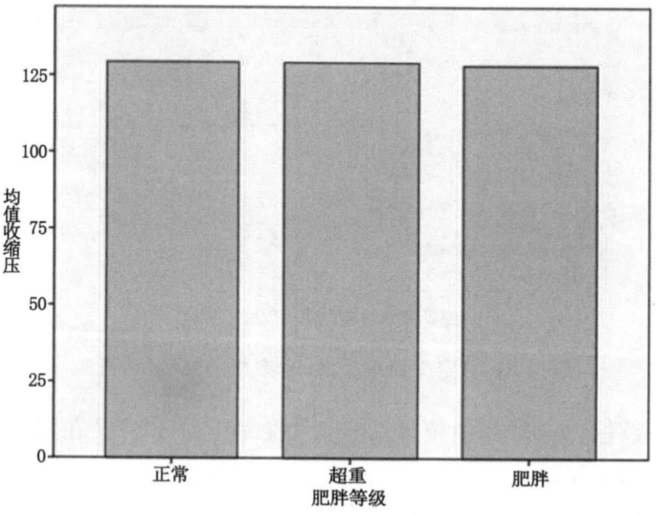

图 4-86　血压平均值条图

图 4-86 显示三组人群收缩无差别，这和前面计量资料的单因素方差分析结果一致。如果纵坐标轴取值范围足够小，则可放大组间差异，见图 4-86。与图 4-46 相比，图 4-86 更合理。

条图如果不够美观，可以进行编辑，编辑方法参见前面有关章节。

二、线图的绘制

线图与条图类似，y 轴可以表示数量或某数值。但是 x 轴一般不是简单的分类变量，而是一种连续变化的变量，如时间、年龄等，常表示一种连续变化趋势。线图与条图在设置界面上也有诸多相似之处。请使用前面的示例，绘出分性别随年龄的增长，收缩压均值的变化趋势。

1. 操作步骤

(1) 点击菜单“图形\旧对话框\折线图”命令，弹出“折线图”对话框，见图 4-87。

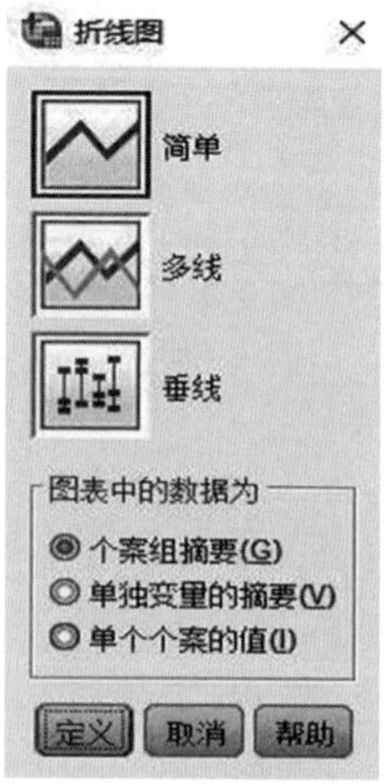

图 4-87　“折线图”对话框

该对话框上半部分用于定义线图的横轴。简单线图，横轴只设置一个变量年龄组，显示随年龄组收缩压变化的趋势。但是还要分性别绘图，所以简单线图不能满足需要。多线线图，横轴设置两个分类变量，如年龄组、性别，分性别显示随年龄组收缩压均值变化的趋势。垂线线图，用法同多线线图，只是图的表现形式不同。根据需要，选择第二种多线线图。

该对话框下半部分用于定义线图的纵轴，分组信息及含义与条图相同。根据需要，选择第一个单选钮。

(2) 点击"定义"按钮，进入"定义多线折线图：个案组摘要"对话框，见图 4-88。

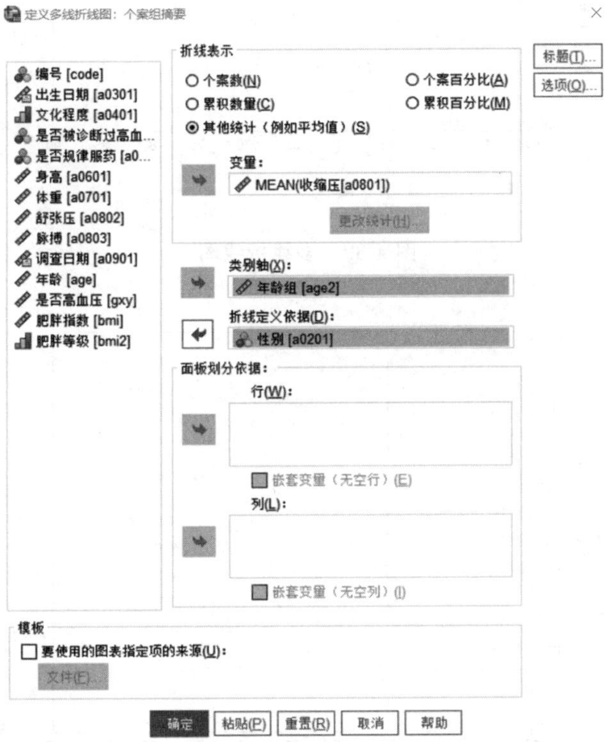

图 4-88　"定义多线折线图：个案组摘要"对话框

在"折线表示"框，选"其他统计"，选入"收缩压 a0801"，系统自动默认均值，如需要其他统计量，可以点击"更改统计"按钮。

在"类别轴"框，选入 x 轴的分类变量"年龄组 age2"。

在"折线定义依据"框，选入分类变量"性别 a0201"。

下面"模板"框中表示选择绘图模板，根据需要选择使用，这里不需要。

(3) "标题"按钮用来设置图表标题。

(4) "选项"按钮用于设定如何处理缺失值，默认的是将缺失值当作一个类别来处理。

(5) 设置完毕，点击"粘贴"按钮，进入程序窗口，添加注释、空行，运行之。结果见图 4-89。

(6) 线图很漂亮，线条有红有绿，但是黑白打印出来分不清了，所以必须编辑修改线图，修改成图 4-90。编辑方法下述。

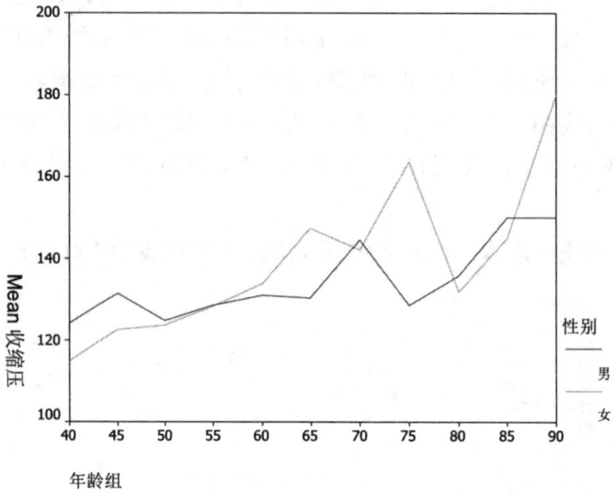

图 4-89 多线折线图

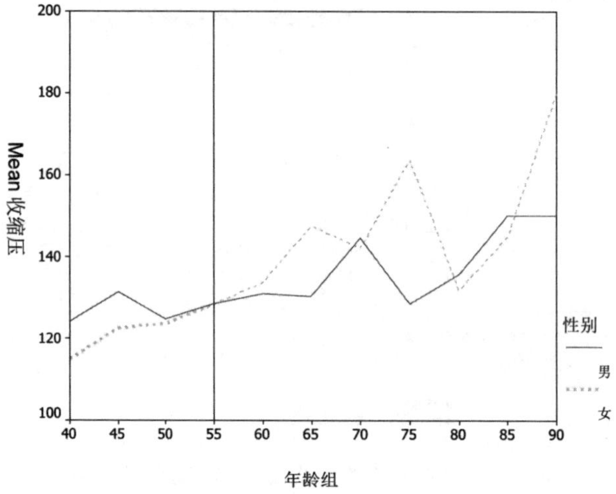

图 4-90 编辑后的多线折线图

2. 线图的编辑

(1) 在结果输出窗口,双击该线图,进入图表编辑窗口。先选中女性的线图,双击,弹出属性对话框,在“线”页面选择虚线,然后点击“运用”按钮。关闭线条类型窗口。

(2) 单击整个图表,再单击右键,在弹出的菜单中选择“添加 X 轴参考线”,弹出“属性”对话框,选择“参考线”选项卡,见图 4-91。

在“类别轴”的“位置”中选择“4∶55”。点击“应用”按钮。图表编辑完成。

解释一下为什么突出显示 55 岁,因为 55 岁之前男性收缩压高于女性,55 岁之后,男性收缩压低于女性。有学者提出可能是雌激素对血压有保护作用,还有学者提出 55 岁之后的女性可能暴露于更多的危险因素中,其中包括心理因素、精神因素等。

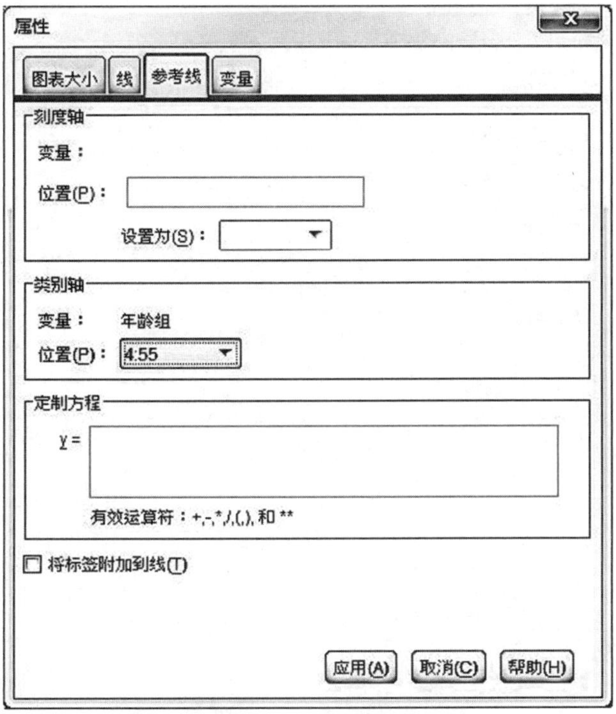

图 4-91　“参考线”选项卡

三、饼图的绘制

饼图常用于显示一个分类变量的构成比。前面做频率分析时附带绘制了饼图。这里介绍从绘图模块绘制饼图。使用前面示例，绘图显示样本中肥胖等级的构成。

（1）点击菜单“图形\旧对话框\饼图”命令，弹出“饼图”对话框，见图 4-92。

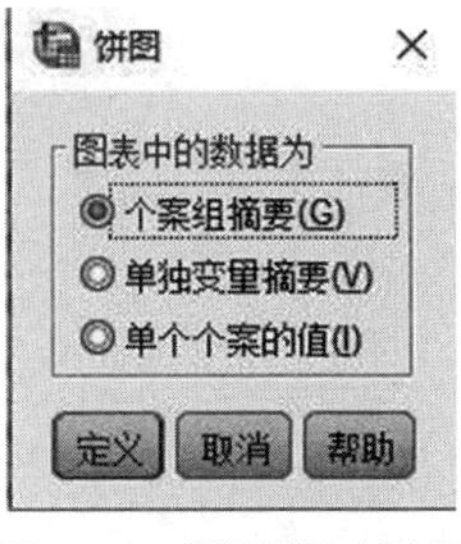

图 4-92　“饼图”对话框

该对话框没有定义饼图类型的框，只有定义数据来源的框，也是三个单选钮，分别表示个案组摘要、单独变量摘要、单个个案的值。分组信息与含义与条图相同。根据需要，选择第一个单选钮。

（2）选择完毕，点击“定义”按钮，进入“定义饼图：个案组摘要”对话框，见图 4-93。

在“分区表示”框，选“个案数”。

在“分区定义依据”框，选入分类变量“肥胖等级 BMI2”。

下面“模板”框中表示选择绘图模板，根据需要选择使用，这里不需要。

（3）“标题”按钮用来设置图表标题。

（4）“选项”按钮用于设定如何处理缺失值，默认的是将缺失值当作一个类别来处理。

（5）设置完毕，点击“粘贴”按钮，进入程序窗口，添加注释、空行，运行之。结果见图 4-94。

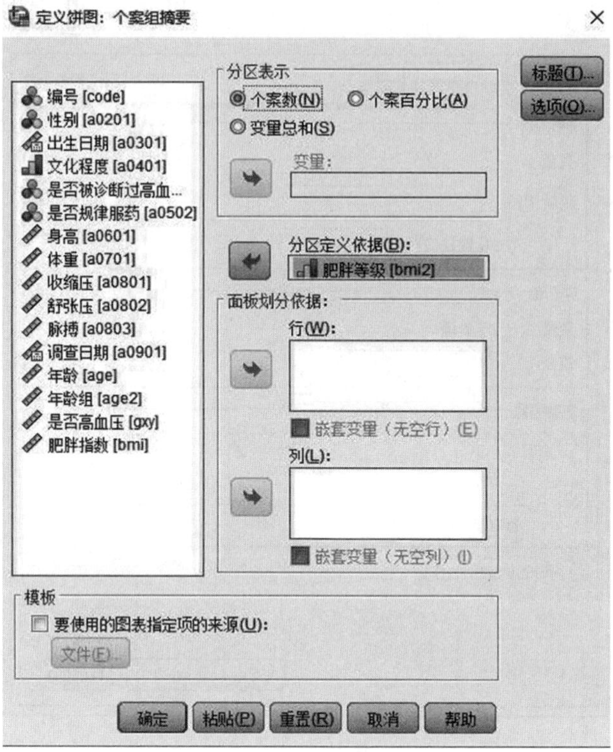

图 4-93 “定义饼图：个案组摘要”对话框

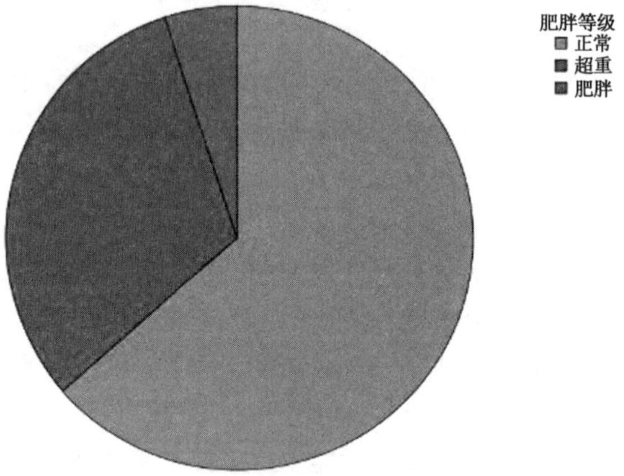

图 4-94 饼图

（6）对饼图进行编辑，编辑后的结果见图 4-95，编辑方法参见计数资料的描述性分析一节。

四、散点图的绘制

散点图常用来观察两变量或多变量之间的相关性。做直线回归分析之前都需要用散点图先进行直接观察，如果存在线性相关趋势，再进行直线回归分析。前面学习直线回归时没

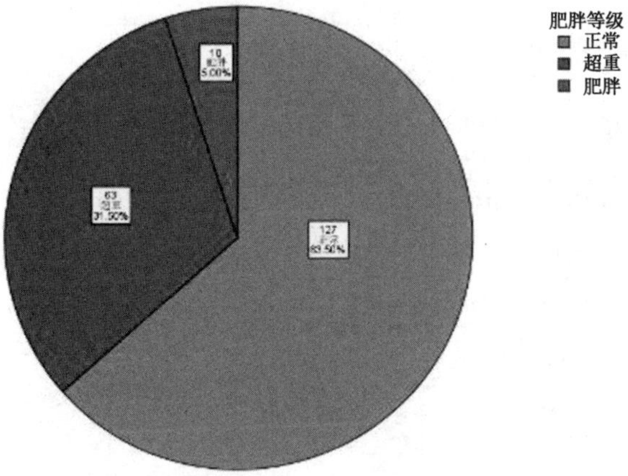

图 4-95 编辑后的饼图

有做散点图，现在补上这一课。使用示例，请绘出收缩压与舒张压的散点图，在散点图中分性别显示。

1. 操作步骤

(1) 点击菜单“图形\旧对话框\散点图/点图”命令，弹出“散点图/点图”对话框，见图 4-96。

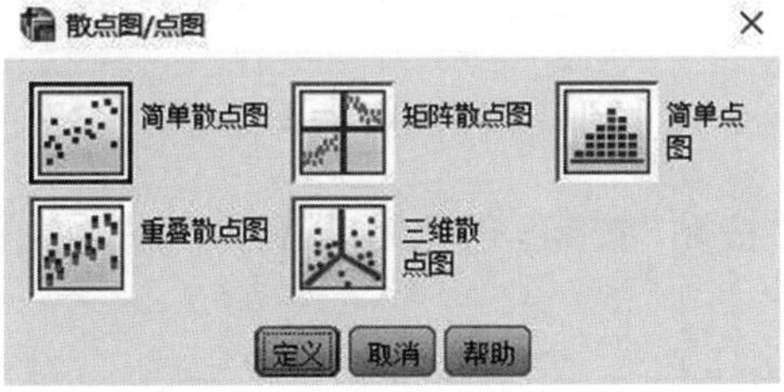

图 4-96 “散点图/点图”对话框

对话框中有五种散点图可以选择。简单散点图，表示对两个数值变量分 x、y 轴绘制散点图。矩阵散点图，表示可以选入两个以上的数值变量，按照任意两两组合绘制散点图，形成一个散点图的矩阵。重叠散点图，表示两个数值变量为一组，可以选入多组，并绘制在同一张表上，对比更加清晰明显。三维散点图，表示对三个数值变量分 X、Y、Z 轴绘制散点图。另外新版本 SPSS 相比老版本新增了一种“简单点”散点图，即对一个变量做频数分布点图。根据需要，这里选择第一种简单散点图。

(2) 选择完毕，点击“定义”按钮，进入“简单散点图”对话框，见图 4-97。

在“Y 轴”框，选入变量“收缩压 a0801”，在“X 轴”框，选入变量“舒张压 a0802”，在“标记设置依据”框，选入变量“性别 a0201”。在“个案标注依据”框，选入变量“编号 code”，这一变量用于给某一异常散点加标签；如果不选择变量，则用记录号做标签变量。

(3) “标题”按钮用来设置图表标题。

(4) “选项”按钮用于设定如何处理缺失值，默认的是如果选入的变量中含有缺失值则排除这个记录。

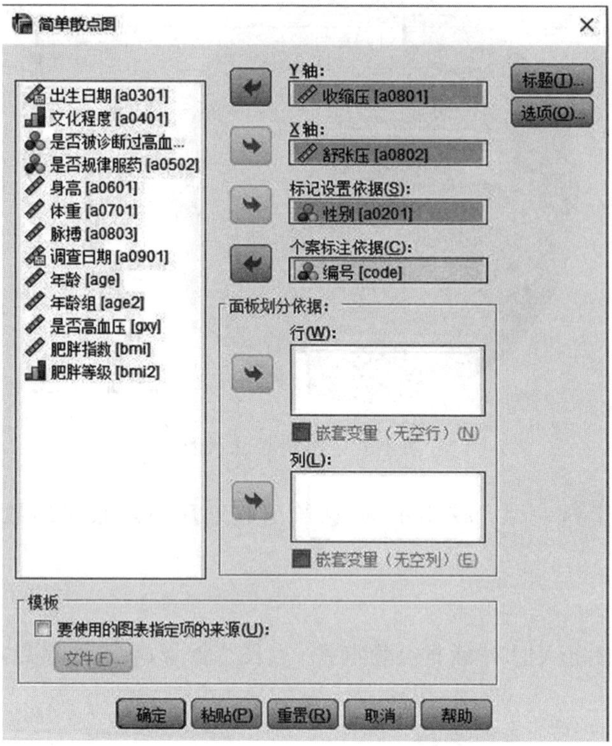

图 4-97 “简单散点图”对话框

(5) 设置完毕，点击“粘贴”按钮，进入程序窗口，添加注释、空行，运行之。结果见图 4-98。

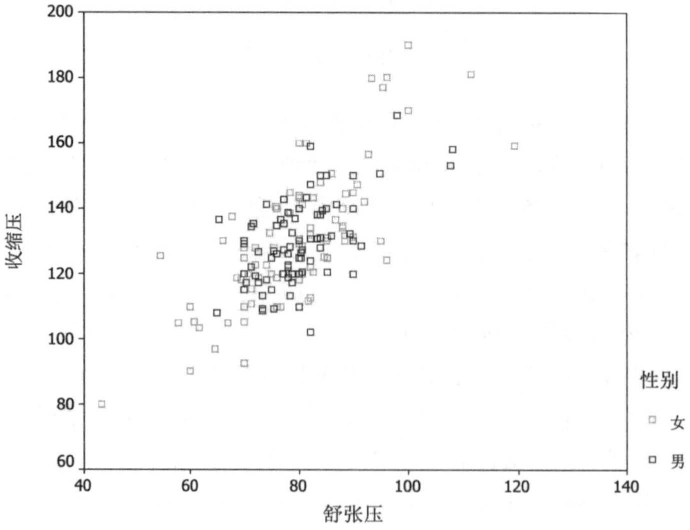

图 4-98 简单分布图

(6) 散点图是分性别的，女性是绿色散点、男性是红色散点，但是黑白打印出来就分不清了，所以需要编辑修改散点图。经过编辑，修改成图 4-99。男性为方框点，女性为星点，又添加了回归直线，给最两端的 4 个异常散点添加了标签，分别是第 194 号、118 号、37 号和 132 号。编辑方法下述。

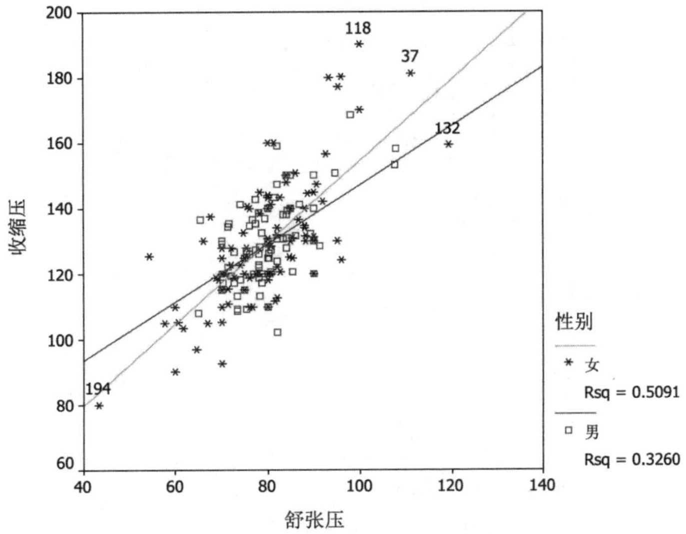

图 4-99　编辑后的简单分布图

2. 散点图的编辑

(1) 在结果输出窗口，双击该散点图，进入图表编辑窗口，图表编辑器的工具栏见图 4-100。先点击“数据标签模式”按钮(图 4-100 中的“1”)，这时鼠标变成一个准星形状，指向最右侧的异常散点，点击左键，标签显示，再次点击左键，标签取消。再次点击“数据标签模式”按钮，鼠标形状恢复如初，加标签结束。

(2) 点击图中女性的“绿色方框”星点，则选中了所有星点，再次单击，则选中了女性的星点，点击按钮“显示属性窗口”(图 4-100 中的“2”)，弹出“属性:对话框，在“标记”页面“类型”选项中，选择“星型”星点，点击“应用”按钮，则女性的“方框”星点变为“星型”。

(3) 点击“分箱元素”按钮(图 4-100 中的“3”)，弹出“属性”对话框“分箱化”选项卡，见图 4-101。

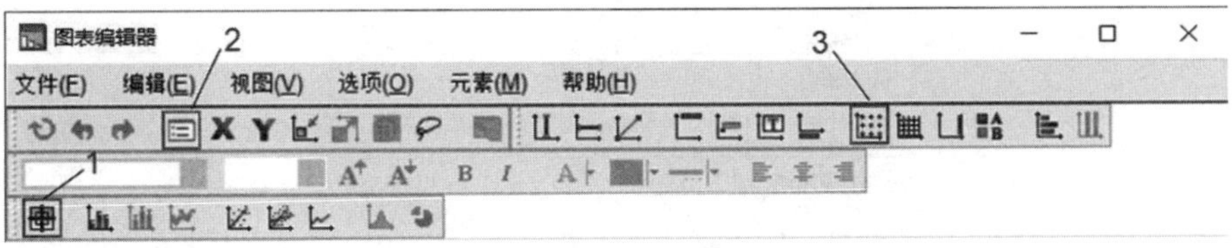

图 4-100　分箱元素按钮

“计数指示符”框中，如果不使用分组，则此项可用。一般在样本量较大、散点密集时使用，可以用计数指示符把密集的散点绘成大小不一的圆或颜色深浅不一的圆，每个大小不一或颜色深浅不一的圆表示若干原始数据点。至于每一个圆到底表示多少散点，可以通过复选框下面的按钮来设定。

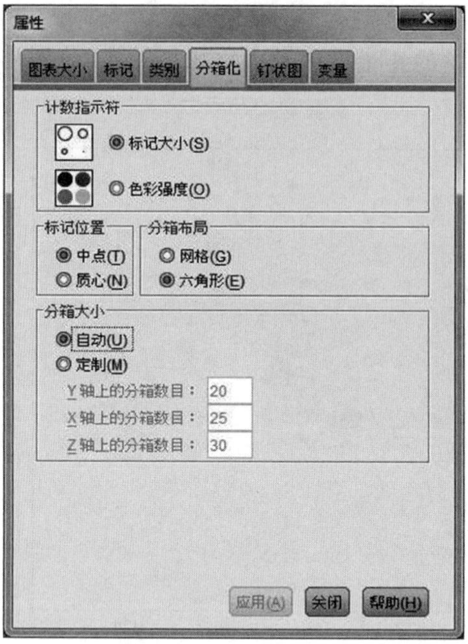

图 4-101 “分箱化”对话框

关闭“属性”对话框，用右键单击星点，选择添加“添加总计或添加子组拟合线”，双击刚刚添加的拟合线，弹出“属性”对话框“拟合线”选项卡，见图 4-102。

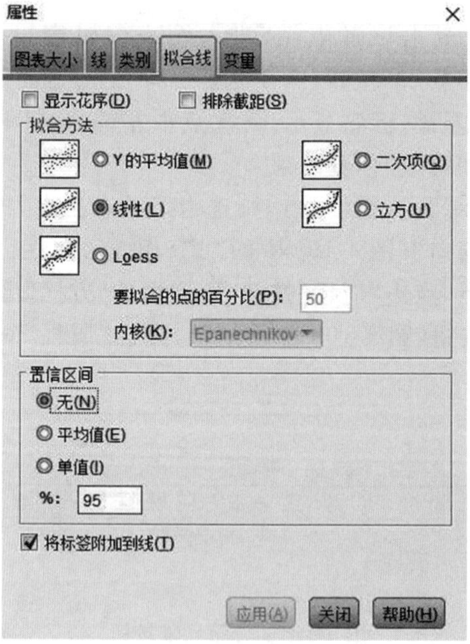

图 4-102 “拟合线”选项卡

“拟合方法”框包括五种拟合方法：Y 的平均值、二次项、线性、立方、Loess。如果使用二次项，结果见图 4-103，其决定系数 R-square 为 0.4515。此处使用默认的直线拟合，因为其决定系数 *R*-square 为 0.4506，比曲线拟合差不了多少，结果见图 4-104。

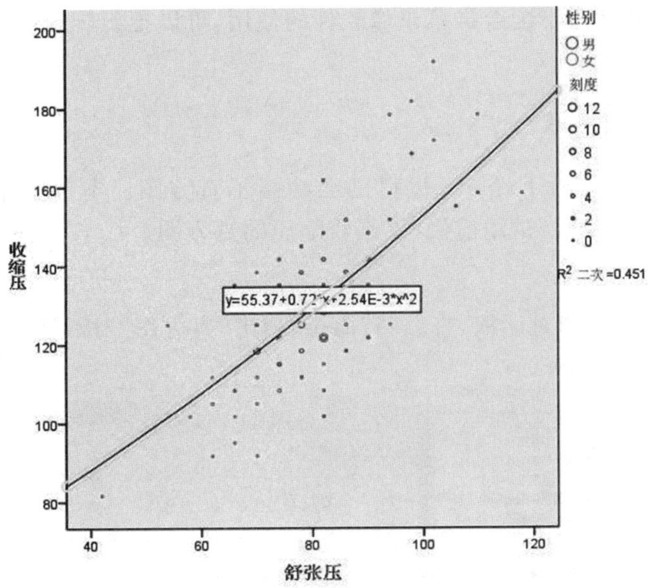

图 4-103 二次曲线拟合的散点图

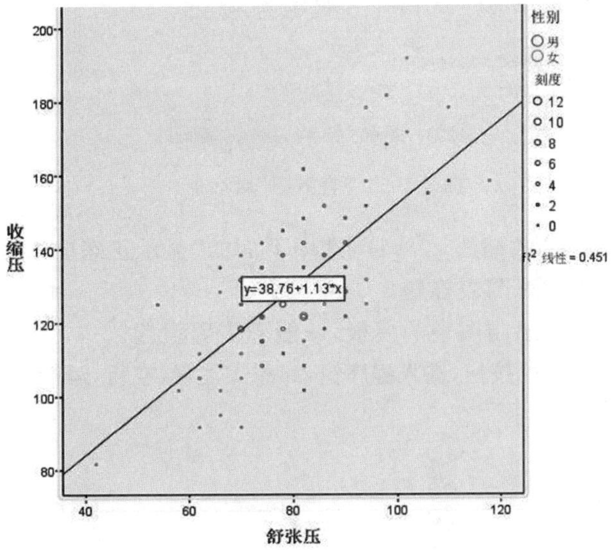

图 4-104 直线拟合的散点图

“置信区间”框中两个选项可以给出 95%的均值预测曲线和个体预测曲线。此处不选择这两项。

3. 举一反三

四款散点图只介绍了一款,其他三款设置内容相似。需要多说的是在三维散点图中,进入图表编辑窗口,在常用工具栏的最后一个按钮“进入旋转模式”可用,点击此按钮,进入旋转模式,常用工具栏变成旋转工具栏,压住某一旋转按钮不放松,可以看到三维图形的连续旋转,非常壮观,唯一的要求就是计算机性能要高,否则旋转速度非常慢。

另外，在连续旋转状态下配合屏幕录像软件的使用，可以把旋转制作成动画，脱离 SPSS 演示，效果非常好。

五、直方图及其他图形

计量资料的描述性分析 Explore 过程已经绘制了直方图。本节介绍不用 Explore 过程，直接绘制直方图的方法。试用前例，绘制收缩压的直方图。

1. 操作步骤

(1) 点击菜单“图形\旧对话框\直方图”命令，弹出“直方图”对话框，见图 4-105。

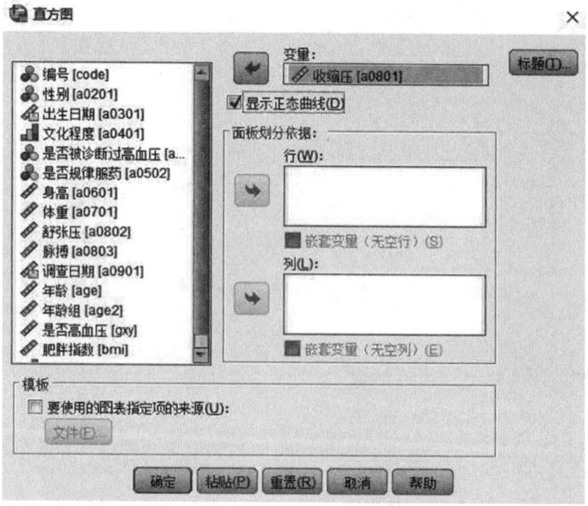

图 4-105 “直方图”对话框

在“变量”框，选入变量“收缩压 a0801”，选中下面的“显示正态曲线”复选框。

(2) “标题”按钮用来设置图表标题。

(3) “模板”框用于选定绘制图表的模板，一般不需要设置。

(4) 设置完毕，点击“粘贴”按钮，进入程序窗口，添加注释、空行，运行之。结果见图 4-106。

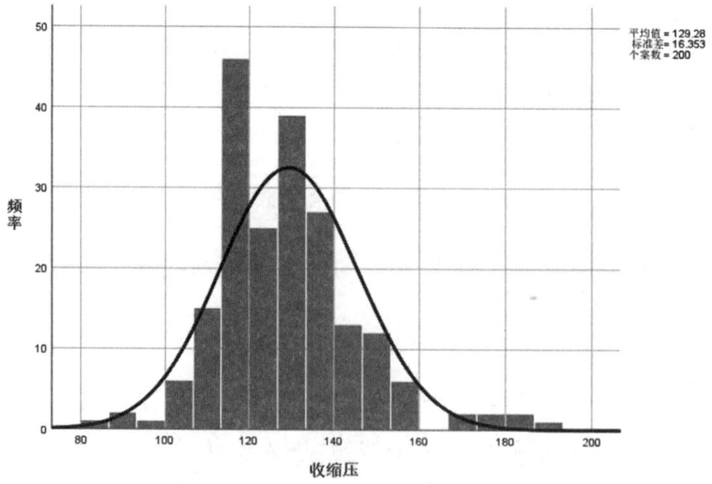

图 4-106 直方图

直方图的绘制非常简单，但是请看此直方图有何异常？数据为 10 的倍数的柱子特别高，其他的柱子矮。这是数据测量过程中的一种系统误差，有人称它为界值系统误差。人们在测量血压时非常喜欢报告整十的数据，实际偏离了真实的结果，也导致了数据的非正态性。如何获得精准的测量数据，参见第一章第三节。

直方图的编辑方法参见计量资料的描述性分析章节。

生成简单频率表，参见计算产生新变量章节。

2. 其他图表简介

SPSS 付费模块还提供了其他更专业的图形工具，列举如下。

(1) 面积图(Area)：是线图的变形，使用线图下的面积比较变化的规律。

(2) 盘高盘低图(High-Low)：绘制股票市场的波动，除了要反映每天的最高点、最低点、平均值外，还要展现很长一段时期内的长期变化趋势，高低图就是为此而设计的。在卫生领域，高低图适合做环境监测的图表。

(3) 帕累托图(Pareto)：又叫主次因素图，实际是递减排序的条图，加上一条累计百分比曲线，可以直观地找出主要和次要的因素。

(4) 控制图(Control)：监测产品的均值是否超过控制线之外，及时提示可能出现的系统误差，常用于控制生产过程中的质量。

(5) 箱图(Boxplot)：参见计量资料的描述性分析。

(6) 误差条图(Error Bar)：有点类似于箱式图，不过其线条可以表示可信区间、标准差或者标准误，由用户定义。

(7) P-P 图和 Q-Q 图：已经在计量资料的描述性分析中见识过了，常用来显示数据的分布与标准分布(如正态分布)相差多少。

(8) 时间序列图(Sequence)：用于描述随时间变化的计量资料的情况。

(9) ROC 曲线：常用于判别分析，选择分界点。

(10) 交互图形(Interactive)：是一个图集，具有一般绘图不能完成的功能，需要大量的交互信息，图形种类齐全、功能强大。

(11) 统计地图(Map)：是一个图集，在地图上用点密度或色彩表示数值的大小，如发病率、病死率、人口数等。

(12) 时间序列图(Time Series)：是一个图集，用来表示时间序列数据，如股市、环境监测、发病率监测，等等。时间序列数据的最大特点是自相关。今天的数据决定于昨天、前天、上周的今天、上月的今天、去年的今天等数据资料。

第八节　生存分析

生存分析(survive analysis)是将终点事件的出现与否和出现终点事件所经历的时间结合起来的一种统计分析方法，生存分析通常研究的终点事件是死亡，生存分析由此得名。生存分析可更广泛地运用于恶性肿瘤、慢性疾病或其他情况的随访研究中，比如疾病的发生、复发、转移、伤口的愈合、某种症状的消失等。生存分析的主要特点就是考虑每个研究对象出现某一结局所经历的时间。生存曲线即是以生存时间为横轴，生存率为纵轴，将各个时间点对应的生存率连接在一起的曲线图。

一、生存分析的基本概念

1. 生存时间

生存时间(survival time)是一个广义概念,泛指所关心的某现象的持续时间,即随访观察持续的时间,常用符号 t 表示。生存时间分为两种类型:① 完全数据(complete data):指从观察起点到发生“死亡”事件所经历的时间,即提供了观察对象确切的生存时间。③ 截尾数据(censored data):亦称截尾值(censored value)或终检值,指从观察起点到发生非“死亡”事件所经历的时间。

2. 截尾

生存结局分为“死亡”与“截尾”两类,如果“死亡”是研究关注的终点事件,其他终点事件或结局都归为截尾。

3. 死亡概率

死亡概率(probability of death)表示单位时间段,如年,开始存活的个体,在该段时间内死亡的可能性,用符号 q 表示。q=某年内死亡人数÷某年年初人口数。

4. 生存概率

生存概率(probability of survival)表示单位时间段开始存活的个体,到该段时间结束时仍存活的可能性,用符号 p 表示。p=某年活满一年人口数÷某年年初人口数。$p=1-q$。

5. 生存率

生存率(survival rate)表示观察对象经历 t 个单位时间段后仍存活的可能性。累积生存概率(cumulative probability of survival)随着时间 t 的变化而变化,是时间 t 的函数,称为生存函数(survival function)。若无截尾数据,则直接计算生存率。若有截尾数据,须分时段计算生存概率。

6. 生存曲线

生存曲线(survival curve):以生存时间为横轴,将各时点所对应的生存率连接在一起的曲线图。样本量小时生存曲线呈阶梯形,样本量足够大时,形成光滑的曲线。

7. 中位生存时间

中位生存时间是指 50%观察对象能存活的时间。

二、生存分析的统计学方法

由于生存时间一般不呈正态分布,而且需要考虑截尾数据,生存分析有其独特的统计学方法。常用的统计学方法有以下几种。

1. 描述性分析

根据样本生存资料估计总体生存率及其他有关指标(如中位生存时间等),常采用 Kaplan-Meier 法(乘积极限法)进行分析,对于频数表资料则采用寿命表法进行分析,计算生存率需要考虑时间顺序。

2. 比较分析的方法

对不同组生存率进行比较分析，常采用非参数的 log-rank 检验，检验无效假设使两组或多组总体生存时间分布相同。

3. 影响因素分析

通过生存分析模型来探讨影响生存时间的因素，常用的方法为 Cox 模型。

三、Kaplan-Meier 法估计生存率计算表

由于本案例数据属于横断面数据，不包含纵向观察和随访资料，也没有结局信息。我们选择陈峰教授主编的《现代医学统计方法与 Stata》应用（第 2 版）中的一个案例。

某医院泌尿外科于 1979—1982 年间做了 19 例肾移植手术，拟了解肾移植后病人的生存时间（天）。规定随访开始时间为病人术后一天，预期结果为该病人因与肾移植有关的各种原因的死亡。后改进手术方式，于 1983—1986 年又做了 14 例，资料如下（有＋的数据表示该病人依然存活，截尾）。计算各组的生存率及可信区间。

一般手术：3，9，15，20，20，26，30，41，46，64＋，64，135，223，365，450，596＋，680＋，900＋，900＋。

改进手术：10，390＋，518＋，70＋，70＋，120，475＋，225，801＋，366，647＋，1001＋，1045＋，1045＋。

资料整理成下述格式，months 表示生存月份；group 变量 1 表示一般手术，2 表示改进手术；end 变量 1 表示死亡，0 表示研究终点时依然存活。见图 4-107。

选择菜单“分析\生存分析\Kaplan-Meier”，见图 4-108，进行 Kaplan-Meier 选项设置，点击定义事件按钮，把 end 值由 0 改为 1，见图 4-109。

	months	group	end
1	3	1	0
2	9	1	0
3	15	1	0
4	20	1	0
5	20	1	0
6	26	1	0
7	30	1	0
8	41	1	0
9	46	1	0
10	64	1	1
11	64	1	0
12	135	1	0
13	223	1	0
14	365	1	0
15	450	1	0
16	596	1	1
17	680	1	1
18	900	1	1
19	900	1	1
20	10	2	0
21	390	2	1
22	518	2	1
23	70	2	1
24	70	2	1
25	120	2	0
26	475	2	1
27	225	2	0
28	801	2	1
29	366	2	0
30	647	2	1
31	1001	2	1
32	1045	2	1
33	1045	2	1

图 4-107　生存分析资料整理格式

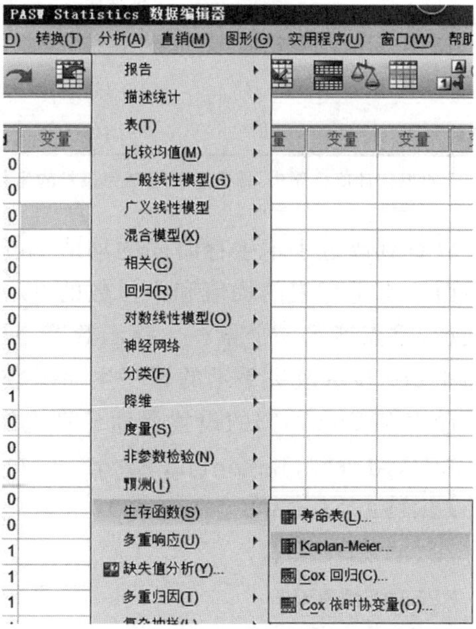

图 4-108　生存分析的菜单位置

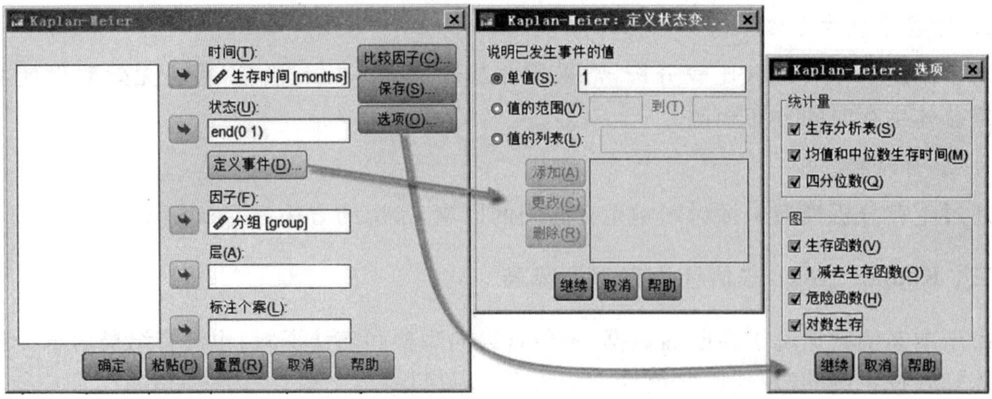

图 4-109　Kaplan-Meier 生存率的计算选项设置

点击“粘贴”，系统自动产生对应的指令：

```
KM months BY group
  /STATUS=end(1)
  /PRINT TABLE MEAN
  /PERCENTILES
  /PLOT SURVIVAL OMS HAZARD LOGSURV.
```

点击“确定”后，依次展示“个案处理摘要”“生存表”“生存表的均值和中位数”，见表 4-57。

表 4-57　生存表的均值和中位数

分组	均值[①]				中位数	
	估计	标准误	95%CI 下限	95%CI 上限	估计	标准误
一般手术	297.033	83.969	132.454	461.611	64	65.467
改进手术	766.448	116.24	538.618	994.278		
整体	512.972	83.847	348.632	677.311	365	143.4

注：① 如果估计值已删失，那么它将限制为最长的生存时间。

可以看到改进手术生存时间的均值 766.448 远高于一般手术 297.033 天。

后面还有生存表的均值和中位数的 95%置信区间(95%CI)和百分位数，这里限于篇幅不再展示，重点展示一个累积生存函数图，见图 4-110。

图 4-110 显示改进手术的累积生存函数远高于一般手术。

寿命表和 Cox 回归的设置界面分别见图 4-111、图 4-112。分析指令如下。

```
SURVIVAL TABLE=months BY group(1 2)
  /INTERVAL=THRU 1100 BY 10
  /STATUS=end(1)
  /PRINT=TABLE
  /PLOTS(SURVIVAL HAZARD OMS LOGSURV DENSITY)=months BY group
  /COMPARE=months BY group.
```

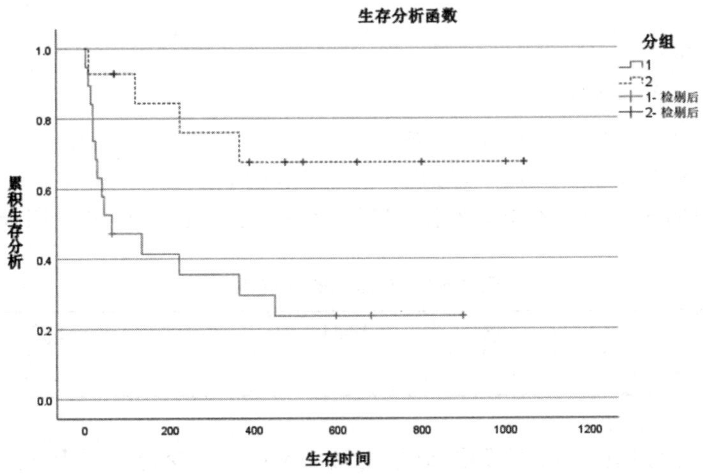

图 4-110　累积生存函数图

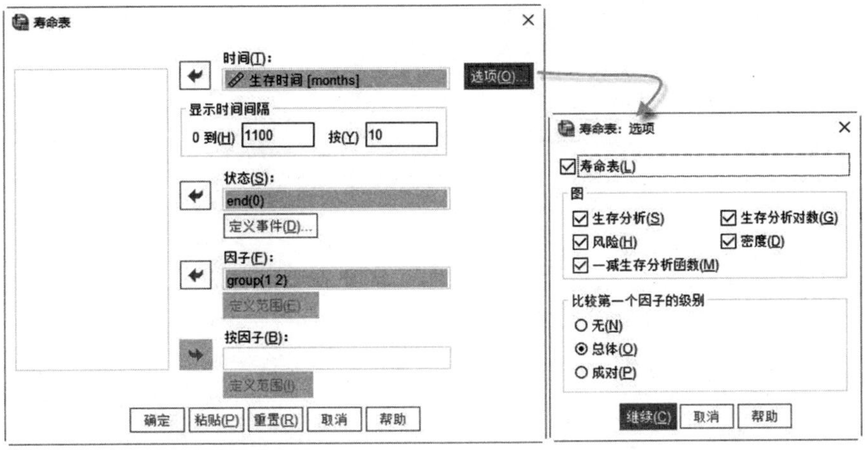

图 4-111　“寿命表”的界面设置

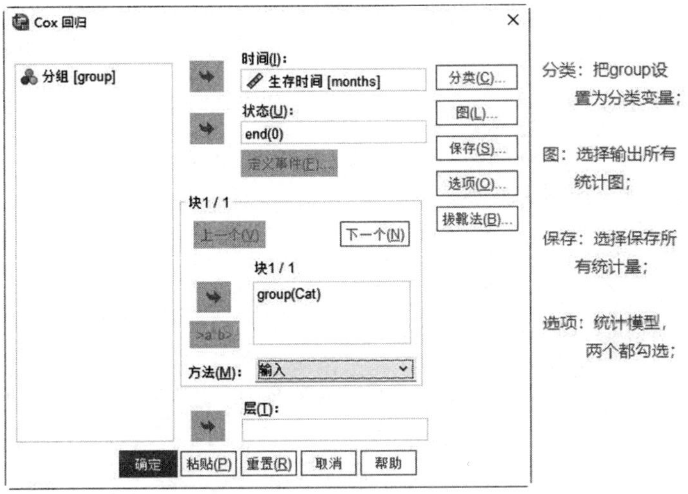

图 4-112　“Cox 回归”的界面设置

```
COXREG months
  /STATUS=end(1)
  /METHOD=ENTER group
  /PLOT SURVIVAL HAZARDS LML OMS
  /CRITERIA=PIN(.05) POUT(.10) ITERATE(20).
```

输出相当丰富的统计分析结果,这里仅仅展示一个最重要的 Cox 回归模型,见表 4-58。

表 4-58 方程中的变量表

	B	SE	Wald	df	Sig.	exp(*B*)
group	−1.372	0.571	5.774	1	0.016	0.254

表 4-58 即 Cox 回归模型,模型显示,分组变量 group 从 1 变为 2(采用改进手术),exp(*B*)为死亡风险比 HR 仅为一般手术的 0.254 倍,几乎是原来的四分之一。Sig. =0.016,有统计学意义。

第五章　Stata 统计软件的基本操作指令

SPSS 界面友好,但有点烦琐。当有了一定的统计学基础后,Stata 的简洁高效就成了显著的优势。Stata 是一套提供数据分析、数据管理以及绘制专业图表的统计软件。它具有强大的矩阵运算功能和统计分析能力,包含线性混合模型、面板数据、时间序列、Meta 分析等。用 Stata 绘制的统计图形相当精美。

Stata 虽然是一个统计分析软件,但是具有很强的程序语言功能,这给使用者提供了一个广阔的开发应用的天地,使用者可以根据自己的需要,输入指令代码、命令程序进行相应操作。事实上,Stata 的 ado 文件(高级统计部分)都是统计学家们用 Stata 自己的语言编写的。

第一节　Stata 概述及数据管理

一、Stata 主界面

1. 启动 Stata,进入程序主界面

Stata 程序主界面见图 5-1。

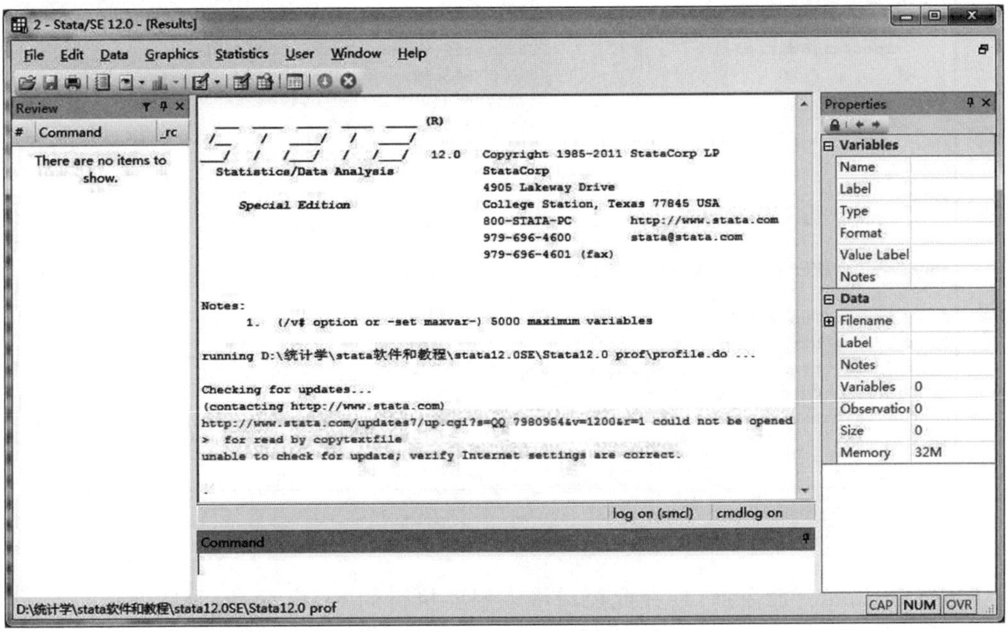

图 5-1　Stata 程序主界面

2. Stata 的组成部分

Stata 的标题栏/菜单栏/功能区见图 5-2。

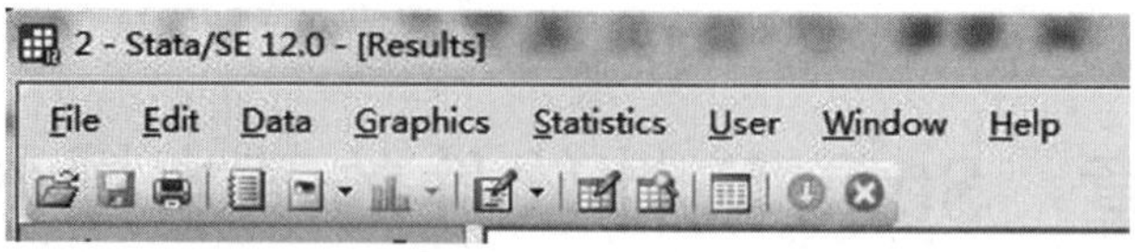

图 5-2 Stata 的标题栏/菜单栏/功能区

在功能区下方,有四个主要的窗口,分别是:

左侧“Review”历史窗口:此窗口记录着启动 Stata 以来执行过的命令,见图 5-3。

右侧“Variables”变量窗口:此窗口记录着目前 Stata 内存中的所有变量,见图 5-4。

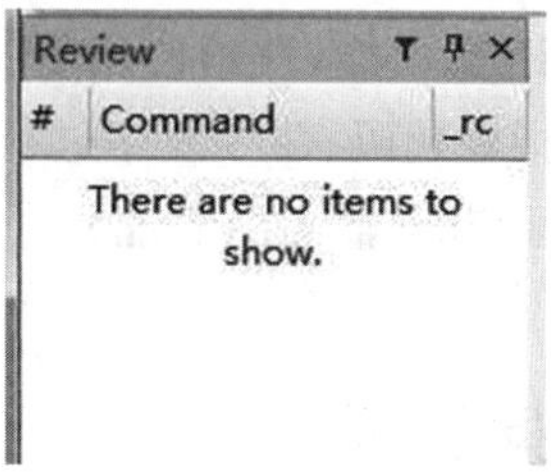

图 5-3 “Review”历史窗口

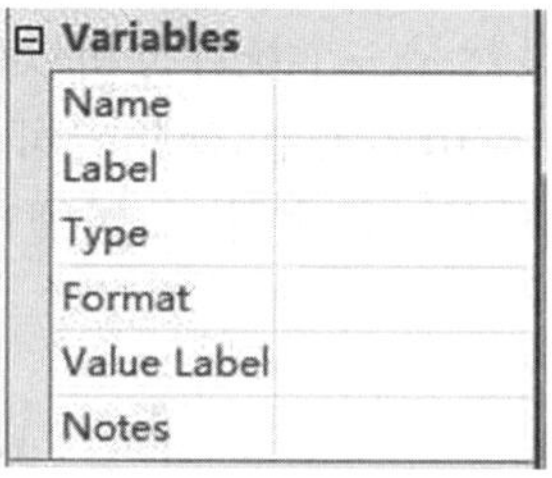

图 5-4 “Variables”变量窗口

中间“Results”结果窗口:此窗口显示执行 Stata 命令后的输出结果,见图 5-5。

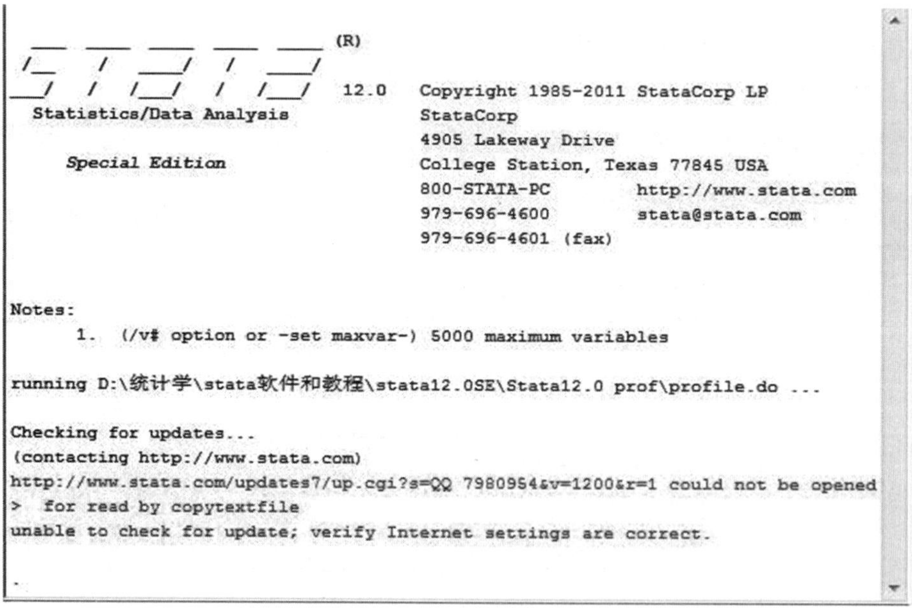

图 5-5 “Results”结果窗口

下方“Command”命令窗口:在此窗口输入想要执行的 Stata 命令,见图 5-6。

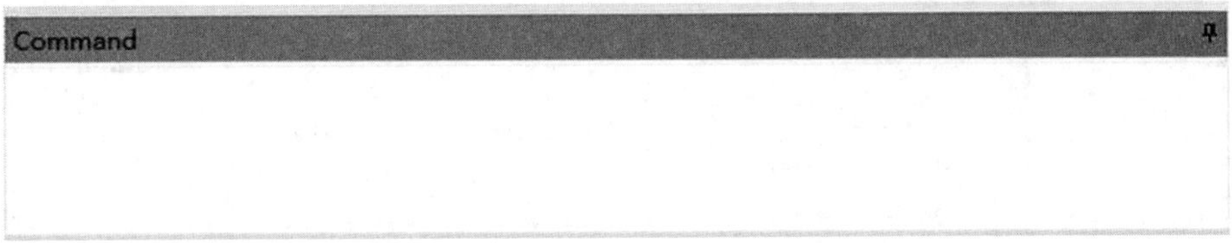

图 5-6　“Command”命令窗口

3. Stata 基本功能

(1) 菜单栏(第一行)

File 的下拉菜单包括打开、保存、查看文件，导入、导出数据以及打印等功能。

Edit 的下拉菜单包括数据的复制、粘贴等有关数据管理和设置的功能。

Data 的下拉菜单包括数据的描述、编辑、浏览、增加和删除变量、文件合并、矩阵操作等方面的内容。

Graphics：主要用来作图的菜单，作图种类主要包括散点图、线图、柱状图、饼图等各种图形。

Statistics：主要用来进行各种统计和计量分析的菜单，主要包括线性回归模型分析、时间序列分析、面板数据分析等方面的内容。

User：主要用来构建用户自己的菜单，主要包括有关数据、图表和统计分析等方面的设置和操作。

Window：主要用于对显示界面的操作，主要包括对 Review、Results、Variables、Command 四大窗口的操作。

(2) 功能区(第二行)

第一个“open”：打开数据。后面依次为保存、打印、日志、帮助、图形按钮。再向后几个按钮非常实用：

“New Do-file Editor”：新建一个 do 文件。

“Data Editor(Edit)”：数据编辑。

“Data Editor(Browse)”：数据查看。

“Variables Manager”：变量管理。

二、数据的导入与导出

1. 打开 Excel 数据文件

操作步骤如下。

(1) 点击菜单“文件”命令，在“导入”的选项中选择“Excel 电子表格(＊xls；＊xlsx)”，见图 5-7。

(2) 弹出“导入 Excel 文件”窗口，见图 5-8。

(3) 点击“浏览”，选择数据源 gxy200. xls。

(4) 自行选择工作表和单元格范围。

(5) 选择结束后点击“确定”。数据导入后，文件另存为 gxy. dta。

如果 Excel 文件过大，可以先将 Excel 另存为 csv 文件，从 csv 文件导入。

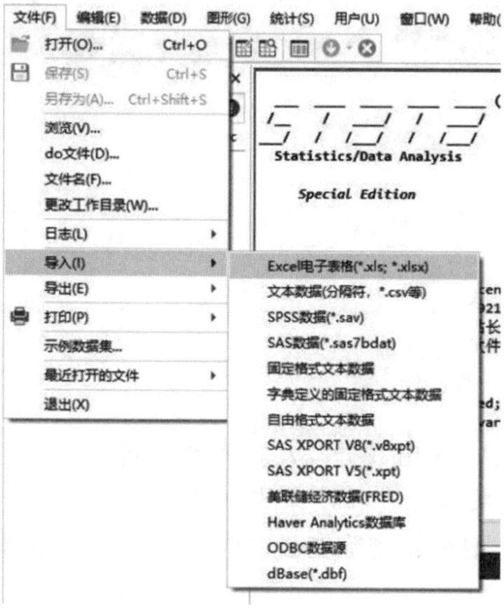

图 5-7　数据导入菜单

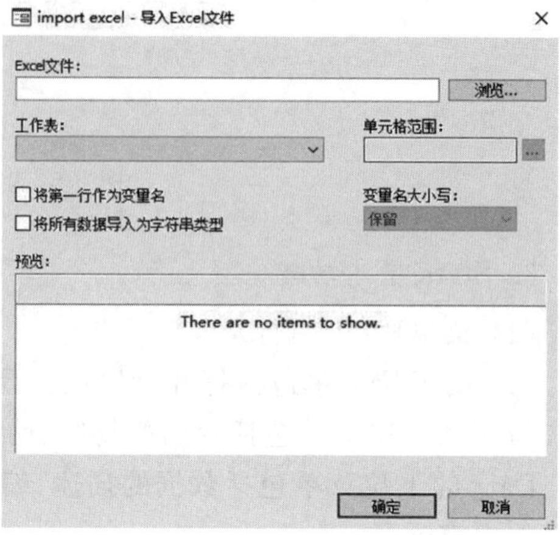

图 5-8　导入 Excel 电子表格页面

2. 把 Stata 数据输出为 Excel 格式

操作步骤如下。

(1) 点击菜单“文件”命令，在“导出”的选项中选择“数据到 Excel 表格(＊xls; ＊xlsx)”，见图 5-9。

(2) 弹出“导出到 Excel 文件”窗口，见图 5-10。

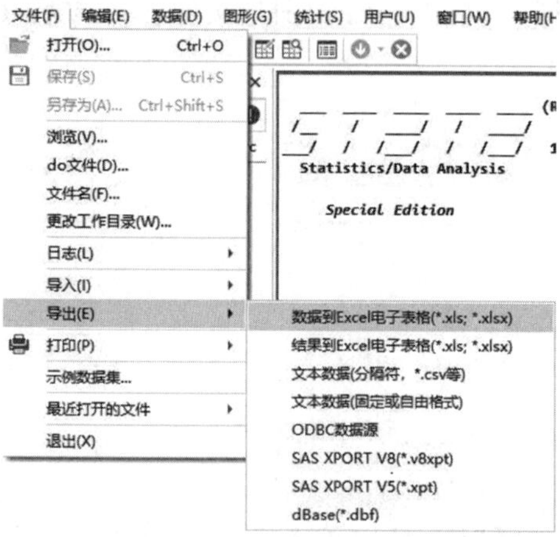

图 5-9　数据导出菜单

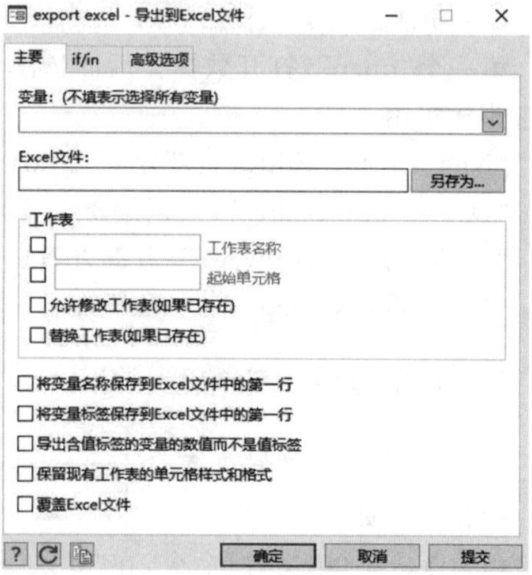

图 5-10　数据导出到 Excel 文件页面

(3) 选择要输出的变量、设置输出 Excel 的文件名。

(4) 选择结束后点击“确定”。

3. 编辑分析程序

点击工具栏第七个按钮“New do-file editor”打开程序编辑窗口，下文中使用的所有命令都可以保存在该处,另存为 *.do 文件,即程序文件。

4. 编辑第一个 do 文件 Stata_gxy.do

```
//手工输入代码,是掌握 stata 的秘诀。
//积累的指令越多,练习的次数越多,上手越快。
//注意 stata 的指令和变量是大小写敏感的,Var1 和 var1 是两个变量。
//"//"表示注释语句,行末有"///"表示换行符。

//1.基本设置
//1.1 防止误运行命令
//Ctrl+D 可以运行全部程序
//选中某行语句,Ctrl+D 可以运行选中的语句,哪怕只选中一个字符
exit  //放在这里是为了防止没有选中语句,却敲了 Ctrl+D,即终止不必要的程序运行

//1.2 外部命令的位置设定
//Stata15 绿色版本,保存到 U 盘根目录下,随身带着,使用非常方便。
//但外部命令所在位置,需要指定一下:
//指定软件包的位置,假如 Stata 主程序在 D:\07Stata15 目录下
sysdir set PLUS "D:\07Stata15\ado\plus"
sysdir set PERSONAL "D:\07Stata15\ado\personal"
sysdir
missingplot  //如果这个可以运行,说明外部命令指定正确。
//如果不能运行,请核准 Stata 主程序是否在 D:\07Stata15 目录下

//1.3 主工作目录设置
//我的数据集、分析程序,经常放在一个专门的文件夹中
//打开 Stata15 之后,直接把我要运行的数据集、分析程序拖拽到 Stata15 的主窗口
//主窗口,会有“打开命令+路径+文件名”反馈出来,
//把这个路径复制到下面的指令中,就把当前文件夹设置成了工作文件夹
//每次打开和保存文件,就都会保存在当前文件夹了。非常方便。
pwd//报告当前工作文件夹
//把自己的工作文件夹的路径,复制,替换下面的 cd 后面的内容
cd C:\Users\episo\Desktop\当前工作 2\20250118 书稿最后一次校准\卓朗的教学用的数据\
di "`c(pwd)'"  //这个叫超级引号,由英文状态下的双引号+ 间隔号(数字 1 左侧)+
单引号+双引号构成。
pwd
dir  //展示该文件夹下的内容

//1.4 打开数据文件
use "Stata_gxy.dta",replace
```

```
browse  //浏览数据
edit   //编辑数据

//1.5 设置变量标签和取值标签
label var a0201 "性别"
label var a0301 "出生日期"
label var a0401 "文化程度"
label var a0501 "是否曾诊断高血压"
label var a0502 "是否规律服药"
label var a0601 "身高 cm"
label var a0701 "体重 kg"
label var a0801 "收缩压 mmHg"
label var a0802 "舒张压 mmHg"
label var a0803 "脉搏 t/m"
label var age "年龄 y"
label var age2 "年龄组"
label var bmi "肥胖指数"
label var bmi2 "肥胖等级"
label var gxy "是否高血压"

//设置取值标签
label define sex 1 "男"  2 "女"
label value  a0201  sex
tab a0201  //观察一下设置是否正确

label define education 1 "文盲" 2 "小学" 3 "初中" 4 "高中" 5 "大专" 6 "本科及以上"
label value  a0401  education
tab a0401

label define shifou 1 "是"  2 "否"
label value a0501 shifou
tab a0501

label define fuyao 1 "规律服"  2 "难受服"  3 "不服"
label value a0502 fuyao
tab a0502

label drop feipangdengji //删除标签
label define feipangdengji  0 "正常"  1 "超重"  2 "肥胖"
```

```
label value bmi2 feipangdengji
tab bmi2

label define shifou2 1 "是"  0 "否"
label value gxy shifou2
tab gxy

save "Stata_gxy.dta", replace   //保存数据

//1.6 观察数据库和变量和取值
des     //= describe
su      //= summarize
su,detail
codebook

//1.7 缺失值分析
misstable summarize
ssc install missingplot  //初次使用时安装一次即可
missingplot

//1.8 计算产生新变量
gen age3= (a0901- a0301)/365.25
gen age4= age3- mod(age3,10)
capture drop bmi3
capture drop bmi4
gen bmi3= a0701/a0601/a0601* 100* 100
recode bmi3 (0/24= 0 "正常") (24/28= 1 "超重") (28/.= 2 "肥胖") ,gen(bmi4)

//1.9 删除变量
drop age3 age4 bmi3 bmi4
```

第二节　计量资料的统计分析

本节将用极简洁的指令复现第四章第二节的全部统计分析内容。

一、描述性统计分析

1. 统计描述

以性别(a0201)、身高(a0601)为例，介绍如何对计数、计量资料进行描述，以及结果的解读。

(1) 打开"gxy.dta"数据库。

(2) 描述,在命令窗口输入"table a0201",结果见图 5-11。(注意:输入引号中间的内容,不包括引号,下同)

a0201	Freq.	Percent	Cum.
1	95	47.50	47.50
2	105	52.50	100.00
Total	200	100.00	

图 5-11 table 指令输出结果

这张表描述了性别的频数分布情况。

(3) 男性身高的描述性分析:在命令窗口输入"su a0601 if a0201==1,detail",结果见图 5-12。输出结果分三栏。左侧是百分位数。中间是最小值、最大值。右侧由上及下分别是观测数、权重数、均值、标准差、方差、偏度和峰度。

a0601

	Percentiles	Smallest		
1%	155	155		
5%	157	155		
10%	160	155	Obs	95
25%	165	156	Sum of Wgt.	95
50%	168		Mean	167.46
		Largest	Std. Dev.	5.019481
75%	170	176		
90%	173	176	Variance	25.19519
95%	175	177	Skewness	-.5834863
99%	177.3	177.3	Kurtosis	2.994805

图 5-12 sum 指令输出结果

女性的统计表结构相同,此处省略。均值 167.46 cm 反映集中趋势;标准差 5.02 cm 反映离散趋势;中位数 168.00 cm 与均值相差不大,说明数据不是严重偏态分布,能用均值反映其集中趋势;偏度(Skewness)小于 0 表示有点负偏态分布,偏度大于 0 表示正偏态分布;峰度(Kurtosis)大于 0 表示尖峭峰;峰度小于 0 表示平阔峰。偏度值和峰度值如果有任一个在(−1.64,1.64)范围之外,提示可能是非正态分布,这和 SPSS 输出结果完全相同。

(4) 正态性检验:在命令窗口分别输入"swilk a0601""sktest a0601",结果见图 5-13、图 5-14。

Shapiro-Wilk W test for normal data

Variable	Obs	W	V	z	Prob>z
a0601	200	0.98083	2.860	2.418	0.00780

图 5-13 swilk 指令输出结果

这里用 Shapiro-Wilk(SW) 和 Skewness/Kurtosis 两种方法检验数据的分布是否符合正态性。本例两者 $P<0.05$,表明数据不符合正态。

Skewness/Kurtosis tests for Normality

Variable	Obs	Pr(Skewness)	Pr(Kurtosis)	joint adj chi2(2)	joint Prob>chi2
a0601	200	0.3461	0.0007	10.74	0.0046

图 5-14　sktest 指令结果输出

（5）方差齐性检验：在命令窗口输入“robvar a0201,by(a0601)”，结果见图 5-15。

```
W0  =  4.77146653   df(44, 155)     Pr > F = 0.00000000

W50 =  0.90050381   df(44, 155)     Pr > F = 0.64924603

W10 =  4.60173860   df(44, 155)     Pr > F = 0.00000000
```

图 5-15　robvar 指令结果输出

基于均值、中位数和删除 10%极值后均值三种方法的方差齐性检验，P 大于检验水准，可以认为组间方差齐。本例尚不能认为方差齐。

（6）直方图和茎叶图：在命令窗口分别输入“histogram a0601 if a0201==1,frequency; stem a0601 if a0201==1,width(10)”，结果见图 5-16、图 5-17。

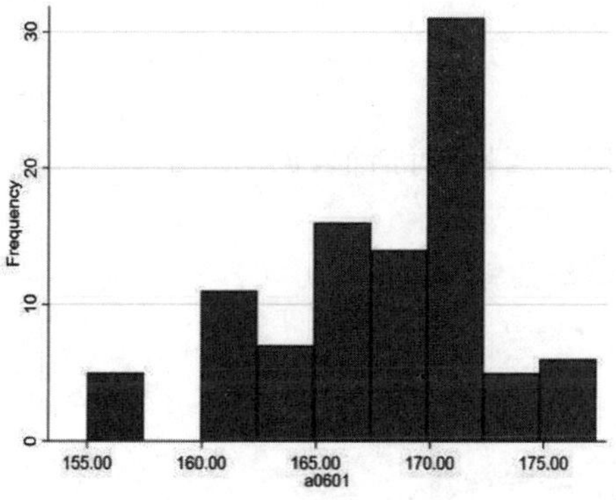

图 5-16　直方图

```
Stem-and-leaf plot for a0601 (a0601)

a0601 rounded to nearest multiple of .1
plot in units of .1

  155* | 000
  156* | 0
  157* | 0
  158* |
  159* |
  160* | 00000006
  161* | 00
  162* | 05
  163* | 00
  164* | 0005
  165* | 00000000
  166* | 00
  167* | 000002
  168* | 000000000
  169* | 00000
  170* | 000000000000000000001
  171* | 005
  172* | 0000000
  173* | 0000
  174* | 0
  175* | 00
  176* | 00
  177* | 03
```

图 5-17　茎叶图

（7）箱式图和 QQ 图：在命令窗口输入“graph box a0601,by(a0201)”“qnorm a0601 if a0201==1”，结果见图 5-18、图 5-19。

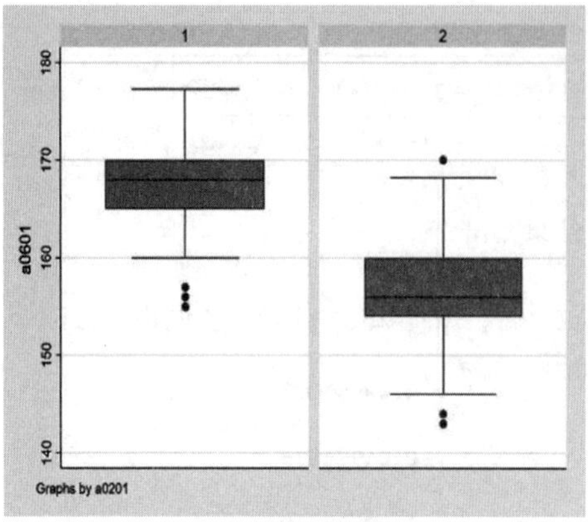

图 5-18　箱式图

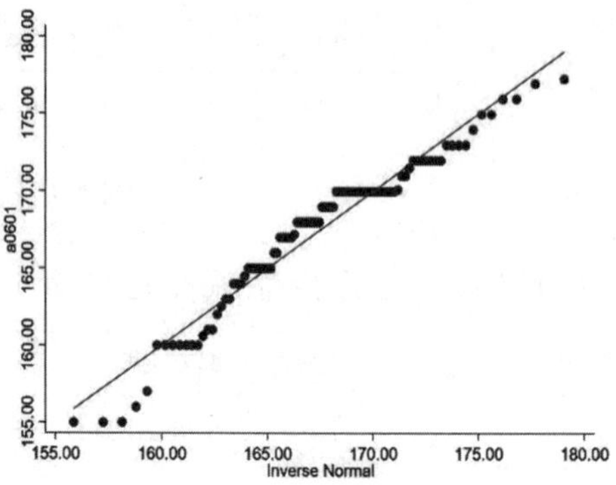

图 5-19　QQ 图

2. 图片的编辑

(1) 编辑图片

右击要编辑的图表,选择“启动图表编辑器 start Graph editor”,启动图片编辑器,见图 5-20。

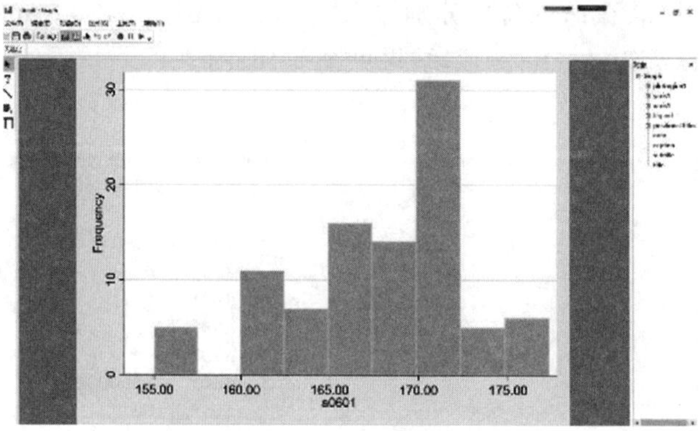

图 5-20　图片编辑器

(2) 添加标题

点击菜单栏中“图形”选项,选择“标题”,弹出“图形属性”对话框,见图 5-21。

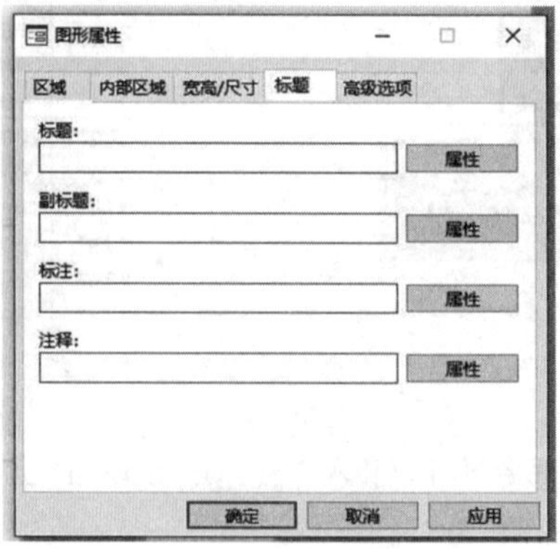

图 5-21　“图形属性”对话框

在图 5-21 界面中可以编辑图形的标题、副标题、标注以及注释。在“标题”中输入 Histogram；在“副标题”中输入“For a0201＝男”。再次强调：图表的标题通常放在 Word 文档中，不放在图中。

(3) 编辑纵轴

双击图表中纵轴变量“Frequency”，在弹出的“文本框”的“文本”选项中输入“频数(人)”，将“格式”选项的“对齐”设置为“居中”。双击纵轴，弹出“轴属性”对话框，见图 5-22。

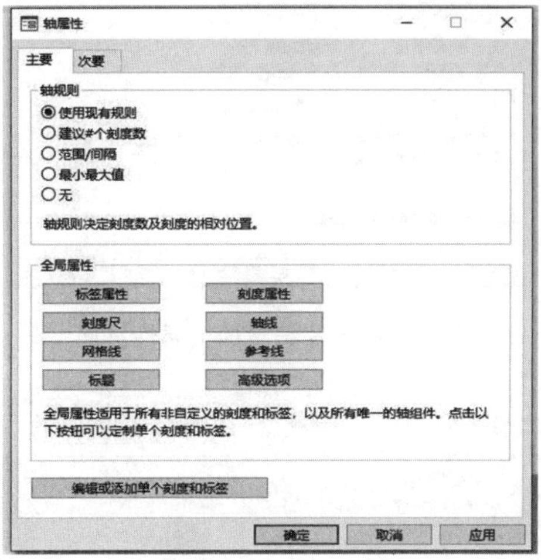

图 5-22　图片编辑纵轴属性页面

在“主要”选项中将“轴规则”设置为“最小最大值”；点击“网格线”，将“显示网格”前的“√”取消。在“次要”选项中将“轴规则”设置为“建议主要刻度间＃个次要刻度数”，并将 10 改为 1。设置完成后，点击“确定”。结果见图 5-23。

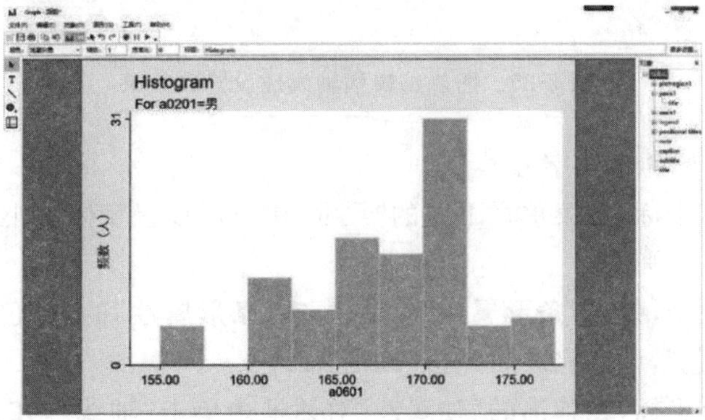

图 5-23　图片编辑纵轴属性设置后效果

(4) 编辑横轴

双击图表中横轴变量“a0601”，在弹出的“文本框”的“文本”选项中输入“身高(cm)”，将“格式”选项的“对齐”设置为“居中”。双击横轴，弹出“轴属性”对话框，见图 5-24，与纵轴界面相同。

在“主要”选项中点击“网格线”，将“显示网格”前的“√”取消；轴规则选择“范围/间隔”，将“最大值”设为 180，“最小值”设为 155，“间隔”为 2.5；点击“标签”属性，将“角度”设置为“vertical”。设置完成后，点击“确定”。结果见图 5-25。

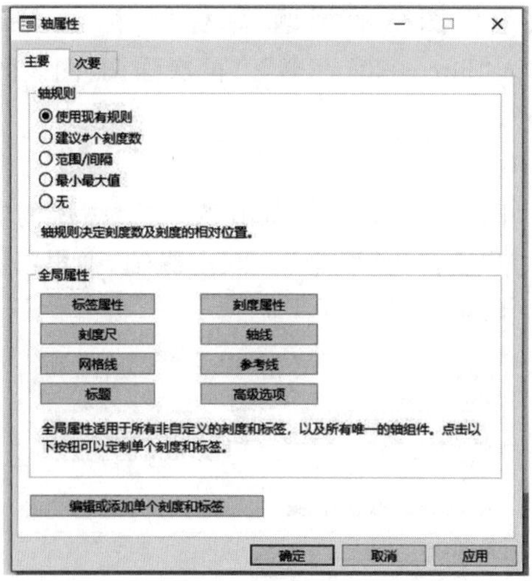

图 5-24　图片编辑横轴属性页面

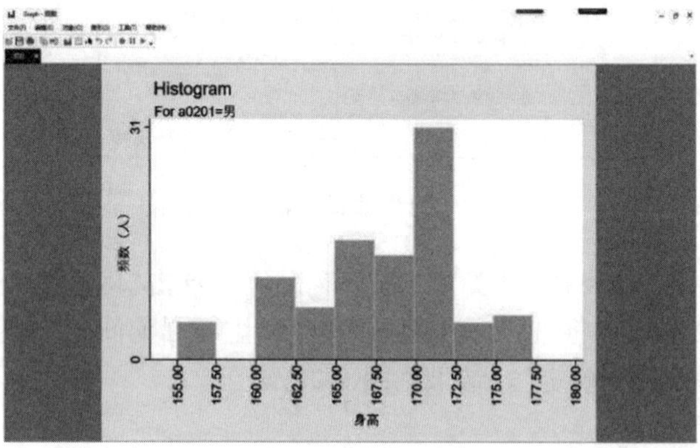

图 5-25　图片编辑横轴属性设置后效果

（5）修改横纵坐标的字体字号

单击横坐标或纵坐标，在菜单栏下方的“尺寸”中可以设置字体大小。

（6）修改图表的其他属性

双击图标中的柱子，弹出“条形属性”对话框，在“条形属性”的“颜色”中选择“E. 浅蓝”，“轮廓颜色”选择“红色”，设置完成后点击“确定”。

双击横坐标或纵坐标，在弹出的“轴属性”对话框中单击“轴线”，在弹出的“轴线属性对话框”中可以设置轴线的颜色、粗细和样式。

编辑完闭，右击图片，选 Stop Graph Editor。

二、统计推断

1. 两独立样本 t 检验

用测量的 200 个样本推断总体的情况。样本中非高血压人心率平均 71.12 次/分，高血压病人心率平均 72.74 次/分，问两组人群的脉搏是否有差异？（脉搏：a0803；是否高血压：gxy）

操作步骤如下。

(1) 打开“gxy. dta”数据库。

(2) 总结：在命令窗口输入“tabstat a0803,by(gxy) statistics(count mean sd semean)”，结果见图 5-26。

Summary for variables: a0803
by categories of: gxy (gxy)

gxy	N	mean	sd	se(mean)
0	139	71.11511	5.673584	.4812271
1	61	72.7377	7.350514	.9411369
Total	200	71.61	6.258895	.4425707

图 5-26　tabstat 指令输出结果

结果分别给出了样本例数、均值、标准差和标准误。

(3) 方差齐性检验：在命令窗口输入“sdtest a0803,by(gxy)”，结果见图 5-27，若最末行中间 $P<0.05$，说明方差齐性不满足。

Variance ratio test

Group	Obs	Mean	Std. Err.	Std. Dev.	[95% Conf.	Interval]
0	139	71.11511	.4812271	5.673584	70.16358	72.06664
1	61	72.7377	.9411369	7.350514	70.85515	74.62026
combined	200	71.61	.4425707	6.258895	70.73727	72.48273

```
    ratio = sd(0) / sd(1)                                f =   0.5958
Ho: ratio = 1                           degrees of freedom =  138, 60

    Ha: ratio < 1           Ha: ratio != 1              Ha: ratio > 1
  Pr(F < f) = 0.0069     2*Pr(F < f) = 0.0139       Pr(F > f) = 0.9931
```

图 5-27　sdtest 指令输出结果

(4) t 检验。

① t 检验(方差齐性)情况下：在命令窗口输入“ttest a0803,by(gxy)”，结果见图 5-28。

Two-sample t test with equal variances

Group	Obs	Mean	Std. Err.	Std. Dev.	[95% Conf.	Interval]
0	139	71.11511	.4812271	5.673584	70.16358	72.06664
1	61	72.7377	.9411369	7.350514	70.85515	74.62026
combined	200	71.61	.4425707	6.258895	70.73727	72.48273
diff		-1.622597	.9567593		-3.509343	.264149

```
    diff = mean(0) - mean(1)                                t =  -1.6959
Ho: diff = 0                             degrees of freedom =      198

    Ha: diff < 0              Ha: diff != 0              Ha: diff > 0
 Pr(T < t) = 0.0457     Pr(|T| > |t|) = 0.0915      Pr(T > t) = 0.9543
```

图 5-28　ttest 指令输出结果(方差齐性)

该图是符合方差齐性的情况下 t 检验的结果。由于本例不满足方差齐性，须使用下面的指令。

② t 检验(方差不齐情况下)：在命令窗口输入“ttest a0803,by(gxy) unequal”，结果见图 5-29。

Two-sample t test with unequal variances

Group	Obs	Mean	Std. Err.	Std. Dev.	[95% Conf.	Interval]
0	139	71.11511	.4812271	5.673584	70.16358	72.06664
1	61	72.7377	.9411369	7.350514	70.85515	74.62026
combined	200	71.61	.4425707	6.258895	70.73727	72.48273
diff		-1.622597	1.057033		-3.721738	.4765439

```
    diff = mean(0) - mean(1)                                      t =  -1.5350
Ho: diff = 0                     Satterthwaite's degrees of freedom =  92.7202

    Ha: diff < 0                 Ha: diff != 0                 Ha: diff > 0
 Pr(T < t) = 0.0641         Pr(|T| > |t|) = 0.1282          Pr(T > t) = 0.9359
```

图 5-29　ttest 指令输出结果(方差不齐)

结果显示，最末行中间 $P>0.05$，不能说明两者存在差异。

2. 单样本 t 检验

若正常人心率为 72 次/分，本地人群的平均心率为 71.61 次/分，是否可以推断本地人群心率就低于正常人呢？(脉搏：a0803)

t 检验：在命令窗口输入“ttest a0803==72”，结果见图 5-30。

One-sample t test

Variable	Obs	Mean	Std. Err.	Std. Dev.	[95% Conf.	Interval]
a0803	200	71.61	.4425707	6.258895	70.73727	72.48273

```
    mean = mean(a0803)                                            t =  -0.8812
Ho: mean = 72                                    degrees of freedom =      199

    Ha: mean < 72               Ha: mean != 72                Ha: mean > 72
 Pr(T < t) = 0.1896         Pr(|T| > |t|) = 0.3793          Pr(T > t) = 0.8104
```

图 5-30　ttest 单样本指令输出结果

结果显示，$P>0.05$，说明本地人群心率与正常人心率无差异。

3. 配对样本 t 检验

由于本示例中没有配对的资料，为模拟 Stata 中配对样本 t 检验的操作，将收缩压改为收缩压 1，舒张压改为收缩压 2，假设两者是服用降压药前后的效果比较。(收缩压 1：a0801；收缩压 2：a0802)

(1) 描述：在命令窗口输入“tabstat a0801 a0802, statistics (mean count sd semean) c(v)”，结果见图 5-31。

结果分别给出服药前后血压均值、样本数、标准差和标准误的值。

(2) 相关系数：在命令窗口输入“pwcorr a0801 a0802,sig”，结果见图 5-32。

variable	mean	N	sd	se(mean)
a0801	129.275	200	16.3527	1.156311
a0802	79.87667	200	9.686908	.6849679

图 5-31 tabstat 指令输出结果

	a0801	a0802
a0801	1.0000	
a0802	0.6713 0.0000	1.0000

图 5-32 pwcorr 指令输出结果

结果给出了服药前后两血压的相关系数，以及相关性存在的假设检验。结果说明两者存在相关性（$P<0.05$），相关强度为中等。

(3) t 检验：在命令窗口输入“ttest a0801==a0802”，结果见图 5-33。

Paired t test

Variable	Obs	Mean	Std. Err.	Std. Dev.	[95% Conf. Interval]	
a0801	200	129.275	1.156311	16.3527	126.9948	131.5552
a0802	200	79.87667	.6849679	9.686908	78.52594	81.22739
diff	200	49.39833	.8619272	12.18949	47.69865	51.09802

```
    mean(diff) = mean(a0801 - a0802)                        t =  57.3115
Ho: mean(diff) = 0                         degrees of freedom =      199

Ha: mean(diff) < 0          Ha: mean(diff) != 0          Ha: mean(diff) > 0
Pr(T < t) = 1.0000      Pr(|T| > |t|) = 0.0000          Pr(T > t) = 0.0000
```

图 5-33 ttest 指令输出结果

结果分别给出每对数据差值的均值、标准差、标准误、均值 95%可信区间、统计量 t 值、自由度、双侧检验概率。末行中间 $P<0.05$，说明服药前后血压值有差异，可以进一步推断该药物有效。

(4) 再次重申，这里的数据只是为了介绍方法操作面临时调整了原来的数据。现在把数据标签恢复：把变量 a0801 的标签由“收缩压 1”改为“收缩压”，把变量 a0802 的标签由“收缩压 2”改为“舒张压”。

4. 单因素方差分析

根据肥胖指数把人群分为正常、超重、肥胖三类，探索肥胖指数与收缩压之间的关系。（肥胖指数：BMI2；收缩压：a0801）

(1) 打开“gxy.dta”数据库。

(2) 总结：在命令窗口输入“tabstat a0801,by(bmi2) statistics(count mean sd semean min max)”，结果见图 5-34。

结果分别给出各组样本数、均值、标准差、标准误、最小值、最大值。

(3) 方差分析结果：在命令窗口输入“oneway a0801 bmi2, bonferroni”，结果见图 5-35。

Bartlett's test 中 $P>0.05$，说明方差齐性。结果给出了标准方差分析的结果：分组间、组内罗列了方差值、自由度、均方、统计量 F 值以及显著水准。$P>0.05$，表示组间尚未发现差异。图 5-35 最后一块输出是基于 Bonferroni 方法的两两比较。三个组的 P 值均为 1.000，差异无统计学意义。

Summary for variables: a0801
by categories of: bmi2 (bmi2)

bmi2	N	mean	sd	se(mean)	min	max
0	127	129.3648	16.69872	1.481772	90	181.3333
1	63	129.2487	16.6516	2.097905	80	190
2	10	128.3	9.878834	3.123962	115	147.3333
Total	200	129.275	16.3527	1.156311	80	190

图 5-34 tabstat 指令输出结果

Analysis of Variance

Source	SS	df	MS	F	Prob > F
Between groups	10.5747056	2	5.2873528	0.02	0.9806
Within groups	53204.1892	197	270.072026		
Total	53214.7639	199	267.410874		

Bartlett's test for equal variances: chi2(2) = 3.4258 Prob>chi2 = 0.180

Comparison of a0801 by bmi2
(Bonferroni)

Row Mean-Col Mean	0	1
1	-.116152 1.000	
2	-1.06483 1.000	-.948677 1.000

图 5-35 oneway 指令输出结果

(4) 置信区间。

连续变量的置信区间:在命令窗口输入“ci means a0801,level(95)”,结果见图 5-36。

Variable	Obs	Mean	Std. Err.	[95% Conf.	Interval]
a0801	200	129.275	1.156311	126.9948	131.5552

图 5-36 ci 指令输出结果

分类变量的置信区间:在命令窗口输入“prop bmi2,level(95)”,结果见图 5-37。

Proportion estimation Number of obs = 200

	Proportion	Std. Err.	Logit [95% Conf.	Interval]
bmi2				
0	.635	.0340423	.5656424	.6991727
1	.315	.0328462	.2540692	.3830397
2	.05	.015411	.0270084	.0907384

图 5-37 prop 指令输出结果

图 5-36、图 5-37 中，95% Conf. Interval 是 95%置信区间。

第三节　分类资料的统计分析

一、描述性统计分析

把所有样本的年龄离散成年龄组，各组年龄构成如何？（年龄：age2）

操作步骤如下。

（1）打开“gxy.dta”数据库。

（2）缺失值统计：在命令窗口输入“count if missing(age2)”，输出结果为 0，说明不存在缺失值。

（3）频数表：在命令窗口输入“tab age2”，结果见图 5-38，其中依次给出了各年龄组的频数、百分比、累计百分比。

age2	Freq.	Percent	Cum.
40	26	13.00	13.00
45	30	15.00	28.00
50	46	23.00	51.00
55	30	15.00	66.00
60	23	11.50	77.50
65	15	7.50	85.00
70	8	4.00	89.00
75	7	3.50	92.50
80	11	5.50	98.00
85	2	1.00	99.00
90	2	1.00	100.00
Total	200	100.00	

图 5-38　tab 指令输出结果

（4）饼图：在命令窗口分别输入“ssc install pieplot”“pieplot age2”，结果见图 5-39。

为饼图添加百分比和图例：在命令窗口输入“graph pie, over(age2) plabel(_all percent)”，结果见图 5-40。pieplot 是外部命令，用之前需要安装，之后使用便不再需要安装。

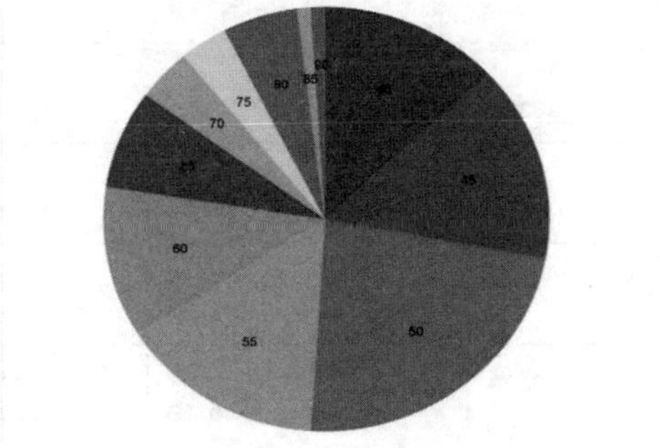

图 5-39　饼图页面

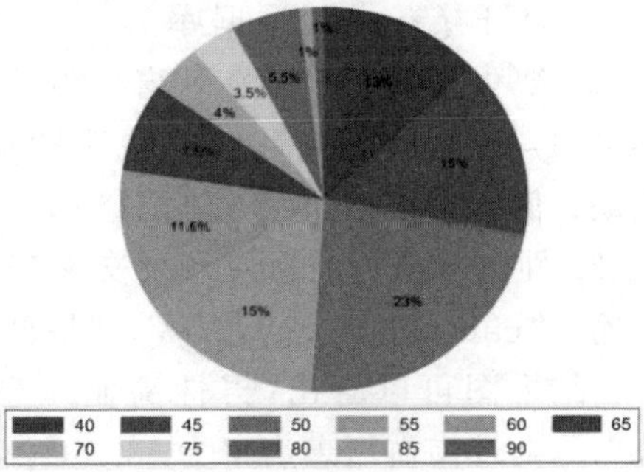

图 5-40　饼图添加百分比后页面

二、统计推断

1. 样本率与总体率的比较

经过文献检索得知，目前全国 40 岁以上人群的高血压患病率为 35%。本地人群高血压患病率为 30.5%，是不是本地高血压患病率低于全国平均水平？解决这个问题就要采用样本率与总体率的比较。（是否高血压：gxy）

操作步骤如下。

（1）打开“gxy.dta”数据库。

（2）描述性分析：在命令窗口输入“summarize gxy”，结果见图 5-41。

Variable	Obs	Mean	Std. Dev.	Min	Max
gxy	200	.305	.4615628	0	1

图 5-41　summarize 指令输出结果

图 5-41 给出了样本数、均值、标准差、最小值、最大值等。

（3）二项分布检验结果：在命令窗口输入“bitest gxy == 0.35”，结果见图 5-42。

Variable	N	Observed k	Expected k	Assumed p	Observed p
gxy	200	61	70	0.35000	0.30500

```
Pr(k >= 61)             = 0.921700  (one-sided test)
Pr(k <= 61)             = 0.102933  (one-sided test)
Pr(k <= 61 or k >= 79)  = 0.207444  (two-sided test)
```

图 5-42　bitest 指令输出结果

P=0.103，大于 0.05，不能说明本地高血压患病率低于全国的平均水平，证据不足。

2. 四格表与行×列表的卡方检验

请问本地男性和女高血压患病率有没有差异？是男性患病率高还是女性患病率高？解决这个问题需要用行×列表的卡方检验。（性别：a0201；是否高血压：gxy）

操作步骤如下。

（1）打开“gxy.dta”数据库。

（2）缺失值报告：在命令窗口输入“count if a0201==.”，输出结果为 0，说明性别变量不存在缺失值。请用相同的方法检查 gxy 变量。

（3）性别 * 是否高血压行列交叉表：在命令窗口输入“tab a0201 gxy,row”，结果见图 5-43。

a0201	gxy 0	gxy 1	Total
1	69 72.63	26 27.37	95 100.00
2	70 66.67	35 33.33	105 100.00
Total	139 69.50	61 30.50	200 100.00

图 5-43　tab 指令输出结果

由结果图可以看出，男性高血压患病率为 27.37%，女性高血压患病率为 33.33%。

（4）卡方检验：在命令窗口输入“tab a0201

gxy,chi2 all exact(95)”,结果见图 5-44。

```
            |         gxy
      a0201 |         0          1 |     Total
------------+----------------------+----------
          1 |        69         26 |        95
          2 |        70         35 |       105
------------+----------------------+----------
      Total |       139         61 |       200

          Pearson chi2(1) =   0.8372   Pr = 0.360
 likelihood-ratio chi2(1) =   0.8397   Pr = 0.359
               Cramér's V =   0.0647
                    gamma =   0.1405  ASE = 0.152
          Kendall's tau-b =   0.0647  ASE = 0.070
           Fisher's exact =                 0.442
   1-sided Fisher's exact =                 0.223
```

图 5-44　tab 指令输出结果

结果给出了 Pearson 卡方值、似然比卡方值、Cramer’s V、gama、Kendal’s tau-b、Fisher 精确概率计算等值。其中 Fisher 精确概率计算还给出了单侧值。分析结果相似,均为 $P>0.05$,未发现男女高血压患病率的差异。

(5) 簇状条图和百分比条图:在命令窗口输入以下内容,结果见图 5-45、图 5-46。

```
graph bar (count),over(gxy) over(a0201) asyvars legend(col(1) ring(1) position(2))
graph bar (count),over(gxy) over(a0201) asyvars legend(col(1) ring(1) position(2)) stack percentages
```

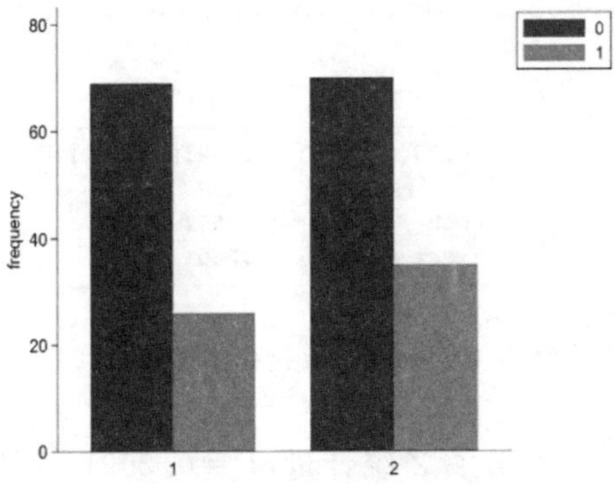

图 5-45　簇状条图

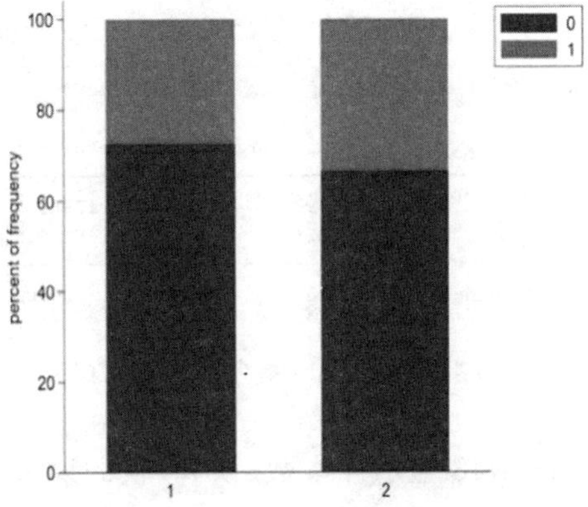

图 5-46　百分比条图

(6) 条图的编辑。

① 右击要编辑的图表,选择“启动图片编辑器”。

② 右击选择“图形属性”,可以按选择编辑图片。

(7) 直接录入频数资料的方法。

① 先保存数据,然后打开新数据库“Stata_频数表. dta”。

② 生成 3 个变量"sex""gxy""freq",变量标签分别为"性别""高血压""频数"。变量取值:"性别"为"1 男 2 女","高血压"为"1 是 2 否"。输入频数。

③ 在命令窗口输入"tab gxy sex [fweight = freq],chi2",结果见图 5-47。

gxy	sex 1	2	Total
1	26	35	61
2	69	70	139
Total	95	105	200

Pearson chi2(1) = 0.8372 Pr = 0.360

图 5-47 卡方检验结果

该结果与(4)一致,不再赘述。

或者不用新建数据库,直接在命令窗口录入"tabi 26 35 \ 69 70,chi2"。

第四节 非参数检验

重新探索高血压患者的脉搏是否高于非高血压。由脉搏不能同时满足近似正态性和方差齐性,因此须使用"两独立样本的非参数检验"来解决。(脉搏:a0803;是否高血压:gxy)

一、两独立样本的非参数检验

(1) 打开"gxy. dta"数据库。

(2) 非参数检验:在命令窗口输入"ranksum a0803,by(gxy)",结果见图 5-48、图 5-49。

Two-sample Wilcoxon rank-sum (Mann-Whitney) test

gxy	obs	rank sum	expected
0	139	13545	13969.5
1	61	6555	6130.5
combined	200	20100	20100

图 5-48 ranksum 指令输出结果(1)

```
Ho: a0803(gxy==0) = a0803(gxy==1)
             z =  -1.129
    Prob > |z| =   0.2591
    Exact Prob =   0.2601
```

图 5-49 ranksum 指令输出结果(2)

图 5-48 显示样本数、秩和、秩的期望值。图 5-49 给出了 Z 统计量,$P=0.2591$,还不能认为正常人和高血压患者之间的脉搏有差别。

二、多独立样本的非参数检验

对多组样本间均数的比较应该如何解决?如不同肥胖等级的收缩压是否有差异?(收缩压:a0801;肥胖等级:bmi2)

操作步骤如下。

(1) 打开"gxy. dta"数据库。

(2) 非参数检验:在命令窗口输入"kwallis a0801,by(bmi2)",结果见图 5-50。

Kruskal-Wallis equality-of-populations rank test

bmi2	Obs	Rank Sum
0	127	12655.50
1	63	6436.50
2	10	1008.00

chi-squared = 0.080 with 2 d.f.
probability = 0.9608

chi-squared with ties = 0.080 with 2 d.f.
probability = 0.9607

图 5-50 kwallis 指令输出结果图

图 5-50 显示 $P>0.05$，前者是秩和，后者是结(ties)调整的秩和检验。kwallis 2 命令支持两两比较，但分类变量不能是字符型，必须是数值编码。

三、配对样本的非参数检验

当配对样本不满足近似正态性和方差齐性时，须使用配对样本的非参数检验。仍将舒张压改为收缩压 2。(收缩压 1：a0801；收缩压 2：a0802)

操作步骤如下。

(1) 打开"gxy. dta"数据库。

(2) 非参数检验：在命令窗口输入"signrank a0802=a0801"，结果见图 5-51、图 5-52。

Wilcoxon signed-rank test

sign	obs	sum ranks	expected
positive	0	0	10050
negative	200	20100	10050
zero	0	0	0
all	200	20100	20100

图 5-51 signrank 指令输出结果(1)

```
Ho: a0802 = a0801
             z = -12.267
    Prob > |z| =  0.0000
    Exact Prob =  0.0000
```

图 5-52 signrank 指令输出结果(2)

图 5-51 列出了样本数、秩和、秩的期望值。图 5-52 显示 $P<0.05$，说明收缩压 2 低于收缩压 1，可以推断降压药有效。

(3) 恢复数据标签收缩压 2 为舒张压。

第五节 相关与回归分析

一、线性相关分析

收缩压和舒展压有无相关关系？相关关系多强？(收缩压：a0801；舒张压：a0802)

做线性相关和回归之前必须先做散点图，确认线性关系是否存在。这里介绍一个非常实用的外部命令“aaplot a0801 a0802,both”。

操作步骤如下。

（1）打开“gxy.dta”数据库。

（2）相关分析①：在命令窗口输入“pwcorr a0801 a0802,sig star(0.01)”，结果见图 5-53。

	a0801	a0802
a0801	1.0000	
a0802	0.6713* 0.0000	1.0000

图 5-53　pwcorr 指令输出结果

图 5-53 给出了 Pearson 相关系数：$r=0.6713$，$P=0.0000$，* 表示在 0.01 水平上有显著意义。这个 * 代表的水准是在命令行中设定的。

（3）相关分析②：在命令窗口输入“spearman a0801 a0802,star(0.01)”，结果见图 5-54。

```
 Number of obs =       200
Spearman's rho =       0.5992

Test of Ho: a0801 and a0802 are independent
    Prob > |t| =       0.0000
```

图 5-54　spearman 指令输出结果

图 5-54 给出了 Spearman 相关系数：$r=0.5992$，$P=0.0000$，* 表示在 0.01 水平上有显著意义。* 的设定见命令行。

二、直线回归分析

当舒张压为 80 mmHg 时，收缩压应该为多少？（收缩压：a0801；舒张压：a0802）

操作步骤如下。

（1）打开“gxy.dta”数据库。

（2）线性回归分析：在命令窗口输入“regress a0801 a0802”，结果见图 5-55。

Source	SS	df	MS			
				Number of obs	=	200
				F(1, 198)	=	162.38
Model	23977.7321	1	23977.7321	Prob > F	=	0.0000
Residual	29237.0318	198	147.661777	R-squared	=	0.4506
				Adj R-squared	=	0.4478
Total	53214.7639	199	267.410874	Root MSE	=	12.152

a0801	Coef.	Std. Err.	t	P>|t|	[95% Conf.	Interval]
a0802	1.133163	.0889247	12.74	0.000	.9578018	1.308524
_cons	38.76173	7.15479	5.42	0.000	24.65236	52.8711

图 5-55　regress 指令输出结果图

这里给出了整个模型的方差分析，$P=0.0000$ 说明整个模型有统计学意义。模型总结给出了 R-square=0.4506，就是 R 的平方，又叫决定系数，其含义为收缩压的变异可以用舒张压来解释的比例为 45.06%。结果图还给出了模型的系数(Coef.)和常数项(_cons)。一元线性函数为：

$$收缩压=38.762+1.133\times 舒张压$$

当舒展压=80 mmHg 时，收缩压=129.402 mmHg。

三、多元线性回归

收缩压不仅受舒张压的影响，也受到肥胖程度、年龄等因素的影响。(收缩压：a0801；舒张压：a0802；年龄：age；肥胖指数：bmi)

操作步骤如下。

(1) 打开"gxy.dta"数据库。

(2) 线性回归分析：在命令窗口输入"regress a0801 a0802 age bmi"，结果见图 5-56。

```
      Source |       SS           df       MS      Number of obs   =       200
-------------+----------------------------------   F(3, 196)       =     81.72
       Model |  29572.2981         3  9857.43271   Prob > F        =    0.0000
    Residual |  23642.4658       196  120.624825   R-squared       =    0.5557
-------------+----------------------------------   Adj R-squared   =    0.5489
       Total |  53214.7639       199  267.410874   Root MSE        =    10.983

------------------------------------------------------------------------------
       a0801 |      Coef.   Std. Err.      t    P>|t|     [95% Conf. Interval]
-------------+----------------------------------------------------------------
       a0802 |   .9843532    .083923    11.73   0.000     .8188452    1.149861
         age |   .4631529   .0690691     6.71   0.000     .3269389    .5993668
         bmi |   .0216784   .3277897     0.07   0.947    -.6247692    .6681261
       _cons |    23.4649    10.1754     2.31   0.022      3.39758    43.53222
------------------------------------------------------------------------------
```

图 5-56　regress 指令输出结果

图 5-56 显示 bmi 的 $P>0.05$，不是收缩压的影响因素。

四、Logistic 回归

如何根据某个体的性别、文化程度、年龄、肥胖等级、心率来预测该个体是否患高血压呢？(脉搏：a0803；文化程度：a0401；年龄：age；肥胖指数：bmi2；性别：a0201；是否高血压：gxy)

操作步骤如下。

(1) 打开"gxy.dta"数据库。

(2) 模型拟合前情况：在命令窗口输入"logit gxy"，结果见图 5-57。

```
Iteration 0:   log likelihood = -123.00829
Iteration 1:   log likelihood = -123.00829

Logistic regression                             Number of obs     =        200
                                                LR chi2(0)        =       0.00
                                                Prob > chi2       =          .
Log likelihood = -123.00829                     Pseudo R2         =     0.0000

------------------------------------------------------------------------------
         gxy |      Coef.   Std. Err.      z    P>|z|     [95% Conf. Interval]
-------------+----------------------------------------------------------------
       _cons |  -.8236001   .1535828    -5.36   0.000    -1.124617   -.5225832
------------------------------------------------------------------------------
```

图 5-57　logit 指令输出结果

没有拟合之前，方程中不包含任何变量，只有常数项。

(3) 逐步 logistic 回归：在命令窗口输入“sw logit gxy a0803 a0401 age bmi2 a0201, pr(0.06) pe(0.05) forward”，结果见图 5-58。

```
                      begin with empty model
p = 0.0000 <  0.0500  adding   age

Logistic regression                             Number of obs     =        200
                                                LR chi2(1)        =      37.94
                                                Prob > chi2       =     0.0000
Log likelihood = -104.03701                     Pseudo R2         =     0.1542

------------------------------------------------------------------------------
         gxy |      Coef.   Std. Err.      z    P>|z|     [95% Conf. Interval]
-------------+----------------------------------------------------------------
         age |   .0851929    .015441     5.52   0.000      .054929    .1154567
       _cons |  -5.867843   .9430331    -6.22   0.000    -7.716154   -4.019532
------------------------------------------------------------------------------
```

图 5-58　sw logit 指令输出结果

结果显示，只有 age 进入了方程，a0803，a0401，bmi2，a0201 均未能进入。

把 logit 换成 logistic 可得 OR 值，OR＝exp(Coef.)。

五、多分类变量 Logistic 回归

若因变量为多分类怎么做？如何根据某个体的肥胖等级做因变量，探讨性别、文化程度、年龄与肥胖的关系。(性别：a0201；文化程度：a0401；年龄：age；肥胖指数：bmi2)

操作步骤如下。

(1) 打开“gxy. dta”数据库。

(2) 模型拟合前情况：在命令窗口输入“mlogit bmi2 a0201 a0401 age”，结果见图 5-59。

```
Iteration 0:   log likelihood = -160.40837
Iteration 1:   log likelihood =  -157.2907
Iteration 2:   log likelihood = -156.97048
Iteration 3:   log likelihood = -156.97028
Iteration 4:   log likelihood = -156.97028

Multinomial logistic regression                 Number of obs     =        200
                                                LR chi2(6)        =       6.88
                                                Prob > chi2       =     0.3325
Log likelihood = -156.97028                     Pseudo R2         =     0.0214

------------------------------------------------------------------------------
        bmi2 |      Coef.   Std. Err.      z    P>|z|     [95% Conf. Interval]
-------------+----------------------------------------------------------------
0            |  (base outcome)
-------------+----------------------------------------------------------------
1            |
       a0201 |  -.2780276   .3460856    -0.80   0.422     -.956343    .4002878
       a0401 |  -.1059908   .2287472    -0.46   0.643    -.5543272    .3423455
         age |  -.0218479   .0159154    -1.37   0.170    -.0530416    .0093458
       _cons |   1.173597   1.480305     0.79   0.428    -1.727748    4.074942
-------------+----------------------------------------------------------------
2            |
       a0201 |   .7282291   .7308329     1.00   0.319    -.7041772    2.160635
       a0401 |   .8231754   .4405753     1.87   0.062    -.0403362    1.686687
         age |   .0060914   .0340167     0.18   0.858      -.06058    .0727629
       _cons |  -5.779019   3.161233    -1.83   0.068    -11.97492    .4168846
------------------------------------------------------------------------------
```

图 5-59　mlogit 指令输出结果

图 5-59 分别列出了与正常相比超重的影响因素，肥胖的影响因素 P 值均>0.05，都不是独立的影响因素，也就是超重(肥胖)与性别、文化程度、年龄均无关。

将指令中 mlogit 换为 ologit 表示有序多分类 logistic。

第六节　基本表格应用

一、用表格处理计数资料

如何查看是否高血压在性别、文化程度、年龄、肥胖等级中的分布？(文化程度：a0401；年龄：age2；肥胖指数：bmi2；性别：a0201；是否高血压：gxy)

操作步骤如下。

(1) 打开“gxy. dta”数据库。

(2) 在命令窗口输入以下命令，结果见图 5-60。

```
xtile age9q=age2, nquantile(9)
tab age9q gxy,row
```

9 quantiles of age2	gxy 0	1	Total
1	23 88.46	3 11.54	26 100.00
2	27 90.00	3 10.00	30 100.00
3	34 73.91	12 26.09	46 100.00
5	25 83.33	5 16.67	30 100.00
6	14 60.87	9 39.13	23 100.00
7	7 46.67	8 53.33	15 100.00
8	2 25.00	6 75.00	8 100.00
9	7 31.82	15 68.18	22 100.00
Total	139 69.50	61 30.50	200 100.00

图 5-60　tab 指令输出结果

图 5-60 给出了按年龄组的升序把人数等分成 9 组后，是否高血压在年龄中的分布。

(3) 在命令窗口输入以下命令，结果见图 5-61～图 5-63。

```
tab a0201 gxy,row
tab a0401 gxy,row
tab bmi2 gxy,row
```

a0201	gxy 0	1	Total
1	69 72.63	26 27.37	95 100.00
2	70 66.67	35 33.33	105 100.00
Total	139 69.50	61 30.50	200 100.00

图 5-61　tab 指令输出结果

a0401	gxy 0	1	Total
1	44 57.14	33 42.86	77 100.00
2	51 76.12	16 23.88	67 100.00
3	39 76.47	12 23.53	51 100.00
4	5 100.00	0 0.00	5 100.00
Total	139 69.50	61 30.50	200 100.00

图 5-62　tab 指令输出结果

bmi2	gxy 0	1	Total
0	89 70.08	38 29.92	127 100.00
1	46 73.02	17 26.98	63 100.00
2	4 40.00	6 60.00	10 100.00
Total	139 69.50	61 30.50	200 100.00

图 5-63　tab 指令输出结果

以上三张图分别是是否高血压在性别、文化程度、肥胖等级中的分布。由图可以看出：分性别女性患病率高；分文化程度文盲患病率高；分年龄组年龄越高患病率越高；分肥胖等级肥胖者高血压的患病率高。

二、用表格处理计量资料

用表格列出不同性别、文化程度、年龄、肥胖等级中收缩压、舒张压的均值、标准差、中位数。(性别:a0201;文化程度:a0401;年龄:age2;肥胖指数:bmi2;收缩压:a0801:舒张压:a0802)

操作步骤如下。

(1) 打开“gxy.dta”数据库。

(2) 在命令窗口输入以下内容，结果见图 5-64、图 5-65。

```
tabstat a0801 if a0401==1,by(a0201) statistics(mean sd median) format(%3.2f)
tabstat a0802 if a0401==1,by(a0201) statistics(mean sd median) format(%3.2f)
```

a0201	mean	sd	p50
1	132.43	14.66	131.17
2	134.37	20.70	129.33
Total	133.87	19.24	130.00

图 5-64　tabstat 指令输出结果(收缩压)

a0201	mean	sd	p50
1	81.40	9.44	79.33
2	80.68	11.96	80.00
Total	80.87	11.31	80.00

图 5-65　tabstat 指令输出结果(舒张压)

图 5-64 的结果显示文化程度为文盲时不同性别收缩压的均值、标准差、中位数；图 5-65 的结果显示文化程度为文盲时不同性别舒张压的均值、标准差、中位数。

(3) 在命令窗口输入以下内容，结果见图 5-66、图 5-67。

```
tabstat a0801 if age2==40,by(a0201) statistics(mean sd median) format(%3.2f)
tabstat a0802 if age2==40,by(a0201) statistics(mean sd median) format(%3.2f)
```

a0201	mean	sd	p50
1	124.22	12.15	126.67
2	114.86	13.16	118.00
Total	118.10	13.37	119.67

图 5-66　tabstat 指令输出结果(收缩压)

a0201	mean	sd	p50
1	78.26	6.05	78.33
2	74.96	7.93	74.67
Total	76.10	7.38	75.67

图 5-67　tabstat 指令输出结果(舒张压)

图 5-66 显示年龄为 40 时不同性别收缩压的均值、标准差、中位数；图 5-67 显示年龄为 40 时不同性别舒张压的均值、标准差、中位数。

(4) 在命令窗口输入以下内容，结果见图 5-68、图 5-69。

```
tabstat a0801 if bmi2==0,by(a0201) statistics(mean sd median) format(%3.2f)
tabstat a0802 if bmi2==0,by(a0201) statistics(mean sd median) format(%3.2f)
```

a0201	mean	sd	p50
1	129.46	13.68	127.33
2	129.28	19.04	125.17
Total	129.36	16.70	127.00

图 5-68　tabstat 指令输出结果(收缩压)

a0201	mean	sd	p50
1	79.19	7.63	78.67
2	80.27	10.90	80.00
Total	79.77	9.50	80.00

图 5-69　tabstat 指令输出结果(舒张压)

图 5-68 显示肥胖等级正常时不同性别收缩压的均值、标准差、中位数；图 5-69 显示肥胖等级正常时不同性别舒张压的均值、标准差、中位数。

由于数据较多，仅选择部分展示。

更复杂的相互嵌套的表格通常需要先产生组合变量再统计。

```
gen zuhe=string(a0201)+string(a0401)+string(bmi2)
tab zuhe gxy,row col exp all exact
```

五个参数分别表示行百分比、列百分比、期望频数、全部统计量、精确概率。

第七节　统计图形的绘制

下面主要介绍绘图指令。图片的编辑参考本章第二节“图片的编辑”相关内容。

一、条图的绘制

(1) 绘出随着肥胖等级变化,高血压所占比重图。(肥胖等级:bmi2;是否高血压:gxy)

操作步骤如下。

① 打开“gxy.dta”数据库。

② 在命令窗口输入“graph bar (count),over(gxy) over(bmi2) asyvars legend (col(1) ring(1) position(2))”,结果见图 5-70。

在命令窗口输入“graph bar (count),over(gxy) over(bmi2) asyvars legend (col(1) ring(1) position(2)) stack percentages”,可以将簇状条图改为百分比堆积条图,读者自行出图,不再展示。

(2) 绘出随着肥胖等级变化,收缩压平均值的变化。(肥胖等级:bmi2;收缩压:a0801)

操作步骤如下。

① 打开“gxy.dta”数据库。

② 在命令窗口输入“graph bar a0801,over(bmi2) asyvars legend(col(1) ring (1) position(2)) bargap(20)”,结果见图 5-71。

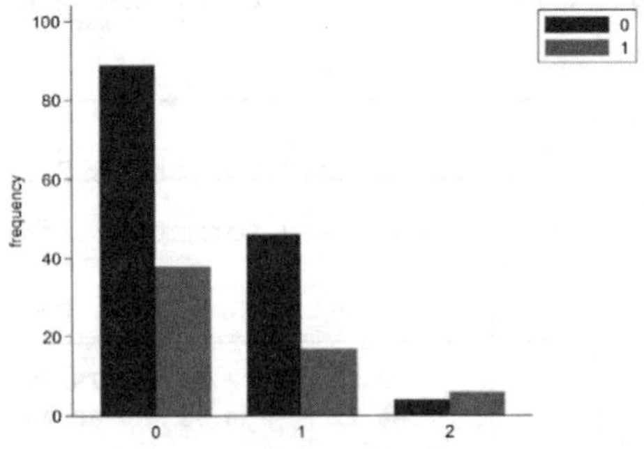

图 5-70　簇状条图

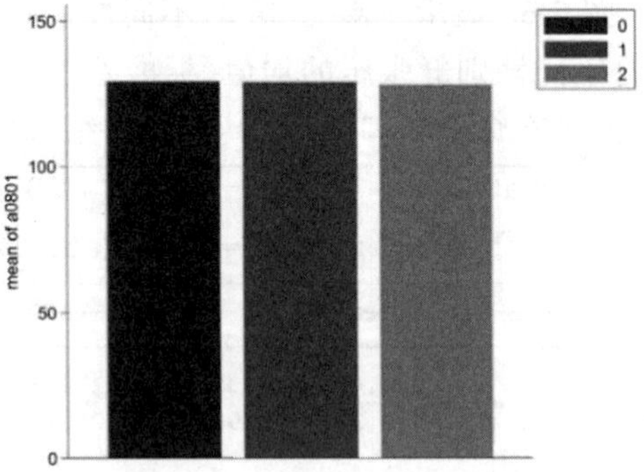

图 5-71　收缩压平均值条图

二、线图的绘制

绘出分性别随年龄组的增长,收缩压的变化趋势图。(性别:a0201;年龄:age2;收缩压:a0801)

操作步骤如下。

(1) 打开"gxy.dta"数据库。或者先保存一下数据库。

(2) 在命令窗口输入以下内容,结果见图5-72。

```
collapse (mean) a0801,by(age2 a0201)
graph twoway (line a0801 age2 if a0201 == 1) (line a0801 age2 if a0201 == 2)
```

注意:此时原数据库已经被关闭,取而代之的是分性别和年龄组的收缩压均值,是为了绘图用的,是collapse(mean)产生的。

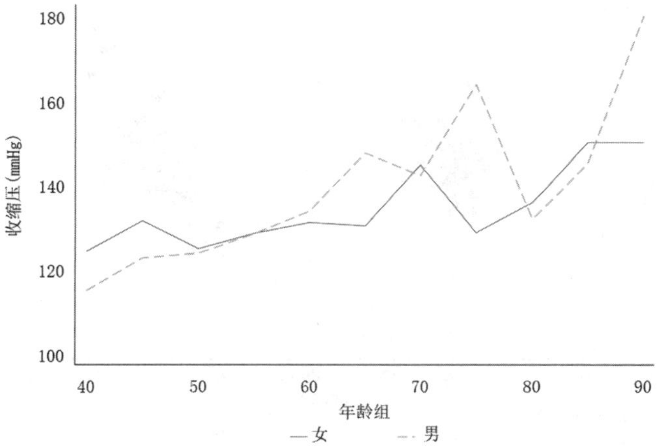

图5-72 线图

三、饼图的绘制

绘出肥胖等级的构成图。(肥胖等级:bmi2)

操作步骤如下。

(1) 打开"gxy.dta"数据库。

(2) 在命令窗口输入"graph pie,over(bmi2) plabel(_all percent,gap(9)) legend(ring(0))",结果见图5-73。

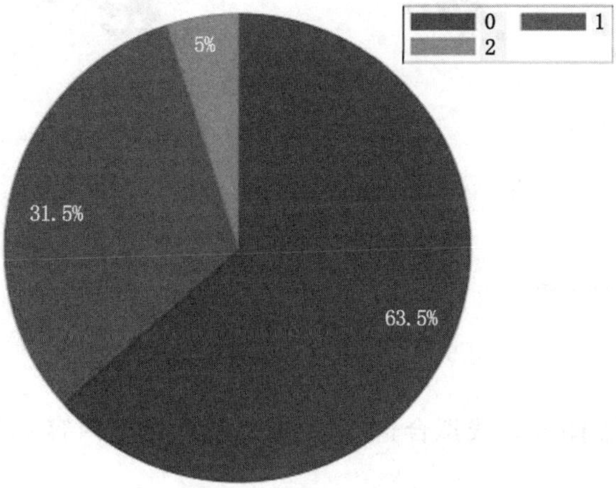

图5-73 饼图

四、散点图的绘制

绘出分性别的收缩压与舒张压的散点图。(收缩压:a0801;舒张压:a0802;性别:a0201)操作步骤如下。

(1) 打开"gxy.dta"数据库。

(2) 简单散点图:在命令窗口输入"scatter a0801 a0802,by(a0201)",结果见图 5-74。

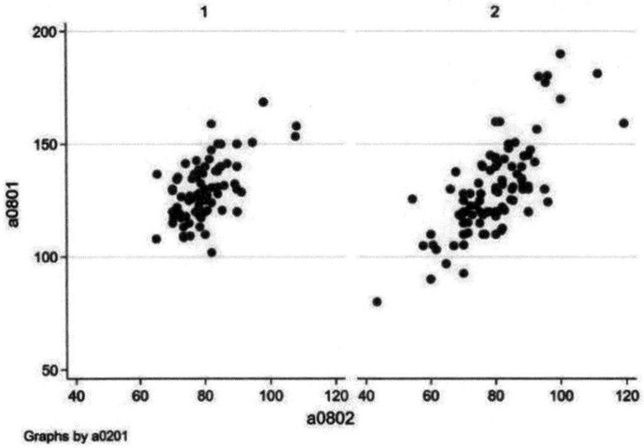

图 5-74 简单散点图

(3) 添加回归直线后散点图:在命令窗口输入"scatter a0801 a0802||lfit a0801 a0802,by(a0201)",结果见图 5-75。

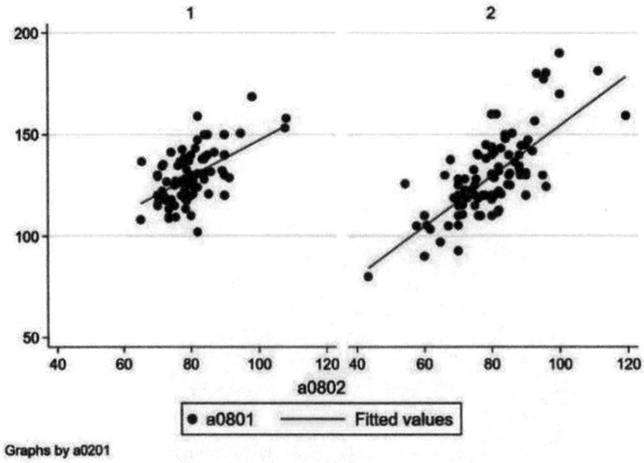

图 5-75 scatter 指令输出结果图

(4) 此外,还有散点图+曲线拟合,在命令窗口输入以下内容。分别代表:二次曲线,指数曲线,局部平滑。

```
scatter a0801 a0802||qfit a0801 a0802,by(a0201)
```

```
scatter a0801 a0802||fpfit a0801 a0802,by(a0201)
lowess a0801 a0802,by(a0201)
```

葵花散点图：在命令窗口输入“sunflower a0801 a0802,by(a0201)”。

五、直方图及其他图形

绘制收缩压的直方图。（收缩压：a0801）

操作步骤如下。

(1) 打开“gxy. dta”数据库。

(2) 在命令窗口输入“histogram a0801,norm freq”，结果见图 5-76。

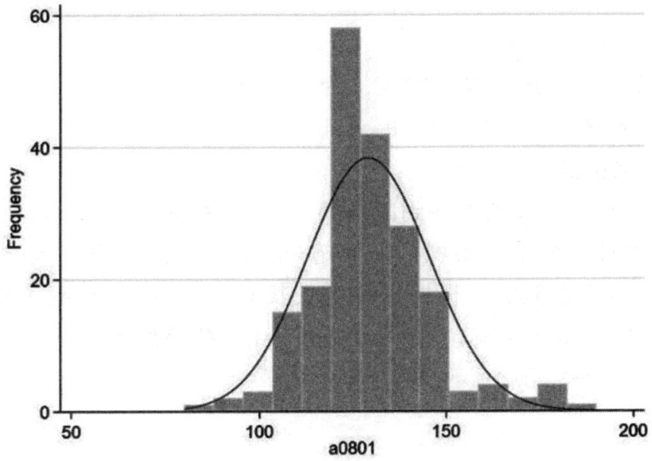

图 5-76　直方图

第八节　生存分析

一、Kaplan-Meier 法估计生存率计算表

估计生存率操作步骤如下。

(1) 参考第四章第八节的图 4-107 在 stata 数据表中手工录入数据，也可以先录入到 Excel 再复制和粘贴到数据表。通过下面的指令把变量名和变量取值进行调整。

```
replace end=1-end   //结局 0 和 1 进行更换
rename end outcome   //修改变量名
rename group tread
ren months time
```

或直接打开事先处理好的“Stata_生存分析. dta”。

(2) 在对随访资料进行生存分析之前，需先将该数据库定义为生存资料数据库：

在命令窗口输入“stset time,failure(outcome== 1)”，结果见图 5-77。

```
    failure event:  outcome == 1
obs. time interval:  (0, time]
 exit on or before:  failure

--------------------------------------------------------------------------
         33  total observations
          0  exclusions
--------------------------------------------------------------------------
         33  observations remaining, representing
         18  failures in single-record/single-failure data
     11,370  total analysis time at risk and under observation
                                            at risk from t =         0
                                 earliest observed entry t =         0
                                      last observed exit t =     1,045
```

图 5-77　stset 指令输出结果

系统自动产生 4 个新变量：

_st / ＊：数据库中该条记录是否被定义为生存资料。

_d / ＊：该条记录是否出现预期结果。

_t / ＊：观察对象被随访的时间。

_t0 / ＊：观察对象第一次被观察到的时间(开始过程的时间为 0)。

(3) 生存率的估计一般采用乘积极限(product-limit)法，又称 Kaplan-Meier 法，其标准误的计算用 Greenwood 近似法。根据生存率及其标准误，可以绘制生存曲线，估计可信区间。在命令窗口输入"sts graph,by(treat) lost"，结果见图 5-78。

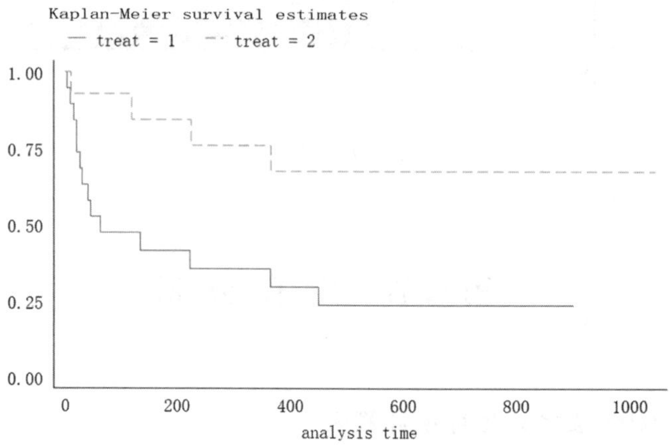

图 5-78　sts 指令输出结果

两条曲线分别表示两组的生存曲线，曲线上的数字表示在该时刻的截尾值例数。显然，两组的生存率不同。

二、生存分析基本操作

(1) 打开"生存分析.dta"数据库。

(2) 将该数据库定义为生存资料数据库：在命令窗口输入"stset time,failure (outcome==1)"，结果见图 5-79。

(3) 计算中位生存时间：在命令窗口输入"stsum,by(treat)"，结果见图 5-80。

结果显示，第二组较早出现了截尾数据，故该组的中位生存时间无法进行估计，Stata

```
     failure event:  outcome == 1
obs. time interval:  (0, time]
 exit on or before:  failure

         33  total observations
          0  exclusions

         33  observations remaining, representing
         18  failures in single-record/single-failure data
     11,370  total analysis time at risk and under observation
                                     at risk from t =         0
                          earliest observed entry t =         0
                               last observed exit t =     1,045
```

图 5-79　stset 指令输出结果

```
      failure _d:  outcome == 1
analysis time _t:  time
```

treat	time at risk	incidence rate	no. of subjects	Survival time 25%	50%	75%
1	4587	.0030521	19	20	64	450
2	6783	.0005897	14	366	.	.
total	11370	.0015831	33	41	365	.

图 5-80　stsum 指令输出结果

用缺失值表示。

(4) 输出生存率、生存率的标准误:在命令窗口输入“sts list,by(treat)”,结果见图 5-81。

```
      failure _d:  outcome == 1
analysis time _t:  time
```

Time	Beg. Total	Fail	Net Lost	Survivor Function	Std. Error	[95% Conf.	Int.]
treat=1							
3	19	1	0	0.9474	0.0512	0.6812	0.9924
9	18	1	0	0.8947	0.0704	0.6408	0.9726
15	17	1	0	0.8421	0.0837	0.5865	0.9462
20	16	2	0	0.7368	0.1010	0.4789	0.8810
26	14	1	0	0.6842	0.1066	0.4279	0.8439
30	13	1	0	0.6316	0.1107	0.3790	0.8044
41	12	1	0	0.5789	0.1133	0.3321	0.7626
46	11	1	0	0.5263	0.1145	0.2872	0.7188
64	10	1	1	0.4737	0.1145	0.2444	0.6728
135	8	1	0	0.4145	0.1145	0.1962	0.6211
223	7	1	0	0.3553	0.1124	0.1519	0.5665
365	6	1	0	0.2961	0.1082	0.1117	0.5087
450	5	1	0	0.2368	0.1015	0.0758	0.4475
596	4	0	1	0.2368	0.1015	0.0758	0.4475
680	3	0	1	0.2368	0.1015	0.0758	0.4475
900	2	0	2	0.2368	0.1015	0.0758	0.4475
treat=2							
10	14	1	0	0.9286	0.0688	0.5908	0.9896
70	13	0	2	0.9286	0.0688	0.5908	0.9896
120	11	1	0	0.8442	0.1019	0.5041	0.9590
225	10	1	0	0.7597	0.1218	0.4223	0.9161
366	9	1	0	0.6753	0.1344	0.3464	0.8647
390	8	0	1	0.6753	0.1344	0.3464	0.8647
475	7	0	1	0.6753	0.1344	0.3464	0.8647
518	6	0	1	0.6753	0.1344	0.3464	0.8647
647	5	0	1	0.6753	0.1344	0.3464	0.8647
801	4	0	1	0.6753	0.1344	0.3464	0.8647
1001	3	0	1	0.6753	0.1344	0.3464	0.8647
1045	2	0	2	0.6753	0.1344	0.3464	0.8647

图 5-81　sts 指令输出结果

图 5-81 显示两组各时点的生存率、标准误 及置信区间。

(5) 两组或多组生存率的比较:在命令窗口输入“sts test treat, logrank”,结果见图 5-82。

treat	Events observed	Events expected
1	14	8.57
2	4	9.43
Total	18	18.00
	chi2(1) =	6.71
	Pr>chi2 =	0.0096

图 5-82　sts 指令输出结果

结果给出了两组的实际数(Events observed)及理论数(Events expected)。本例中改进手术组的实际死亡数 4 小于理论数 9.43,说明该组病人预后情况较好。经 Log-rank 检验,$\chi^2=6.71$,自由度 $\nu=1$,$P<0.05$,故可以认为两组病人的生存时间有差别,以改进手术组为优。

(6) Cox 模型:Cox 可以分析多种因素对生存时间的影响,而且允许有“截尾”存在,是生存分析中最重要的模型之一。Cox 模型主要用于肿瘤和其他慢性病的预后影响因素分析,也可以用于一般的临床疗效评价和队列的病因探索。

在命令窗口输入“stcox treat, nohr”,结果见图 5-83。

风险函数一般用极大似然估计,用 Newton-Raphson 法迭代。结果中给出了每次迭代的似然对数值(Log Likelihood),本例中 $P=0.016$,故可认为 treat 的系数不为 0。从而得到 Cox 比例风险函数:$\lambda(t)=\lambda_0(t)e^{-1.371774\times \text{treat}}$,进一步可估计各组的相对风险比。

```
         failure _d:  outcome == 1
   analysis time _t:  time

Iteration 0:   log likelihood = -55.891004
Iteration 1:   log likelihood =  -52.42008
Iteration 2:   log likelihood = -52.389695
Iteration 3:   log likelihood =  -52.38966
Refining estimates:
Iteration 0:   log likelihood =  -52.38966

Cox regression -- Breslow method for ties

No. of subjects =           33                 Number of obs    =         33
No. of failures =           18
Time at risk    =        11370
                                               LR chi2(1)       =       7.00
Log likelihood  =    -52.38966                 Prob > chi2      =     0.0081

------------------------------------------------------------------------------
          _t |      Coef.   Std. Err.      z    P>|z|     [95% Conf. Interval]
-------------+----------------------------------------------------------------
       treat |  -1.371774    .5708971    -2.40   0.016    -2.490712   -.2528364
------------------------------------------------------------------------------
```

图 5-83　stcox 指令输出结果

如果不加参数“,nohr”,则输出风险比 HR(Haz. Ratio)$=\exp(b)$,b 就是 Coef.。

第六章　R语言统计软件的基本操作指令

通过前面的学习，我们领略了SPSS的界面友好、Stata的简洁高效。R是一种用于统计计算与绘图的编程语言，是由新西兰奥克兰大学的统计学家罗斯·伊哈卡(Ross Ihaka)和罗伯特·杰特曼(Robert Gentleman)于1993年8月创建的。这是一种完全免费、开源的编程语言，被各国研究人员和专业人士广泛使用。大量的免费R程序包可用于大数据分析，如生物信息和孟德尔随机化研究。我们这里继续沿用前面的案例，以便读者了解R语言的基础知识。

第一节　R语言概述及数据管理

一、R语言的安装

安装步骤：

(1) 打开官网 https://www.r-project.org/。

(2) 找到并点击 download R，或者点击 Download 下的 CRAN，见图6-1。

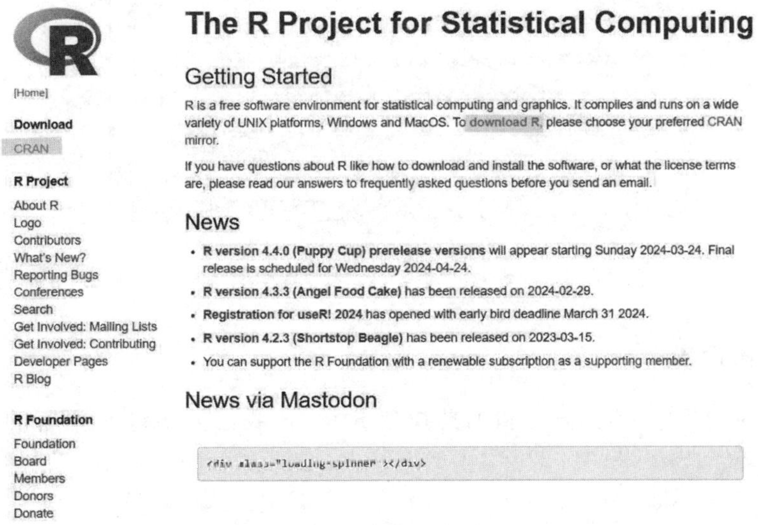

图6-1　R语言官网页面

(3) 选择一个国内的镜像网站，见图6-2。

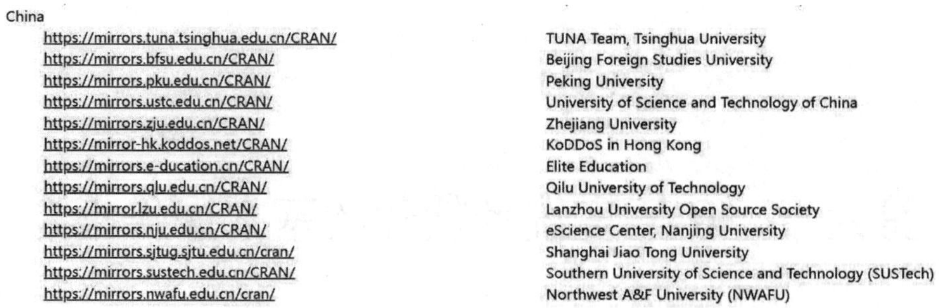

图 6-2　镜像网站页面

(4) 可看到适用于各种操作系统(Windows、Mac OS X、Linux)的 R 语言安装程序，点击适用的操作系统的链接。以 Windows 为例，推荐选择 base(基础版)下载安装包，见图 6-3。

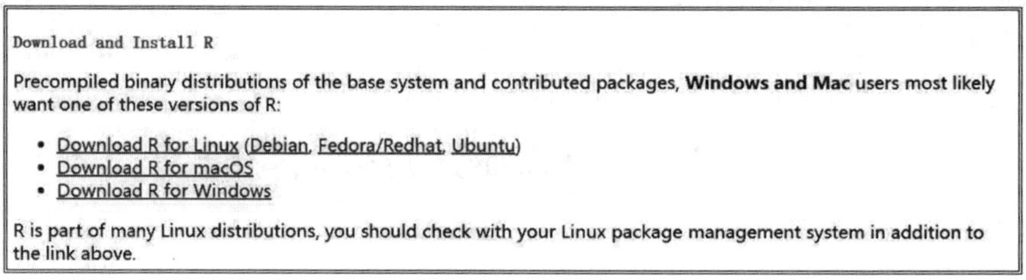

图 6-3　下载安装包页面

(5) 需要注意，安装路径不可以出现中文，其他选项可以根据自己需求进行自定义，见图 6-4。

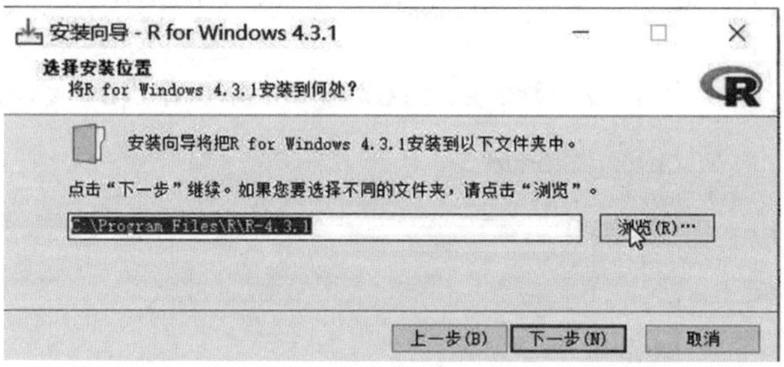

图 6-4　安装位置页面

二、环境变量设置

为了让其他应用程序、第三方包和工具找到 R 语言，我们需要将 R 语言的路径添加到环境变量中。

安装步骤：

(1) 找到 bin 文件并复制其所在地址，见图 6-5。

(2) 右击此电脑，打开“属性”对话框，单击“高级系统设置\高级\环境变量”，打开环境变量页面，见图 6-6。

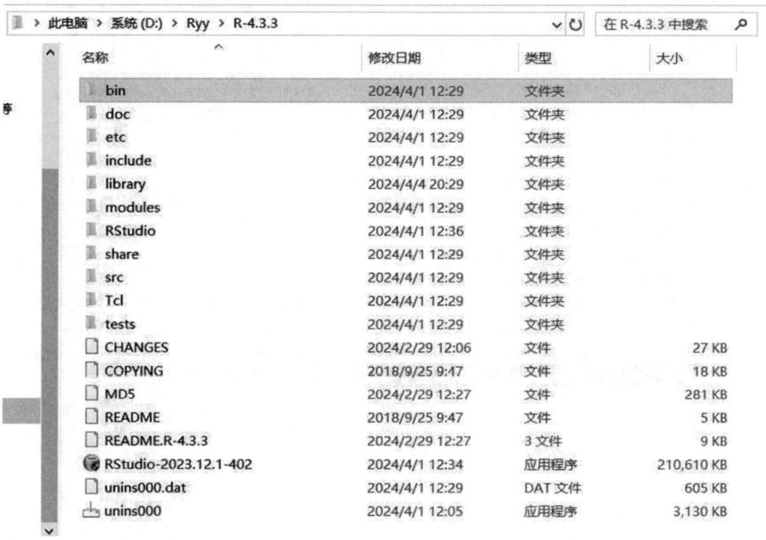

图 6-5　bin 位置

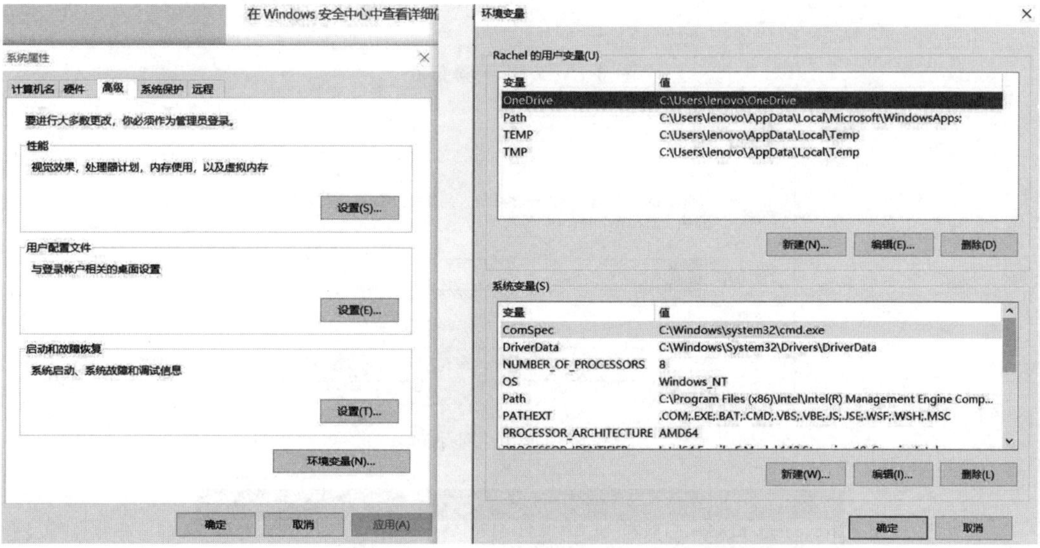

图 6-6　环境变量位置

(3) 选择用户变量或系统变量，用户变量仅对计算机当前登录的账户起作用，系统变量对所有账户起作用。以系统环境变量为例，点击“Path\编辑\新建”，将 R 的路径粘贴上去，点击“确定”，见图 6-7。

如果没有图 6-7 弹出，则可直接将新的路径粘贴在弹出框第二行后面，两者用英文半角分号“;”隔开，点击确定。

(4) 系统重启后，按快捷键 Win＋R，打开 Windows 操作系统中的“运行”对话框，输入 cmd，点击确定，输入 R 并按回车，出现版本信息即说明环境变量正确起作用，见图 6-8、图 6-9。

这样 R 语言就可以被其他外部程序调用。新版 Rstudio 可以找到安装到默认路径下的 R，而不必做环境变量设置。

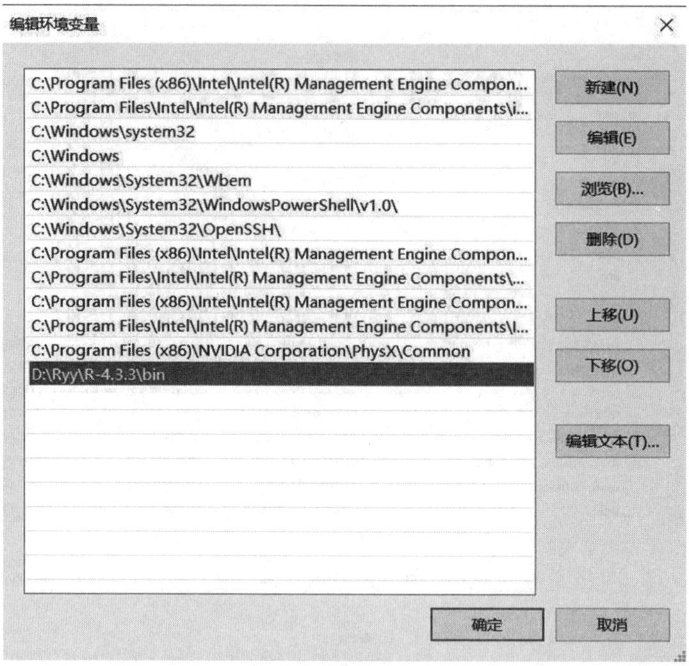

图 6-7　编辑环境变量

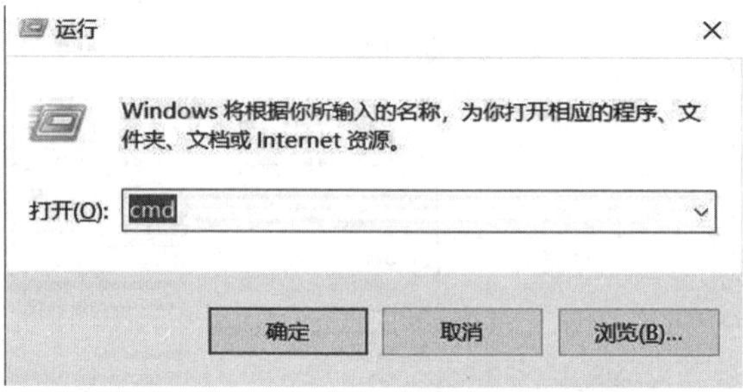

图 6-8　“运行”对话框

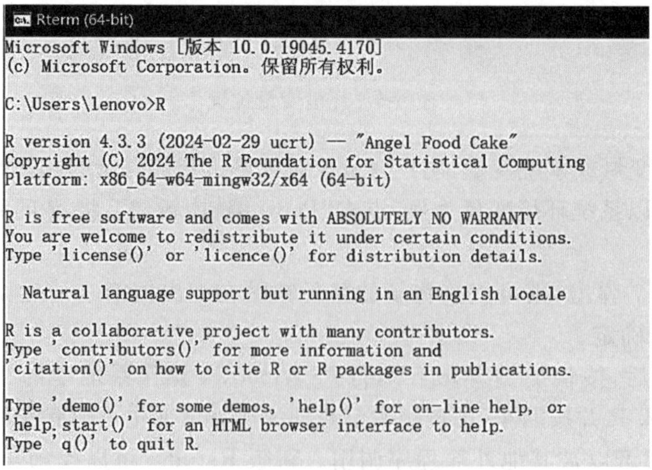

图 6-9　Rterm 窗口

三、RStudio 的安装

RStudio 是一款流行的集成开发环境(IDE),专门用于 R 语言的开发和数据分析,提供友好的界面和功能丰富的编辑器,简化了数据分析和编程过程,是 R 语言用户不可或缺的工具之一。

安装步骤:

(1) 打开官网 https://posit.co/,点击右上角 DOWNLOAD RSTUDIO,见图 6-10。

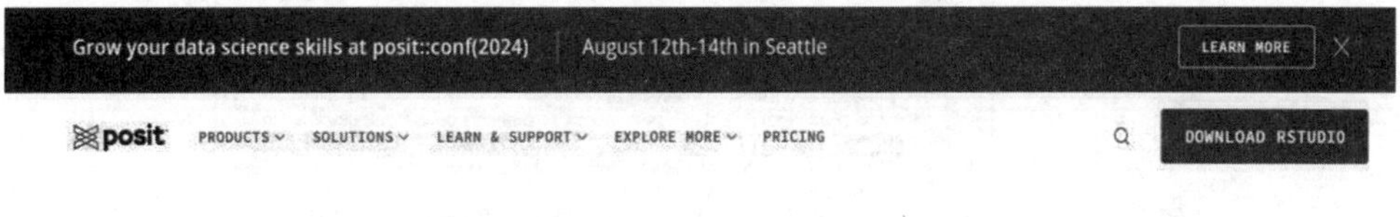

图 6-10　RStudio 官网

(2) 下载桌面版 RStudio Desktop,见图 6-11。

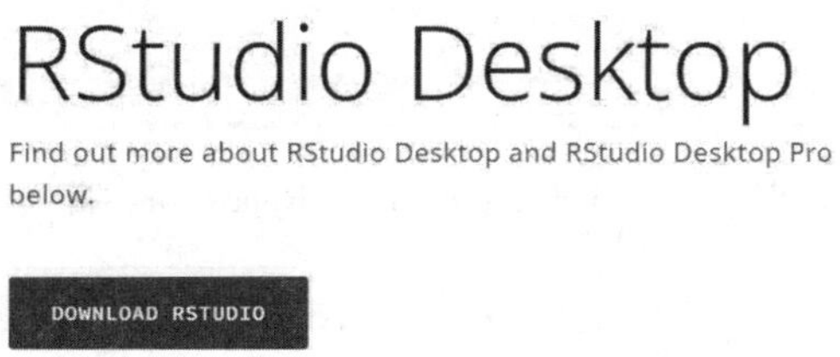
RStudio Desktop
Find out more about RStudio Desktop and RStudio Desktop Pro below.
DOWNLOAD RSTUDIO

图 6-11　RStudio 下载安装包页面

(3) 安装路径需要注意不可以出现中文,见图 6-12。

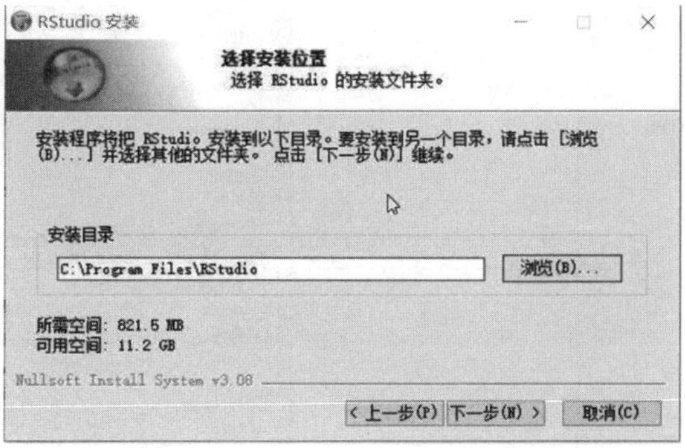

图 6-12　RSstudio 安装位置页面

(4) 打开 RStudio,点击"Tools\Global option\Packages\Change",选择一个国内镜像,见图 6-13。

(5) 点击"Tools\Global option\Packages\Pane Layout",可以自定义页面布局,见图 6-14。

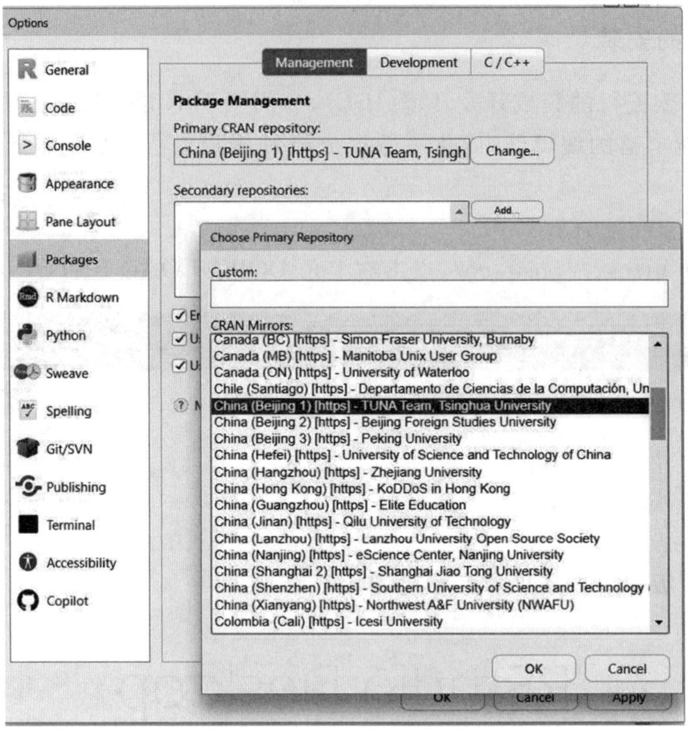

图 6-13 “Choose Primary Repository”窗口

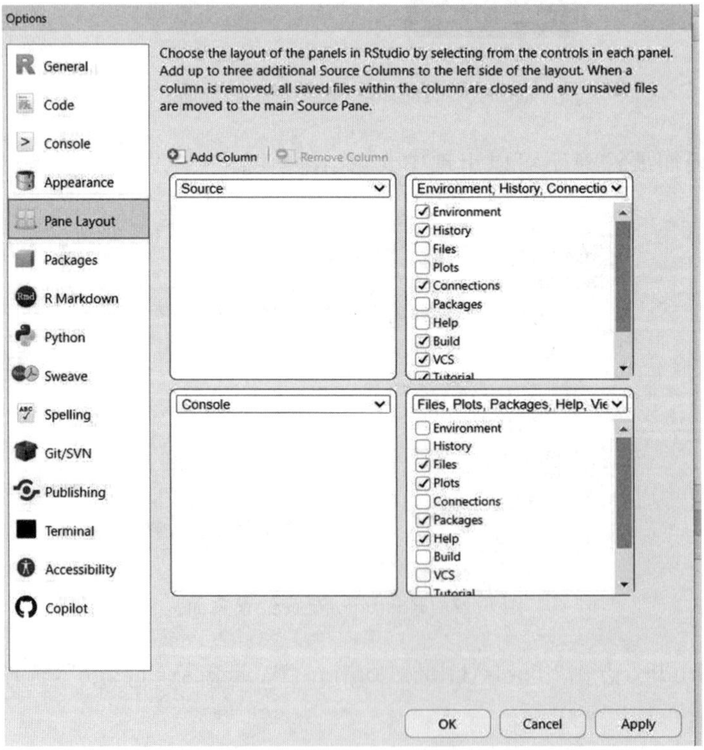

图 6-14 “Pane Layout”窗口

注意：如果出现 RStudio 连接不上 R 的情况，见图 6-15，可能的原因有以下几个方面。

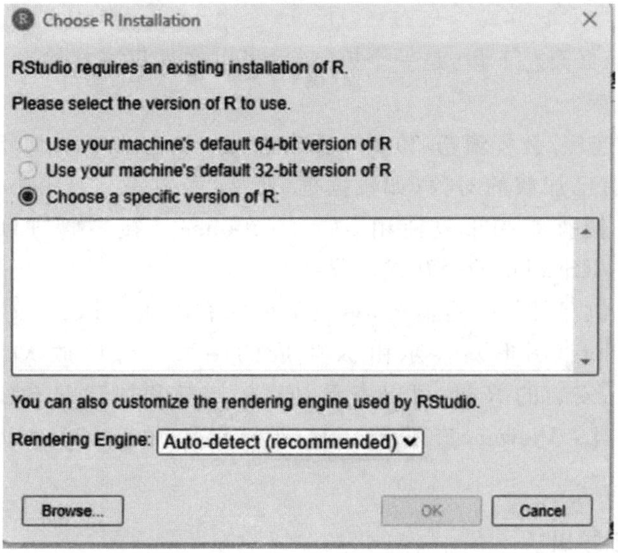

图 6-15　"Choose R Installation"窗口

① 先安装了 RStudio 后安装 R。安装 RStudio 必须在 R 安装之后。

② 安装路径出现中文，导致读取不到文件。

③ 下载的 RStudio 版本过新，或与电脑操作系统版本不匹配。

④ 电脑 Windows 系统用户名为中文，RStudio 无法读取 R 所在的目录。

四、RStudio 主界面

RStudio 主界面见图 6-16。

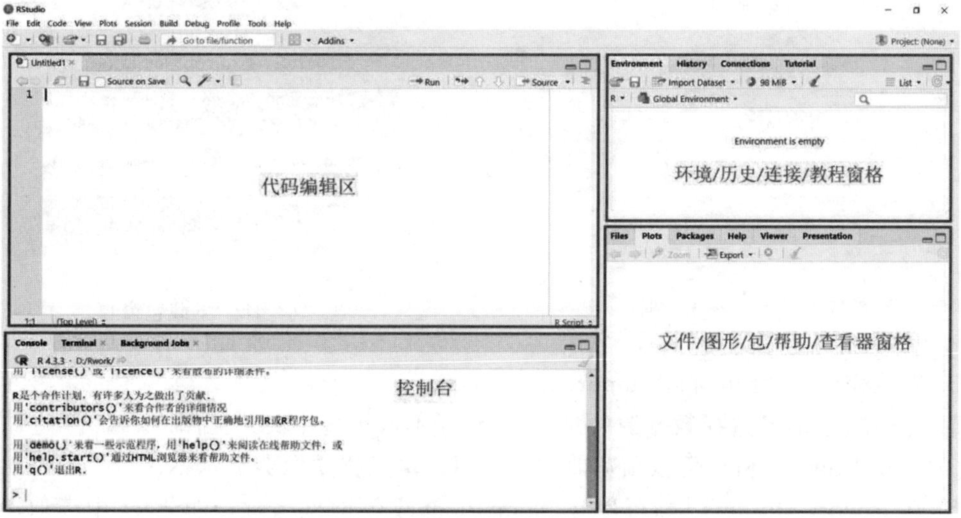

图 6-16　RStudio 主界面

RStudio 的界面分为四个主要区域。

(1) 代码编辑区:位于页面左上角,是一个空白的脚本编辑器,可以在这里编写和编辑R代码。

(2) 控制台:位于页面左下角,是一个控制台,可以在这里直接输入R命令并执行,也可以查看命令的输出结果。

(3) 环境/历史/连接/教程窗格:位于页面右上角。Environment(环境):显示当前的工作环境,显示当前所有已加载的对象(如数据框、变量、函数等)。History(历史):记录所有已执行的R命令,方便查看和重复使用。Connections(连接):管理和查看数据库连接。Tutorial(教程):提供RStudio的交互式教程。

(4) 文件/图形/包/帮助/查看器窗格:位于页面右下角。Files(文件):浏览和管理项目目录中的文件。Plots(图形):显示由R生成的图形。可以放大、保存或导出图形。Packages(包):管理已安装的R包,可以查看、安装、卸载和加载R包。Help(帮助):提供R和R包的帮助文档。Viewer(查看器):显示HTML输出、Markdown文件、Shiny应用等。

五、数据导入与导出

1. 导入Excel文件

(1) 点击Environment下的Import Dataset,选择From Excel,见图6-17。

(2) 出现提示下载所需要的包,点击“Yes”,见图6-18。如果没有出现提示可以自行在代码编辑区中输入“`install.packages("readxl")`”,下载readxl这个专门用来读取Excel的包,输入“`library(readxl)`”加载包。

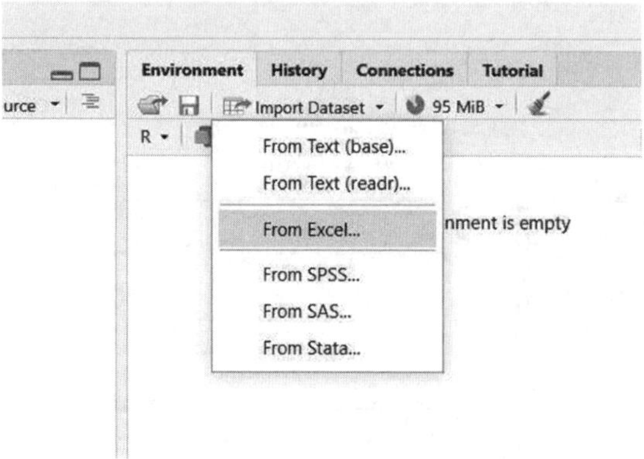

图6-17 导入Excel数据

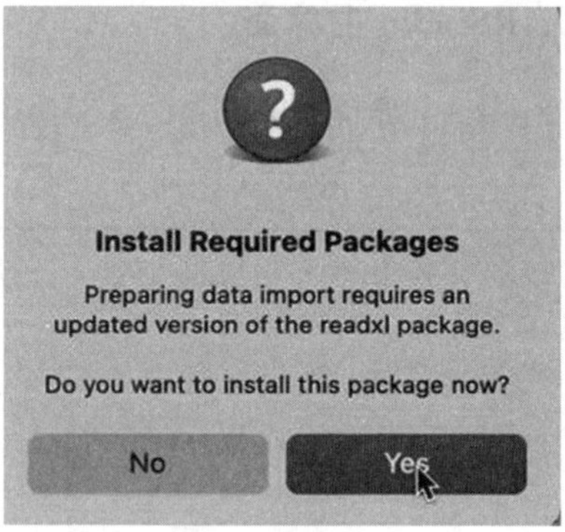

图6-18 下载包窗口

(3) 安装完成后,弹出窗口“import Excel Data”。

(4) 点击“Browse”选择数据源(文件名和路径不能出现中文),见图6-19。

(5) Data Preview窗口可以预览前50条记录,单元格空白会显示NA。

(6) 在Import Options中,可以在Name中修改数据框名称,在Sheet中读取不同子表格。

(7) Code Preview中会出现命令,复制命令,粘贴到源代码编辑器中执行,可以直接导入Excel文件。

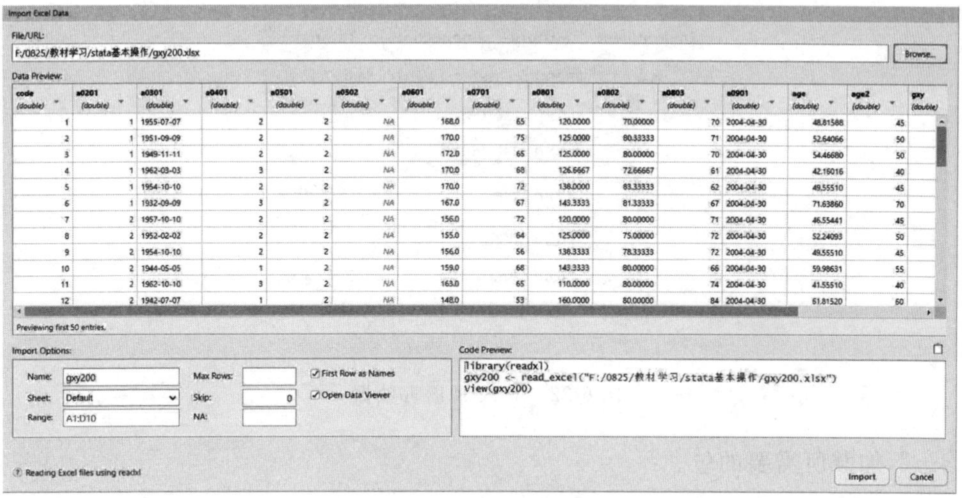

图 6-19　数据导入窗口

（8）预览数据时，如果发现某一列数字被识别成了 character 字符串，可以点击下拉按钮，改成 Numeric（数值型）。或者在 Excel 文件中将以文本储存的数值转化为数字后保存，重新导入，见图 6-20。

（9）点击“import”即可导入数据，见图 6-21。

注意：导入的 Excel 文件应该第一行为变量名，且变量名不能以数字开头，变量名中不能出现空格和特殊符号。

2. 导入 R 数据文件

点击 Environment 下的 Import Dataset，选择 From Text (readr)，其他步骤相同。

此外，导入 R 语言文件需要的包为 writer，输入“install.packages ("writer")”，安装“writer”包，输入“library

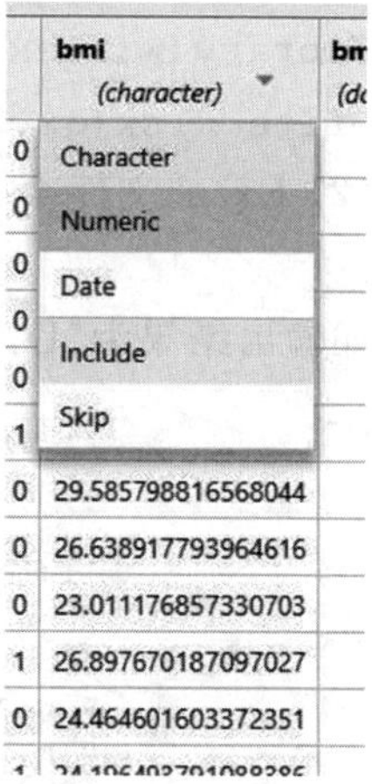

图 6-20　数据类型选择

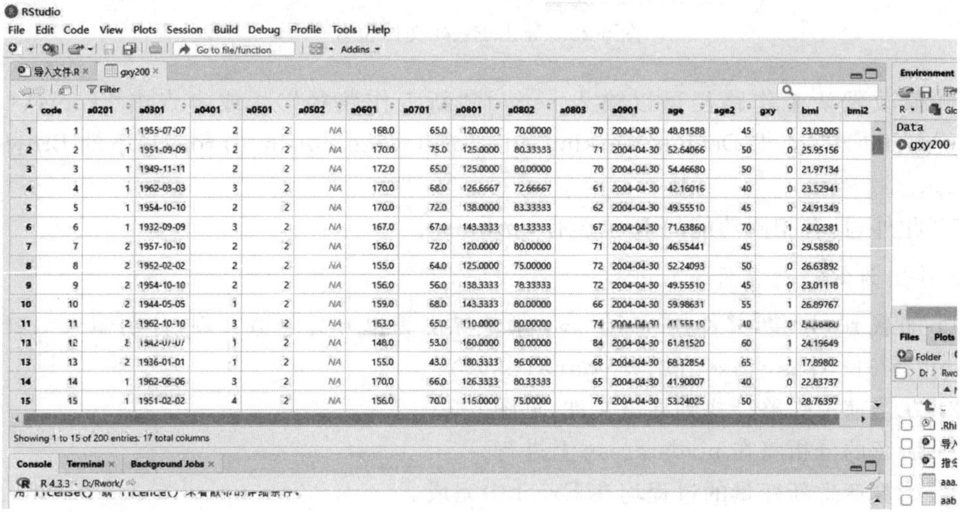

图 6-21　数据查看窗口

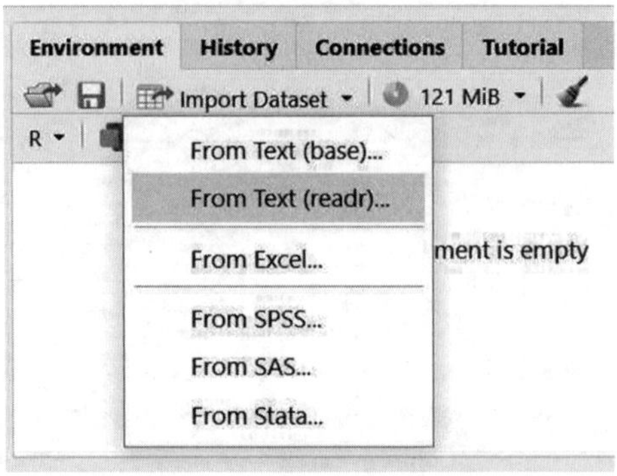

图 6-22　导入 R 语言数据

(writer)”,加载所需要的包。

3. 导出为 Excel 文件

(1) 加载包,导出为 Excel 文件,需要输入以下命令。

```
library(writexl)
write_xlsx(gxy200,"mydata.xlsx")
```

(2) Excel 文件会自动保存在当前工作目录中,查看当前工作目录可以输入“getwd()”。

如输出结果为"D:/Rwork",打开 Rwork 文件夹即可找到导出的文件,见图 2-23。

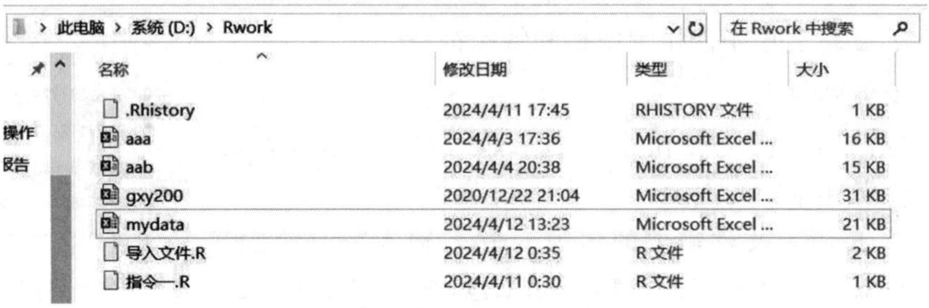
此电脑 › 系统 (D:) › Rwork
在 Rwork 中搜索
名称
修改日期
类型
大小
.Rhistory　2024/4/11 17:45　RHISTORY 文件　1 KB
aaa　2024/4/3 17:36　Microsoft Excel ...　16 KB
aab　2024/4/4 20:38　Microsoft Excel ...　15 KB
gxy200　2020/12/22 21:04　Microsoft Excel ...　31 KB
mydata　2024/4/12 13:23　Microsoft Excel ...　21 KB
导入文件.R　2024/4/12 0:35　R 文件　2 KB
指令一.R　2024/4/11 0:30　R 文件　1 KB
操作
报告

图 6-23　导出 Excel 文件位置

(4) 修改默认工作路径可以输入 setwd(“新工作路径”)。或者点击“Tools\Global Options\General”,点击 Default working directory(when not in a project)下的 Browse,见图 6-24。

(5) 此外,具有相同功能的 R 包还有 openxlsx。

4. 导出为 R 数据文件

(1) 加载 readr 包,并使用 write_csv 函数导出为逗号分隔值文件,分别输入“library(readr)”“write.csv(gxy200,"mydata.csv")”。

(2) 在当前工作路径找到导出文件,见图 6-25。

(3) 后续的分析将在 mydata. csv 上进行。

(4) 计算产生新变量的过程均在 Excel 中完成。

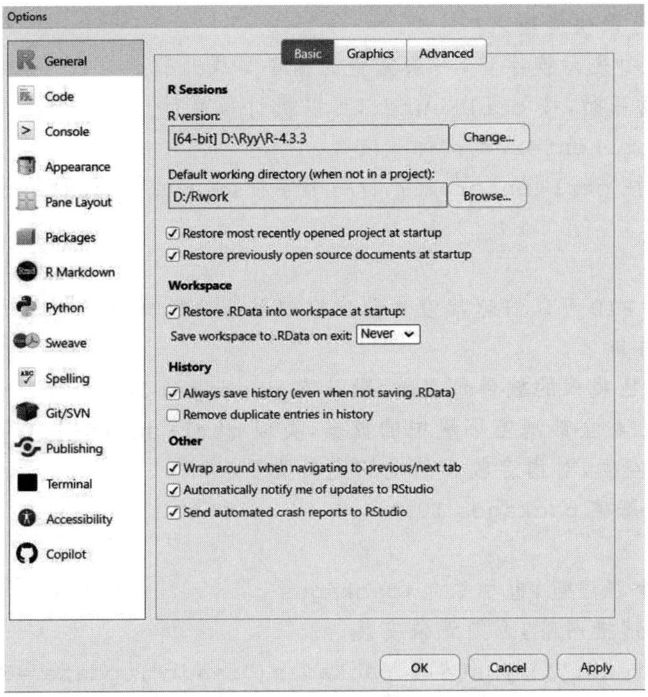

图 6-24　工作路径设置

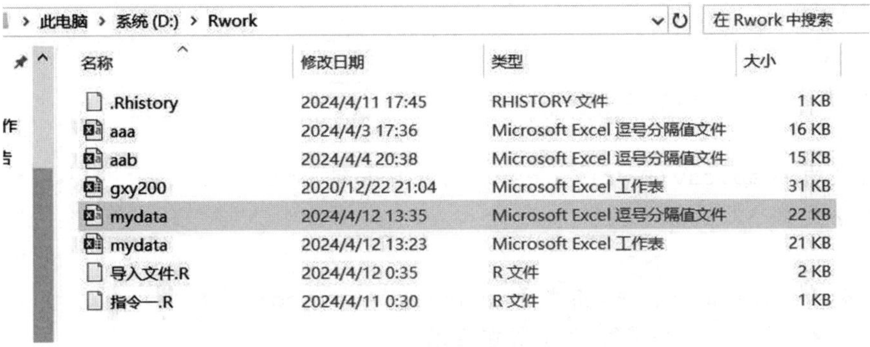
此电脑 › 系统 (D:) › Rwork
在 Rwork 中搜索
名称
修改日期
类型
大小
.Rhistory
2024/4/11 17:45
RHISTORY 文件
1 KB
aaa
2024/4/3 17:36
Microsoft Excel 逗号分隔值文件
16 KB
aab
2024/4/4 20:38
Microsoft Excel 逗号分隔值文件
15 KB
gxy200
2020/12/22 21:04
Microsoft Excel 工作表
31 KB
mydata
2024/4/12 13:35
Microsoft Excel 逗号分隔值文件
22 KB
mydata
2024/4/12 13:23
Microsoft Excel 工作表
21 KB
导入文件.R
2024/4/12 0:35
R 文件
2 KB
指令一.R
2024/4/11 0:30
R 文件
1 KB

图 6-25　导出 R 语言文件位置

5. 编辑第一个 R 文件 R_gxy. R

单击 File\New File\R script，建立一个新的 R 程序编辑窗口。

单击 File\Save as…\R_gxy. R

```
# 手工输入代码，是掌握 R 语言编程的秘诀。
# 积累的指令越多，练习的次数越多，上手越快。
# 第六章第一节   认识 R 语言========================
# 注意 R 语言是大小写敏感的，无论是指令还是变量。View()需要大写 V。

#  1.1 操作入门
# 按 ctrl+shift+c   可以给该行增加(删除)注释符号#
```

```
# 按 alt+"-"  可以快捷输入"<-"
# 行末或行首的"+"表示换字符,一条完整的指令写成几行。
# 把光标放在任意一行,按 ctrl+enter,可以执行当前行
# 选中一段,按 ctrl+enter,就执行一段
# 选中一个字符,按 ctrl+enter,就执行一个字符,这一点和 stata 不同

#  1.2 环境清理
#  ctrl+ shift+F10 可以快速清空当前内存中驻留的数据
# 相当于下面的语句
search() # 显示已载入的软件包名称,默认有 packages 10 个
rm(list = ls()) # 全部清空环境中的数据,类似 ctrl+shift+F10
gc() # 收回内存空间,对内存较小的电脑尤其重要
search() # 默认基础 packages 10 个

#  1.3 安装第一个程序包,也称 R 包,packages
# 安装 R 包,需要链接网络,否则无法安装
if(! require("readr")) install.packages("readr",update =F,ask=F)
# 如果有必要,请安装 R 包 readr,用来读取外部数据

# 载入需要的 R 包 readr
library(readr)
search() # 有了 packages 11 个

# 下面用到的 read.csv() write.csv()均来自 R 包 readr
# 注意指令是大小写敏感个!!!

# 1.4 设置自己的主工作目录(相当于 stata 中的 pwd cd()等指令)
# 如果不设置,就是默认的是主程序所在目录
getwd() # 最常用的可以设置到 Tools\Global Options\Default working directory
setwd("C:\Users\episo\Desktop\当前工作 2\20250118 书稿最后一次校准\卓朗的
教学用的数据") # 失败
setwd("C:/Users/episo/Desktop/当前工作 2/20250118 书稿最后一次校准/卓朗的
教学用的数据") # 成功
getwd()  # 要点:不能用 windows 默认的路径,要把斜杠反过来

#  1.5 读取自己数据,把 Excel_gxy200.xls 另存为 R_gxy200.csv
read.csv("R_gxy200.csv") # 直接读取到了 Console 框,并没进入 Environment
框,没有进入内存
mydata <- read.csv("R_gxy200.csv") # 读入内存,并命名为 mydata
head(mydata) # 显示前 6 行
```

```
View(mydata) # 打开数据浏览框,View首字母大写,×关闭之
write.csv(mydata,"mydata.csv") # 保存内存中的 mydata 到工作目录下 mydata.
csv,直接覆盖不提醒
rm(mydata) # 关闭数据库,直接关闭,不提醒保存,慎重!!!
mydata <-  read.csv("mydata.csv") # 重新读入内存,并命名为 mydata
# 当该行的末尾有超过四个"==== "符号,该行行首就有了向下的▼,折叠符。
# 单击该折叠符▼,可以折叠两个折叠符之间的行,这可以让我们的程序变得清晰
# ====
```

第二节　计量资料的统计分析

一、描述性统计分析

以身高(a0601)、性别(a0201)为例,介绍如何对身高变量进行描述以及结果的解读。

1. 打开文件

输入以下命令,打开上一章节导出的 R 语言文件"mydata. csv"。

```
mydata<-read.csv("mydata.csv")
View(mydata)
```

2. 描述分析

方法一:使用 aggregate( )函数分组获取描述性统计量。

(1) 使用 aggregate( )函数按性别分组描述身高的均数。

输入"aggregate(mydata$a0601,by=list(gender=mydata$a0201),mean)",得到反映不同性别身高的均数,见图 6-26。

	gender	x
1	1	167.4600
2	2	156.9695

图 6-26　aggregate( )函数输出结果(均值)

(2) 使用 aggregate( )函数按性别分组描述身高的标准差。

输入"aggregate(mydata$a0601,by=list(gender=mydata$a0201),sd)",得到表反映不同性别身高的标准差,见图 6-27。

	gender	x
1	1	5.019481
2	2	5.523832

图 6-27　aggregate( )函数输出结果(标准差)

除了 mean、sd,还可以插入 var、max、min、max、median、length、range、quantile、fivenum。值得注意的是,参数 fivenum 可以返回数据集五数概括,即最小值、下四分位数、

中位数、上四分位数和最大值。

方法二：使用 describeBy( )函数分组获取描述性统计量。

（1）加载 psych 包，使用 describe( )函数按性别分组描述身高。

输入“library(psych);describeBy(mydata$a0601,group=mydata$a0201)”。

如果没有 psych 包，可以输入“install.packages("psych")”安装。

（2）得到结果见图 6-28。以第一组为例，描述了身高的变量数是 1，样本数 95，均数 167.46，标准差 5.02，中位数 168，切尾均值 167.72，中位数绝对偏差 4.45，最小值 155，最大值 177.3，极差 22.3，偏度－0.57，峰度－0.07，标准误 0.51。

```
 Descriptive statistics by group
group: 1
   vars  n   mean   sd median trimmed  mad min   max range  skew kurtosis   se
X1    1 95 167.46 5.02    168  167.72 4.45 155 177.3  22.3 -0.57    -0.07 0.51
------------------------------------------------------------------
group: 2
   vars   n   mean   sd median trimmed  mad min max range  skew kurtosis   se
X1    1 105 156.97 5.52    156  156.95 5.93 143 170    27 -0.04    -0.24 0.54
```

图 6-28　describeBy( )函数输出结果

3. 正态性检验：检验身高数据的正态性

输入“shapiro.test(mydata$a0601)”。

结果见图 6-29，$P=0.002144$，$P<0.05$，非正态分布。

```
        Shapiro-Wilk normality test

data:  mydata$a0601
W = 0.97681, p-value = 0.002144
```

图 6-29　shapiro.test( )函数输出结果

4. 方差齐性检验：检验不同性别组身高数据的方差齐性

输入“bartlett.test(mydata$a0601~mydata$a0201,data=mydata)”。

结果见图 6-30，$P>0.05$，可认为方差齐。

```
        Bartlett test of homogeneity of variances

data:  mydata$a0601 by mydata$a0201
Bartlett's K-squared = 0.89641, df = 1, p-value =
0.3437
```

图 6-30　bartlett.test( )函数输出结果

5. 直方图和茎叶图

（1）直方图：对不同性别组的身高数据作直方图，以性别组(a0201)为 1 的数据为第一组，首先提取数据，再作图。

输入以下命令，结果见图 6-31。

```
firstgroup_height<-mydata$a0601[mydata$a0201== 1]
hist(firstgroup_height)
```

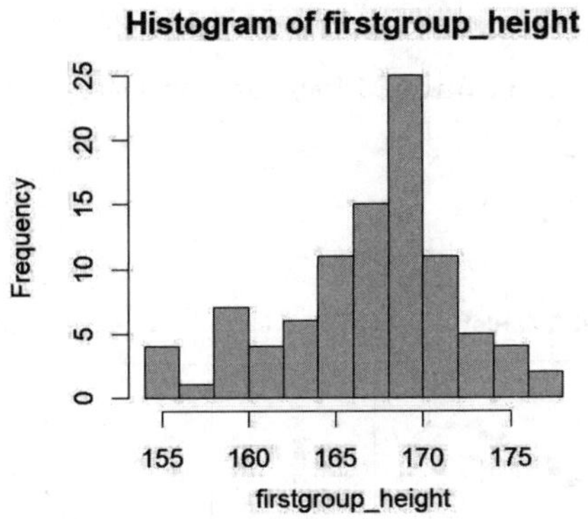

图 6-31　直方图

(2) 茎叶图:同上提取数据,再作图。

输入以下命令,结果见图 6-32。

```
firstgroup_height<-mydata$a0601[mydata$a0201== 1]
stem(firstgroup_height)
```

```
The decimal point is at the |

154 | 000
156 | 00
158 |
160 | 0000000600
162 | 0500
164 | 000500000000
166 | 00000002
168 | 00000000000000
170 | 0000000000000000000001005
172 | 00000000000
174 | 000
176 | 0003
```

图 6-32　茎叶图

可以通过函数 scale( )设置长度,width( )设置宽度。

6. 箱式图和 QQ 图

(1) 箱式图。输入“boxplot(mydata$a0601~mydata$a0201)”,结果见图 6-33。

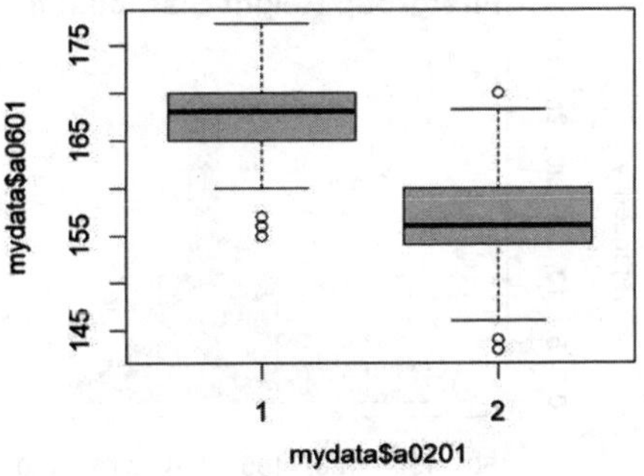

图 6-33　箱式图

(2) QQ 图。输入以下命令。

```
firstgroup_height<-mydata$a0601[mydata$a0201== 1]
qqnorm(firstgroup_height)
qqline(firstgroup_height)
```

结果见图 6-34。

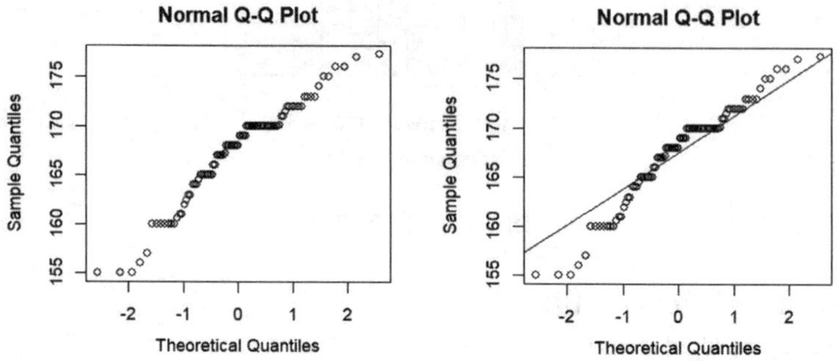

图 6-34 QQ 图

7. 复杂设置的直方图

以图 6-31 直方图为例介绍图形设置方法，输入以下命令，改变 breaks 参数可以调整组数。

```
hist(firstgroup_height,
breaks=12,
col="skyblue",
xlab="Height",
ylab="Frequency",
main="Firstgroup Height Distribution",
xlim=c(150,180),
ylim=c(0,30))
```

结果见图 6-35。breaks 指定组数，col 修改颜色，xlab 设置 x 轴为 Height，ylab 设置 y 轴为 Frequency，main 设置主标题为 Firstgroup Height Distribution，xlims 设置 x 轴刻度线范围，ylim 设置 y 轴刻度线范围。

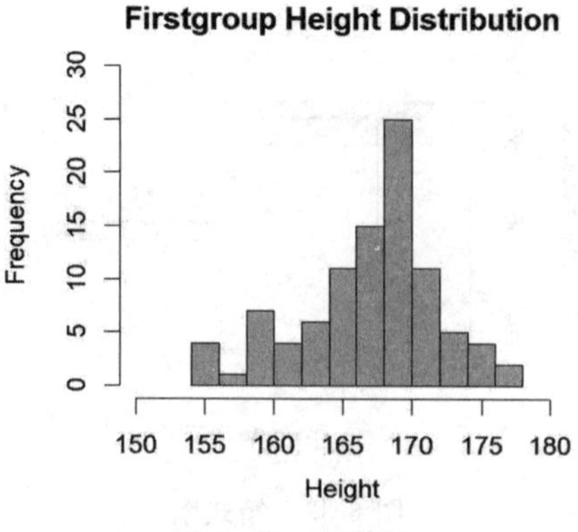

图 6-35 直方图

二、统计推断

1. 两独立样本 t 检验

用测量的 200 个样本推断总体的情况。非高血压平均心率 71.12 次/分，高血压病人平均心率 72.74 次/分。（脉搏：a0803；是否高血压：gxy）

操作步骤如下。

（1）打开 R 语言文件“mydata. csv”。

（2）描述性分析。输入以下命令，结果见图 6-36。

```
library(psych)
describeBy(mydata$a0803,group=mydata$a0201)
```

```
 Descriptive statistics by group
group: 1
   vars  n  mean   sd median trimmed  mad min max range skew kurtosis   se
X1    1 95 71.51 6.01     71   71.21 4.45  60  96    36 0.97     2.45 0.62
---------------------------------------------------------------------------
group: 2
   vars   n mean  sd median trimmed  mad min max range skew kurtosis   se
X1    1 105 71.7 6.5     71   71.41 5.93  59  96    37 0.59     0.66 0.63
```

图 6-36　describeBy( )函数输出结果

（3）方差齐性和正态性检验。输入以下命令，结果见图 6-37。

```
bartlett.test(mydata$a0803~ mydata$gxy,data=mydata)
shapiro.test(mydata$a0803)
```

$P<0.05$，方差不齐。非正态。

```
        Bartlett test of homogeneity of variances

data:  mydata$a0803 by mydata$gxy
Bartlett's K-squared = 5.9113, df = 1, p-value = 0.01504
-----------------------------------------------------------

        Shapiro-Wilk normality test

data:  mydata$a0803
W = 0.96406, p-value = 5.584e-05
```

图 6-37　方差齐性和正态性检验

（4）t 检验。

① t 检验（方差齐性）。如果本例符合方差齐性和正态性，可以输入以下命令。

```
t.test(mydata$a0803~ mydata$gxy,var.equal=T)
```

结果见图 6-38。

② t 检验（方差不齐）。由于本例不符合方差齐性，输入以下命令。

```
t.test(mydata$a0803~ mydata$gxy,var.equal=F)
```

结果见图 6-39。$P>0.05$，不能说明两者存在差异。

```
        Two Sample t-test

data:  mydata$a0803 by mydata$gxy
t = -1.6959, df = 198, p-value = 0.09147
alternative hypothesis: true difference in means between
group 0 and group 1 is not equal to 0
95 percent confidence interval:
 -3.509343  0.264149
sample estimates:
mean in group 0 mean in group 1
       71.11511        72.73770
```

图 6-38　t. test( )函数输出结果

```
        Welch Two Sample t-test

data:  mydata$a0803 by mydata$gxy
t = -1.535, df = 92.72, p-value = 0.1282
alternative hypothesis: true difference in means between
group 0 and group 1 is not equal to 0
95 percent confidence interval:
 -3.7217379  0.4765439
sample estimates:
mean in group 0 mean in group 1
       71.11511        72.73770
```

图 6-39　t. test( )函数输出结果

2. 单样本 t 检验

正常人心率为 72 次/分，本地人群的平均心率为 71.61 次/分，是否可以推断本地人群心率就低于正常人呢？(脉搏：a0803)

t 检验：输入“t.test(mydata$a0803,mu=72)”，结果见图 6-40。$P>0.05$，说明本地人群心率与正常人心率无差异。

```
        One Sample t-test

data:  mydata$a0803
t = -0.88122, df = 199, p-value = 0.3793
alternative hypothesis: true mean is not equal to 72
95 percent confidence interval:
 70.73727 72.48273
sample estimates:
mean of x
    71.61
```

图 6-40　t. test( )函数输出结果

3. 配对样本 t 检验

由于本示例中没有配对的资料，为模拟 R 语言中配对样本 t 检验的操作将收缩压改为收缩压 1，舒张压改为收缩压 2，假设两者是服用降压药前后的效果比较。(收缩压 1：a0801；收缩压 2：a0802)

(1) 描述性分析。

输入以下命令：

```
summary(mydata$a0801)
summary(mydata$a0802)
```

结果见图 6-41，可以得到最小值、下四分位数、中位数、均值、上四分位数、最大值。

```
> summary(mydata$a0801);summary(mydata$a0802)
   Min. 1st Qu.  Median    Mean 3rd Qu.    Max. 
   80.0   120.0   127.7   129.3   138.4   190.0 
   Min. 1st Qu.  Median    Mean 3rd Qu.    Max. 
  43.33   74.00   80.00   79.88   85.00  119.33 
```

图 6-41　summary( )函数输出结果

(2) 相关系数。输入“cor.test (mydata$a0801,mydata$a0802)”,结果见图 6-42,两者存在相关性 $P<0.05$,相关系数 0.671,相关程度中等。

```
        Pearson's product-moment correlation

data:  mydata$a0801 and mydata$a0802
t = 12.743, df = 198, p-value < 2.2e-16
alternative hypothesis: true correlation is not equal to 0
95 percent confidence interval:
 0.5872011 0.7409880
sample estimates:
      cor 
0.6712557 
```

图 6-42　cor. test( )函数输出结果

(3) t 检验。输入“t.test (mydata$a0801,mydata$a0802,var.equal=T,paired= T)”,结果见图 6-43,$P<0.05$,说明服药前后血压值有差异,可以进一步推断该药物有效。

```
> t.test(mydata$a0801,mydata$a0802,var.equal=T,paired=T)

        Paired t-test

data:  mydata$a0801 and mydata$a0802
t = 57.311, df = 199, p-value < 2.2e-16
alternative hypothesis: true mean difference is not equal to 0
95 percent confidence interval:
 47.69865 51.09802
sample estimates:
mean difference 
       49.39833 
```

图 6-43　t. test( )函数输出结果

(4) 再次重申,这里的数据只是为了介绍方法操作而临时调整了原来的数据。现在把数据标签恢复:把变量 a0801 的标签由“收缩压 1”改为“收缩压”,把变量 a0802 的标签由“收缩压 2”改为“舒张压”。

(5) 思考题。

```
# 配对样本 t 检验的本质是差值和 0 相比较的单样本 t 检验
# 这也是为什么配对样本不需要检验方差齐性
# 计算产生新变量求两列的差值,存入新的列 delta
mydata$delta<-mydata$a0801-mydata$a0802
# 但正态性检验还是需要的
shapiro.test(mydata$delta) # 视为用药后
t.test(mydata$delta,mu= 0) # 结果和前面的完全相同
# 别忘了保存数据
write.csv(mydata,"mydata.csv")
```

4. 单因素方差分析

根据肥胖指数把人群分为正常、超重、肥胖。探索肥胖指数与收缩压之间的关系。(肥胖等级:BMI2;收缩压:a0801)

(1) 打开 R 语言文件“mydata. csv”。

(2) 描述性分析:输入以下命令。

```
library(psych)
describeBy(mydata$a0801,group=mydata$bmi2)
```

结果见图 6-44,得到各组变量数、样本数、均数、标准差、中位数、切尾均值、中位数绝对偏差、最小值、最大值、极差、偏度、峰度、标准误。

```
 Descriptive statistics by group
group: 0
   vars   n   mean   sd median trimmed   mad min    max range skew kurtosis   se
X1    1 127 129.36 16.7    127  128.33 14.33  90 181.33 91.33 0.71      0.9 1.48
-------------------------------------------------------------------
group: 1
   vars  n   mean    sd median trimmed   mad min max range skew kurtosis  se
X1    1 63 129.25 16.65 128.33  128.24 12.35  80 190   110  0.8     3.12 2.1
-------------------------------------------------------------------
group: 2
   vars  n  mean   sd median trimmed   mad min    max range skew kurtosis   se
X1    1 10 128.3 9.88    129  127.58 11.86 115 147.33 32.33 0.52    -0.93 3.12
```

图 6-44 describeBy( )函数输出结果

(3) 方差齐性检验。输入以下命令。

```
bartlett.test(mydata$a0801~ mydata$bmi2,data=mydata)
```

结果见图 6-45,$P>0.05$,方差齐。

```
        Bartlett test of homogeneity of variances

data:  mydata$a0801 by mydata$bmi2
Bartlett's K-squared = 3.4258, df = 2, p-value = 0.1803
```

图 6-45 bartlett. test( )函数输出结果

(4) 方差分析结果。输入以下命令。

```
aov.result<-aov(mydata$a0801~ mydata$bmi2)
summary(aov.result)
```

结果见图 6-46,自由度、平方和、均方、统计量 F 值以及显著水准,$P>0.05$,表示组间尚未发现差异。

```
             Df Sum Sq Mean Sq F value Pr(>F)
mydata$bmi2   1      7    6.53   0.024  0.876
Residuals   198  53208  268.73
```

图 6-46 方差分析结果

(5) 置信区间。

① 连续变量的置信区间。

输入以下命令。

```
confidence_interval<-t.test(mydata$ a0801)$ conf.int
print(confidence_interval)
```

结果见图 6-47。

```
> print(confidence_interval)
[1] 126.9948 131.5552
attr(,"conf.level")
[1] 0.95
```

图 6-47 连续变量置信区间结果

如果要计算 99%置信区间，可以设置 conf. level 参数为 0.99。

如果数据不服从正态分布，t 检验的结果可能不可靠。如果使用非参数方法来计算置信区间，比如使用 Wilcoxon 秩和检验，不要求数据满足正态分布的假设，并且对于小样本或偏斜数据通常更为稳健。

② 分类变量的置信区间。

输入以下命令。

```
group_proportions <- prop.table(table(mydata$ bmi2))
for (i in seq_along(group_proportions)) {
prop <- group_proportions[i]
std_err <-  sqrt(prop *  (1-prop) / length(mydata$ bmi2))
conf_interval <- prop + c(-1, 1) * qnorm(0.975) * std_err
cat("Group", i, "proportion:", prop, "\n")
cat("Group", i, "confidence interval:", conf_interval, "\n\n")}
```

结果见图 6-48。

```
Group 1 proportion: 0.635
Group 1 confidence interval: 0.5682784 0.7017216

Group 2 proportion: 0.315
Group 2 confidence interval: 0.2506226 0.3793774

Group 3 proportion: 0.05
Group 3 confidence interval: 0.01979493 0.08020507
```

图 6-48 分类变量置信区间结果

第三节 分类资料的统计分析

一、描述性统计分析

把所有样本的年龄离散成年龄组，各组年龄构成如何？（年龄：age2）

操作步骤如下。

(1) 打开 R 语言文件“mydata. csv”。

(2) 缺失值统计。

输入命令如下：

```
library(VIM)
```

aggr(mydata$age2)

将缺失值可视化，得到结果见图 6-49，没有缺失值。aggr(mydata)可对所有变量描述缺失。

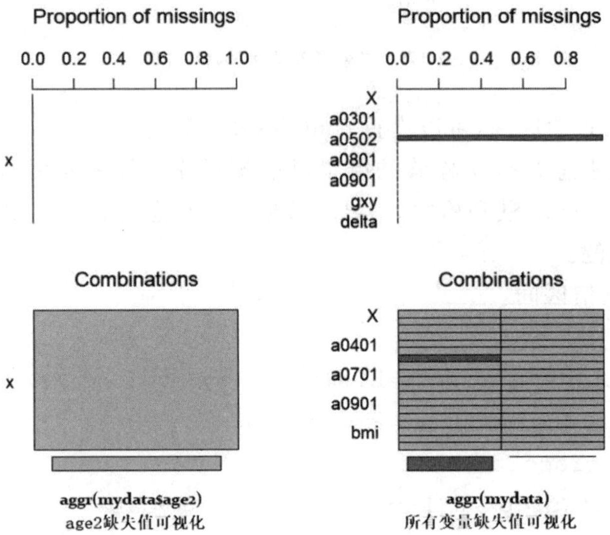

图 6-49　aggr( )函数输出结果

或者利用 summary( )函数，输入“summary(mydata$age2)”，结果见图 6-50，没有出现 NA’s，说明没有缺失值。

```
   Min. 1st Qu.  Median    Mean 3rd Qu.    Max.
  40.00   45.00   50.00   55.05   60.00   90.00
```

图 6-50　summary( )函数输出结果

(3) 频数表。如果想到得到一个简单的频数表，输入“table(mydata$age2)”，得到结果见图 6-51。

```
40 45 50 55 60 65 70 75 80 85 90
26 30 46 30 23 15  8  7 11  2  2
```

图 6-51　table( )函数输出结果

想要进一步得到百分比，可以输入以下命令。

mytable<-table(mydata$age2)

prop.table(mytable)*100

得到结果见图 6-52。

```
  40   45   50   55   60   65   70   75   80   85   90
13.0 15.0 23.0 15.0 11.5  7.5  4.0  3.5  5.5  1.0  1.0
```

图 6-52　prop.table( )函数输出结果

(4) 饼图和百分比饼图。

① 饼图。输入“pie(table(mydata$age2))”，结果见图 6-53。

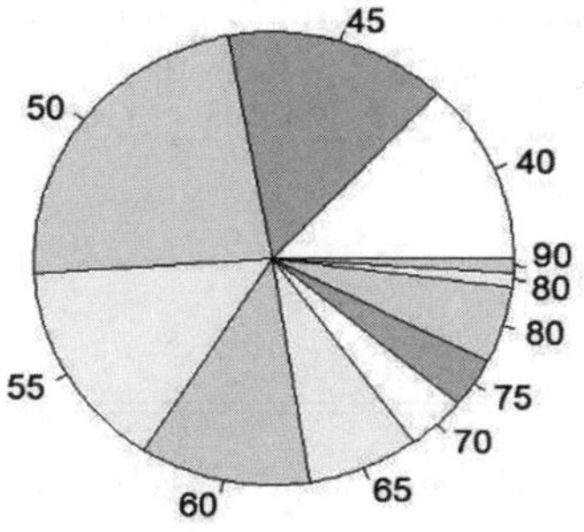

图 6-53　饼图

② 为饼图添加百分比。

输入以下命令。

```
group_counts<-table(mydata$age2)
group_percentages<-prop.table(group_counts)* 100
pie(group_percentages,
labels=paste(names(group_percentages),
": ",
round(group_percentages, 2), "% "))
```

得到结果见图 6-54。

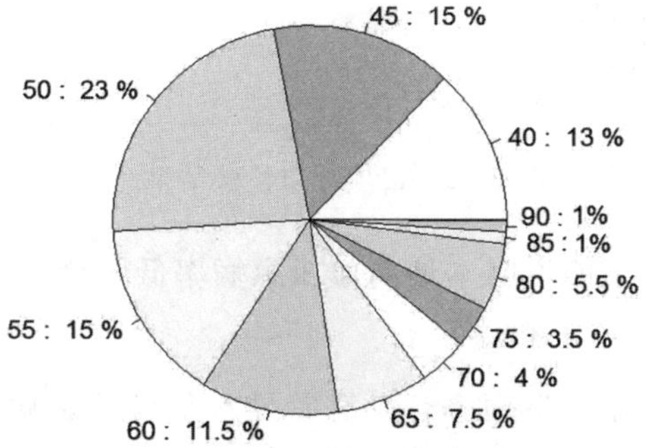

图 6-54　百分比饼图

二、统计推断

1. 样本率与总体率的比较

经过文献检索得知，目前全国 40 岁以上人群的高血压患病率为 35%。而本地人群高血压患病率为 30.5%。本地高血压患病率是不是低于全国平均水平？解决这个问题就要采用样本率与总体率的比较。(是否高血压:gxy)

操作步骤如下。

(1) 打开 R 语言文件“mydata. csv”。

(2) 描述性分析。输入“summary(mydata$gxy)”，结果见图 6-55，无缺失。

```
> summary(mydata$gxy) #统计描述看均值，可以当发病率用
   Min. 1st Qu.  Median    Mean 3rd Qu.    Max.
  0.000   0.000   0.000   0.305   1.000   1.000
> table(mydata$gxy)  #计数
  0   1
139  61
> prop.table(table(mydata$gxy))*100  #构成比
   0    1
69.5 30.5
```

图 6-55　summary( )函数输出结果

(3) table(mydata$gxy)

prop.table(table(mydata$gxy))* 100

可报告频数和构成比。

(4) 二项分布检验结果。输入以下命令。

total_people<-length(mydata$gxy)

gxy_count<-sum(mydata$gxy==1)

binom.test(gxy_count,total_people,p=0.35,alternative="less")

结果见图 6-56。

```
        Exact binomial test

data:  gxy_count and total_people
number of successes = 61, number of trials = 200, p-value = 0.1029
alternative hypothesis: true probability of success is less than 0.35
95 percent confidence interval:
 0.0000000 0.3629924
sample estimates:
probability of success
                 0.305
```

图 6-56　二项分布检验结果

P=0.1029,大于 0.05,不能说明本地高血压患病率低于全国的平均水平,证据不足。

2. 四格表与行×列表的卡方检验

请问本地男性和女性高血压患病率有没有差异？是男性患病率高还是女性患病率高？解决这个问题需要用行×列表的卡方检验。(性别:a0201;是否高血压:gxy)

操作步骤如下。

(1) 打开 R 语言文件"mydata.csv"。

(2) 缺失值报告。输入"summary(mydata$a0201)",结果见图 6-57,没有出现 NA's,没有缺失值。

```
   Min. 1st Qu.  Median    Mean 3rd Qu.    Max.
  1.000   1.000   2.000   1.525   2.000   2.000
```

图 6-57　summary( )函数输出结果

(3) 性别 * 是否高血压行列交叉表。输入"table(mydata$a0201,mydata$gxy)",得到行列交叉表,见图 6-58。

```
   0  1
1 69 26
2 70 35
```

图 6-58　table( )函数输出结果

添加百分比,输入以下命令。

```
mytable2<-table(mydata$a0201,mydata$gxy)
mytable2<-addmargins(mytable2)
print(mytable2)
prop.table2<-prop.table(as.matrix(mytable2[,c("0","1")]),margin=1)* 100
prop.table2<-round(prop.table2,digits=2)
print(prop.table2)
```

结果见图 6-59,男性高血压患病率为 27.37%,女性高血压患病率为 33.33%。

```
        0     1
1   72.63 27.37
2   66.67 33.33
Sum 69.50 30.50
```

图 6-59　添加百分比输出结果

(4) 卡方检验。输入以下命令。

```
Table<-table(mydata$a0201,mydata$gxy)
chisq.test(Table,correct=FALSE)
```

分析结果见图 6-60,$P>0.05$,未发现男女高血压患病率的差异。

```
        Pearson's Chi-squared test

data:  Table
X-squared = 0.83716, df = 1, p-value = 0.3602
```

图 6-60　卡方检验输出结果

(5) 百分比条图和簇状条图。

① 百分比条图。输入以下命令。

```
library(ggplot2)
library(dplyr)
hypertension_rate<-mydata %>%
group_by(a0201,gxy) %>%
summarise(count=n( )) %>%
mutate(percent=count/sum(count)* 100)
hypertension_rate$a0201<-factor(hypertension_rate$a0201)
hypertension_rate$gxy<-factor(hypertension_rate$gxy)
ggplot(hypertension_rate,aes(x=a0201,y=percent,fill=gxy))+
geom_bar(position="fill",stat="identity") +
scale_y_continuous(labels=scales::percent)+
theme_minimal( )
```

得到百分比条图,见图 6-61。

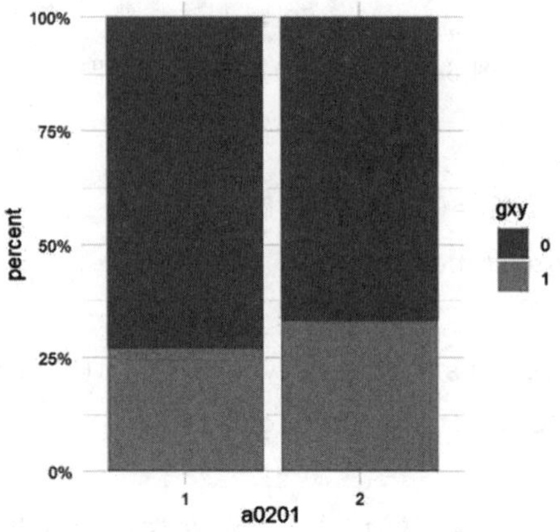

图 6-61　百分比条图

② 簇状条图。输入以下命令。

```
library(ggplot2)
library(dplyr)
hypertension_rate2<-mydata %>%
group_by(a0201,gxy) %>%
summarise(count=n( )) %>%
mutate(rate=count/sum(count)*100)
hypertension_rate2$a0201<-as.factor(hypertension_rate2$a0201)
hypertension_rate2$gxy<-as.factor(hypertension_rate2$gxy)
ggplot(hypertension_rate2,aes(x=a0201,y=rate,+
fill=gxy,label=sprintf("%.2f%%", rate)))+
geom_bar(stat="identity",position="dodge")+
geom_text(position=position_dodge(width=0.9),vjust=-0.5)+
theme_minimal( )
```

得到簇状条图,见图 6-62。

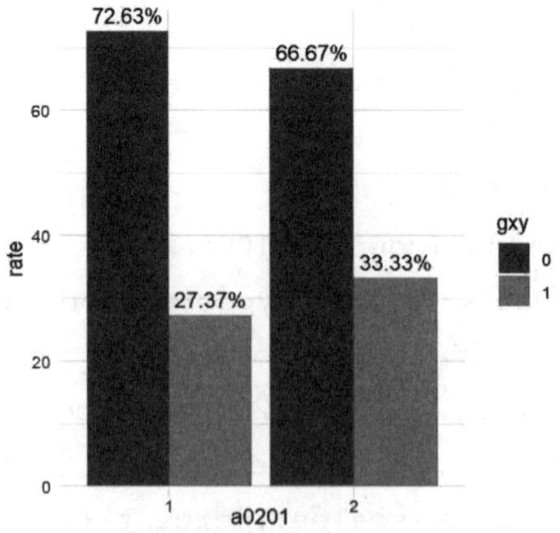

图 6-62　簇状条图

第四节　非参数检验

重新探索高血压患者的心率是否高于非高血压者，由于是否高血压不能同时满足近似正态性和方差齐性，须使用“两独立样本的非参数检验”来解决。(脉搏：a0803；是否高血压：gxy)

一、两独立样本的非参数检验

操作步骤如下。

(1) 打开 R 语言文件“mydata. csv”。

(2) 非参数检验。输入以下命令。

```
wilcox.test(mydata$a0803~mydata$gxy,data=mydata,exact=FALSE,+
alternative="two.sided")
```

结果见图 6-63，$P>0.05$，还不能认为两组之间的脉搏有差别。

```
        Wilcoxon rank sum test with continuity correction

data:  mydata$a0803 by mydata$gxy
W = 3815, p-value = 0.2596
alternative hypothesis: true location shift is not equal to 0
```

图 6-63　wilcox. test( )函数输出结果

二、多独立样本的非参数检验

对多组样本间均数的比较应该如何解决？如不同肥胖等级的收缩压是否有差异？(收缩压：a0801；肥胖等级：bmi2)

操作步骤如下。

(1) 打开 R 语言文件“mydata. csv”。

(2) 非参数检验。输入以下命令。

```
kruskal.test(mydata$a0801~mydata$bmi2,data=mydata)
```

结果见图 6-64，$P>0.05$，还不能认为不同肥胖等级的收缩压有差别。

```
        Kruskal-Wallis rank sum test

data:  mydata$a0801 by mydata$bmi2
Kruskal-Wallis chi-squared = 0.080248, df = 2, p-value = 0.9607
```

图 6-64　kruskal. test( )函数输出结果

三、配对样本的非参数检验

当配对样本不满足近似正态性和方差齐性时，须使用配对样本的非参数检验。为了达到操作目的，仍将舒张压改为收缩压 2。(收缩压 1：a0801；收缩压 2：a0802)

操作步骤如下。

(1) 打开 R 语言文件“mydata. csv”。

(2) 非参数检验。输入以下命令。

```
wilcox.test(mydata$a0801,mydata$a0802,paired=TRUE)
```

结果见图 6-65,$P<0.01$,说明收缩压 2 低于收缩压 1,可以推断降压药有效。

```
        Wilcoxon signed rank test with continuity correction

data:  mydata$a0801 and mydata$a0802
V = 20100, p-value < 2.2e-16
alternative hypothesis: true location shift is not equal to 0
```

图 6-65　wilcox.test( )函数输出结果

第五节　相关与回归分析

一、线性相关分析

收缩压和舒张压有无相关关系？二者的相关关系多强？(收缩压:a0801;舒张压:a0802)

操作步骤如下。

(1) 打开 R 语言文件“mydata.csv”。

(2) Pearson 相关分析。输入以下命令。

```
cor.test(mydata$a0801,mydata$a0802)
```

结果见图 6-66,提供了 Pearson 相关系数,$r=0.6712557$,$P<0.01$,存在中等相关性。

```
        Pearson's product-moment correlation

data:  mydata$a0801 and mydata$a0802
t = 12.743, df = 198, p-value < 2.2e-16
alternative hypothesis: true correlation is not equal to 0
95 percent confidence interval:
 0.5872011 0.7409880
sample estimates:
      cor
0.6712557
```

图 6-66　Pearson 相关分析输出结果

(3) Spearman 相关分析。输入以下命令。

```
cor.test(mydata$ a0801,mydata$ a0802,method='spearman')
```

结果见图 6-67,提供了 Spearman 相关系数,$r=0.5992203$,$P<0.01$,相关性显著。

二、直线回归分析

当舒张压为 80 mmHg 时,收缩压应该为多少？(收缩压:a0801;舒张压:a0802)

操作步骤如下。

(1) 打开 R 语言文件“mydata.csv”。

```
        Spearman's rank correlation rho

data:  mydata$a0801 and mydata$a0802
S = 534360, p-value < 2.2e-16
alternative hypothesis: true rho is not equal to 0
sample estimates:
      rho
0.5992203
```

图 6-67　Spearman 相关分析输出结果

(2) 线性回归分析。输入以下命令。

```
Result<-lm(mydata$a0801~mydata$a0802,data=mydata)
summary(Result)
```

结果见图 6-68,收缩压=38.762+1.133×舒张压,当舒张压为 80 mmHg 时,收缩压为 129.402 mmHg。

```
Call:
lm(formula = mydata$a0801 ~ mydata$a0802, data = mydata)

Residuals:
    Min      1Q  Median      3Q     Max
-29.681  -9.380  -0.880   7.823  37.922

Coefficients:
             Estimate Std. Error t value Pr(>|t|)
(Intercept)  38.76173    7.15479   5.418 1.74e-07 ***
mydata$a0802  1.13316    0.08892  12.743  < 2e-16 ***
---
Signif. codes:  0 '***' 0.001 '**' 0.01 '*' 0.05 '.' 0.1 ' ' 1

Residual standard error: 12.15 on 198 degrees of freedom
Multiple R-squared:  0.4506,    Adjusted R-squared:  0.4478
F-statistic: 162.4 on 1 and 198 DF,  p-value: < 2.2e-16
```

图 6-68　线性回归分析输出结果

三、多元线性回归

收缩压不仅受舒张压的影响,也受到肥胖程度、年龄等因素的影响。(收缩压:a0801;舒张压:a0802;年龄:age;肥胖指数:bmi)

操作步骤如下。

(1) 打开 R 语言文件“mydata. csv”。

(2) 线性回归分析。输入以下命令。

```
Results<-lm(a0801~ a0802+age+bmi,data=mydata)
summary(Results)
```

结果见图 6-69,最末行 $P<0.01$,模型显著,Estimate 列为各变量系数,Pr(>|t|)列为各变量系数 P 值。

四、Logistic 回归

如何根据某个体的性别、文化程度、年龄、肥胖等级、心率来预测该个体是否高血压呢?(脉搏:a0803;文化程度:a0401;年龄:age;肥胖指数:bmi2;性别:a0201;是否高血压:gxy)

```
Call:
lm(formula = a0801 ~ a0802 + age + bmi, data = mydata)

Residuals:
    Min      1Q  Median      3Q     Max 
-23.878  -7.975  -1.302   6.416  31.681 

Coefficients:
            Estimate Std. Error t value Pr(>|t|)    
(Intercept) 23.46490   10.17540   2.306   0.0222 *  
a0802        0.98435    0.08392  11.729  < 2e-16 ***
age          0.46315    0.06907   6.706 2.09e-10 ***
bmi          0.02168    0.32779   0.066   0.9473    
---
Signif. codes:  0 '***' 0.001 '**' 0.01 '*' 0.05 '.' 0.1 ' ' 1

Residual standard error: 10.98 on 196 degrees of freedom
Multiple R-squared:  0.5557,	Adjusted R-squared:  0.5489 
F-statistic: 81.72 on 3 and 196 DF,  p-value: < 2.2e-16
```

图 6-69　多元线性回归分析输出结果

操作步骤如下。

(1) 打开 R 语言文件“mydata. csv”。

(2) 模型拟合前情况。输入以下命令。

```
Model1<-glm(gxy~ 1,data=mydata,family=binomial)
summary(Model1)
```

gxy～1 表示模型只包含一个截距项,是不包含任何自变量的空模型,结果见图 6-70。

```
Call:
glm(formula = gxy ~ 1, family = binomial, data = mydata)

Coefficients:
            Estimate Std. Error z value Pr(>|z|)    
(Intercept)  -0.8236     0.1536  -5.363  8.2e-08 ***
---
Signif. codes:  0 '***' 0.001 '**' 0.01 '*' 0.05 '.' 0.1 ' ' 1

(Dispersion parameter for binomial family taken to be 1)

    Null deviance: 246.02  on 199  degrees of freedom
Residual deviance: 246.02  on 199  degrees of freedom
AIC: 248.02

Number of Fisher Scoring iterations: 4
```

图 6-70　逻辑回归模型输出结果

空模型有意表示值得进一步探索影响因素。

(3) 逐步 logistic 回归。输入以下命令。

```
library(My.stepwise)
var<-c("a0803","a0401","age","bmi2","a0201")
Model2<-My.stepwise::My.stepwise.glm(Y="gxy",
                                   variable.list=var,
                                   data=mydata,
                                   sle=0.06,
                                   sls=0.05,
```

```
                    myfamily="binomial")
```

得到最终模型见图 6-71。

```
*** Stepwise Final Model (in.lr.test: sle = 0.06; out.lr.test: sls = 0.05):

Call:
glm(formula = gxy ~ age, family = binomial(logit), data = data)

Coefficients:
            Estimate Std. Error z value Pr(>|z|)
(Intercept) -5.86784    0.94303  -6.222 4.90e-10 ***
age          0.08519    0.01544   5.517 3.44e-08 ***
---
Signif. codes:  0 '***' 0.001 '**' 0.01 '*' 0.05 '.' 0.1 ' ' 1

(Dispersion parameter for binomial family taken to be 1)

    Null deviance: 246.02  on 199  degrees of freedom
Residual deviance: 208.07  on 198  degrees of freedom
AIC: 212.07

Number of Fisher Scoring iterations: 4

--------------- Variance Inflating Factor (VIF) ---------------
Multicollinearity Problem: Variance Inflating Factor (VIF) is bigger than 10
(Continuous Variable) or is bigger than 2.5 (Categorical Variable)
```

图 6-71　Logistic 回归输出结果

图 6-71 显示最终保留在模型中的变量为年龄 age。

五、多分类变量 Logistic 回归

若因变量为多分类怎么做？如何根据某个体的肥胖等级做因变量，探讨性别、文化程度、年龄与肥胖的关系？（性别：a0201；文化程度：a0401；年龄：age；肥胖指数：bmi2）

操作步骤如下。

（1）打开 R 语言文件“mydata.csv”。

（2）模型拟合前情况。输入以下命令。

```
library(nnet)
Model3<-multinom(bmi2~ a0201+a0401+age,data=mydata)
summary(Model3)
```

以肥胖指数正常为对照，性别、文化程度、年龄对肥胖指数超重和肥胖的影响见图 6-72。

```
Call:
multinom(formula = bmi2 ~ a0201 + a0401 + age, data = mydata)

Coefficients:
  (Intercept)      a0201      a0401         age
1    1.172703 -0.2778139 -0.1059083 -0.02183943
2   -5.778086  0.7284527  0.8229859  0.00607527

Std. Errors:
  (Intercept)     a0201     a0401        age
1    1.480256 0.3460779 0.2287406 0.01591479
2    3.161388 0.7308722 0.4405889 0.03401964

Residual Deviance: 313.9406
AIC: 329.9406
```

图 6-72　Logistic 回归输出结果

图 6-72 显示，1 表示以正常为对照，超重的影响因素各自的系数和标准误；2 表示以正

常为对照，肥胖的影响因素各自的系数和标准误。

MASS包可以提供有序多分类指令：

```
if(! require("MASS")) install.packages("MASS",update = F,ask= F)
library(MASS)
Model4<-polr(as.factor(bmi2) ~ a0201+a0401+age, data = mydata, +
Hess= TRUE, method = "logistic")
summary(Model4)
```

输出结果的解释同前。

第六节　基本表格应用

一、用表格处理计数资料

如何查看某个体是否高血压在性别、文化程度、年龄、肥胖等级中的分布？（文化程度：a0401；年龄：age2；肥胖指数：bmi2；性别：a0201；是否高血压：gxy）

操作步骤如下。

（1）打开R语言文件“mydata.csv”。

（2）输入以下命令，处理年龄组。

```
mydata$age9q<-cut(mydata$age2,
    breaks=c(40,45,50,55,60,65,70,75,80,85,90,95),
    right=FALSE)
freq_table<-table(mydata$age9q,mydata$gxy)
freq_table<-addmargins(freq_table)
print(freq_table)
prop_table<-prop.table(as.matrix(freq_table[,c("0","1")]), margin=1)*100
prop_table<-round(prop_table,digits=2)
print(prop_table)
combined_table<-cbind(freq_table,prop_table)
print(combined_table)
```

结果见图6-73。

	0	1	Sum	0	1
[40,45)	23	3	26	88.46	11.54
[45,50)	27	3	30	90.00	10.00
[50,55)	34	12	46	73.91	26.09
[55,60)	25	5	30	83.33	16.67
[60,65)	14	9	23	60.87	39.13
[65,70)	7	8	15	46.67	53.33
[70,75)	2	6	8	25.00	75.00
[75,80)	1	6	7	14.29	85.71
[80,85)	6	5	11	54.55	45.45
[85,90)	0	2	2	0.00	100.00
[90,95)	0	2	2	0.00	100.00
Sum	139	61	200	69.50	30.50

图6-73　不同年龄组高血压患者分布输出结果

(3) 输入以下命令,处理性别。

```
freq_table2<-table(mydata$a0201,mydata$gxy)
freq_table2<-addmargins(freq_table2)
prop_table2<-prop.table(as.matrix(freq_table2[,c("0","1")]),margin=1)*100
prop_table2<-round(prop_table2,digits=2)
combined_table2<-cbind(freq_table2,prop_table2)
print(combined_table2)
```

结果见图 6-74。

	0	1	Sum	0	1
1	69	26	95	72.63	27.37
2	70	35	105	66.67	33.33
Sum	139	61	200	69.50	30.50

图 6-74　不同性别高血压患者分布输出结果

输入以下命令,处理文化程度。

```
freq_table3<-table(mydata$a0401,mydata$gxy)
freq_table3<-addmargins(freq_table3)
prop_table3<-prop.table(as.matrix(freq_table3[,c("0","1")]),margin=1)*100
prop_table3<-round(prop_table3,digits=2)
combined_table3<-cbind(freq_table3,prop_table3)
print(combined_table3)
```

结果见图 6-75。

	0	1	Sum	0	1
1	44	33	77	57.14	42.86
2	51	16	67	76.12	23.88
3	39	12	51	76.47	23.53
4	5	0	5	100.00	0.00
Sum	139	61	200	69.50	30.50

图 6-75　不同文化程度高血压患者分布输出结果

输出以下命令,处理肥胖等级。

```
freq_table4<-table(mydata$bmi2,mydata$gxy)
freq_table4<-addmargins(freq_table4)
prop_table4<-prop.table(as.matrix(freq_table4[,c("0","1")]),margin=1)*100
prop_table4<-round(prop_table4,digits=2)
combined_table4<-cbind(freq_table4,prop_table4)
print(combined_table4)
```

结果见图 6-76。

	0	1	Sum	0	1
0	89	38	127	70.08	29.92
1	46	17	63	73.02	26.98
2	4	6	10	40.00	60.00
Sum	139	61	200	69.50	30.50

图 6-76　不同肥胖等级高血压患者分布输出结果

二、用表格处理计量资料

用表格列出不同性别、文化程度、年龄、肥胖等级人的收缩压、舒张压的均值、标准差、中位数。（性别：a0201；文化程度：a0401；年龄：age2；肥胖指数：bmi2；收缩压：a0801：舒张压：a0802）

操作步骤如下。

（1）打开 R 语言文件“mydata. csv”。

（2）输入以下命令，分性别描述文化程度为文盲时收缩压的统计指标。

```
library(dplyr)
result<-mydata %>%
  filter(a0401==1) %>%
  group_by(a0201) %>%
  summarise(
    mean_a0801=mean(a0801,na.rm=TRUE),
    sd_a0801=sd(a0801,na.rm=TRUE),
    median_a0801=median(a0801,na.rm=TRUE)
  ) %>%
  mutate(
    mean_a0801=sprintf("% .2f",mean_a0801),
    sd_a0801=sprintf("% .2f",sd_a0801),
    median_a0801=sprintf("% .2f",median_a0801)
  )
print(result)
```

得到文化程度为文盲时不同性别人的收缩压的均值、标准差、中位数，见图 6-77。

	a0201	mean_a0801	sd_a0801	median_a0801
	<dbl>	<chr>	<chr>	<chr>
1	1	132.43	14.66	131.17
2	2	134.37	20.70	129.33

图 6-77　文化程度为文盲时不同性别人的收缩压情况输出结果

（3）输入以下命令。

```
library(dplyr)
result2<-mydata %>%
  filter(a0401==1) %>%
  group_by(a0201) %>%
  summarise(
    mean_a0802=mean(a0802,na.rm=TRUE),
    sd_a0802=sd(a0802,na.rm=TRUE),
    median_a0802=median(a0802,na.rm=TRUE)
  ) %>%
```

```
  mutate(
    mean_a0802=sprintf("% .2f",mean_a0802),
    sd_a0802=sprintf("% .2f",sd_a0802),
    median_a0802=sprintf("% .2f",median_a0802)
  )
print(result2)
```

得到文化程度为文盲时不同性别人的舒张压的均值、标准差、中位数，见图 6-78。

	a0201	mean_a0802	sd_a0802	median_a0802
	<dbl>	<chr>	<chr>	<chr>
1	1	81.40	9.44	79.33
2	2	80.68	11.96	80.00

图 6-78　文化程度为文盲时不同性别人的舒张压情况输出结果

(4) 输入以下命令。

```
library(dplyr)
result3<-mydata %>%
  filter(age2==40) %>%
  group_by(a0201) %>%
  summarise(
    mean_a0801=mean(a0801,na.rm=TRUE),
    sd_a0801=sd(a0801,na.rm=TRUE),
    median_a0801=median(a0801,na.rm=TRUE)
  ) %>%
  mutate(
    mean_a0801=sprintf("%.2f",mean_a0801),
    sd_a0801=sprintf("%.2f",sd_a0801),
    median_a0801=sprintf("%.2f",median_a0801)
  )
print(result3)
```

得到年龄为 40 时不同性别人的收缩压的均值、标准差、中位数，见图 6-79。

	a0201	mean_a0801	sd_a0801	median_a0801
	<dbl>	<chr>	<chr>	<chr>
1	1	124.22	12.15	126.67
2	2	114.86	13.16	118.00

图 6-79　年龄为 40 时不同性别人的收缩压情况输出结果

(5) 输入以下命令。

```
library(dplyr)
result4<-mydata %>%
  filter(age2==40) %>%
  group_by(a0201) %>%
```

```
  summarise(
    mean_a0802=mean(a0802,na.rm=TRUE),
    sd_a0802=sd(a0802,na.rm=TRUE),
    median_a0802=median(a0802,na.rm=TRUE)
  ) %>%
  mutate(
    mean_a0802=sprintf("%.2f",mean_a0802),
    sd_a0802=sprintf("%.2f",sd_a0802),
    median_a0802=sprintf("%.2f",median_a0802)
  )
print(result4)
```

得到年龄为 40 岁时不同性别人的舒张压的均值、标准差、中位数，见图 6-80。

	a0201	mean_a0802	sd_a0802	median_a0802
	<dbl>	<chr>	<chr>	<chr>
1	1	78.26	6.05	78.33
2	2	74.96	7.93	74.67

图 6-80　年龄为 40 时不同性别人的舒张压情况输出结果

(6) 输入以下命令。

```
library(dplyr)
result5<-mydata %>%
  filter(bmi2==0) %>%
  group_by(a0201) %>%
  summarise(
    mean_a0801=mean(a0801,na.rm=TRUE),
    sd_a0801=sd(a0801,na.rm=TRUE),
    median_a0801=median(a0801,na.rm=TRUE)
  ) %>%
  mutate(
    mean_a0801=sprintf("%.2f",mean_a0801),
    sd_a0801=sprintf("%.2f",sd_a0801),
    median_a0801=sprintf("%.2f",median_a0801)
  )
print(result5)
```

得到肥胖等级正常时不同性别人的收缩压的均值、标准差、中位数，见图 6-81。

	a0201	mean_a0801	sd_a0801	median_a0801
	<dbl>	<chr>	<chr>	<chr>
1	1	129.46	13.68	127.33
2	2	129.28	19.04	125.17

图 6-81　肥胖等级正常时不同性别人的收缩压情况输出结果

(7) 输入以下命令。

```
library(dplyr)
result6<-mydata %>%
  filter(bmi2==0) %>%
  group_by(a0201) %>%
  summarise(
    mean_a0802=mean(a0802,na.rm=TRUE),
    sd_a0802=sd(a0802,na.rm=TRUE),
    median_a0802=median(a0802,na.rm=TRUE)
  ) %>%
  mutate(
    mean_a0802=sprintf("%.2f",mean_a0802),
    sd_a0802=sprintf("%.2f",sd_a0802),
    median_a0802=sprintf("%.2f",median_a0802)
  )
print(result6)
```

得到肥胖等级正常时不同性别人的舒张压的均值、标准差、中位数，见图 6-82。

	a0201	mean_a0802	sd_a0802	median_a0802
	<dbl>	<chr>	<chr>	<chr>
1	1	79.19	7.63	78.67
2	2	80.27	10.90	80.00

图 6-82　肥胖等级正常时不同性别人的舒张压情况输出结果

第七节　统计图形的绘制

一、条图的绘制

(1) 绘制随着肥胖等级变化，高血压所占比重图。(肥胖等级：bmi2；是否高血压：gxy)操作步骤如下。

① 打开 R 语言文件“mydata.csv”。

② 输入以下命令。

```
library(vcd)
table(mydata$ bmi2,mydata$ gxy)
table(mydata$ gxy,mydata$ bmi2)
counts<-table(mydata$ gxy,mydata$ bmi2)
barplot(counts,
      col=c("blue","red"),
      beside=TRUE,las=1,
```

```
    ylim=c(0,100))
legend("topright",legend=rownames(counts),
    fill=c("blue","red"))
```

结果见图 6-83。

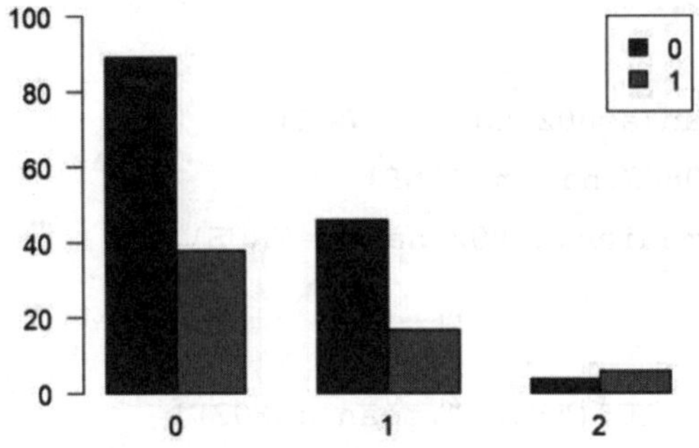

图 6-83　簇状条图

(2) 绘制随着肥胖等级不同,收缩压平均值的变化。(肥胖等级:bmi2;收缩压:a0801)操作步骤如下。

① 打开 R 语言文件“mydata. csv”。

② 输入以下命令。

```
library(ggplot2)
library(dplyr)
avg_sbp_by_bmi<-mydata %>%
  group_by(bmi2) %>%
  summarise(mean_a0801=mean(a0801,na.rm=TRUE))
ggplot(avg_sbp_by_bmi,aes(x=factor(bmi2),y=mean_a0801))+
  geom_bar(stat="identity",fill="blue")+
  theme_minimal( )
```

得到百分比条图,见图 6-84。

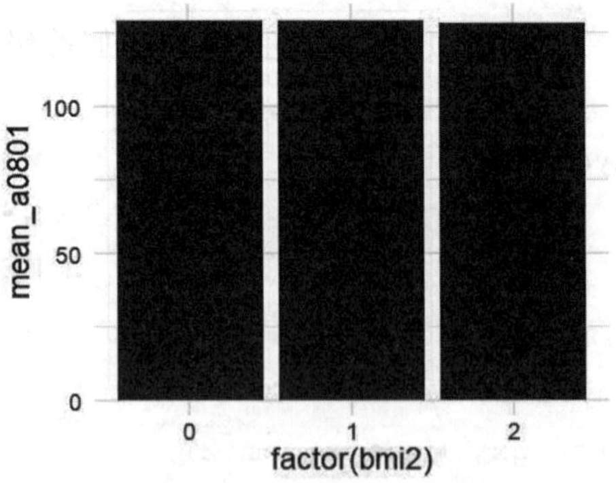

图 6-84　百分比条图

二、线图的绘制

绘出分性别随年龄的增长，收缩压的变化趋势图。（性别：a0201；年龄：age2；收缩压：a0801）

操作步骤如下。

（1）打开R语言文件“mydata.csv”。

（2）输入以下命令。

```
library(dplyr)
library(ggplot2)
summary_data<-mydata %>%
  group_by(a0201,age2) %>%
  summarize(mean_a0801=mean(a0801))
ggplot(summary_data,aes(x=age2,y=mean_a0801,color=factor(a0201)))+
  geom_line()+
  scale_color_manual(values=c("blue","red"))
```

得到不同性别随年龄增长收缩压变化线图，见图6-85。

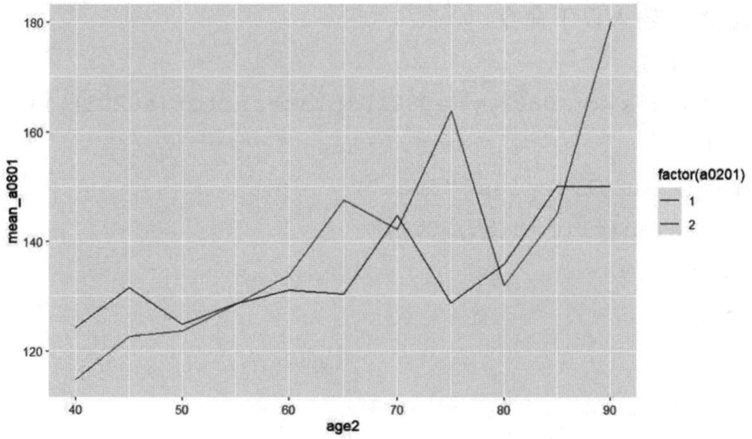

图6-85　线图

三、饼图的绘制

绘出肥胖等级的构成图。（肥胖等级：bmi2）

操作步骤如下。

（1）打开R语言文件“mydata.csv”。

（2）输入以下命令。

```
bmi_counts<-table(mydata$bmi2)
pie(bmi_counts,
  labels=paste0(names(bmi_counts),"(",round(prop.table(bmi_counts)*100),"%)"),
col=rainbow(length(bmi_counts)))
```

```
legend("topright",legend=names(bmi_counts),fill=rainbow(length(bmi_counts)))
```

不同等级肥胖构成见图 6-86。

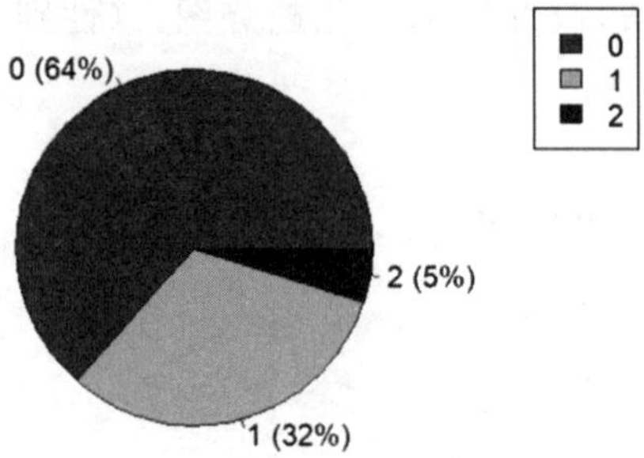

图 6-86　饼图

四、散点图的绘制

绘出分性别的收缩压与舒张压的散点图。(收缩压:a0801;舒张压:a0802;性别:a0201)操作步骤如下。

(1) 打开 R 语言文件“mydata. csv”。

(2) 简单散点图。输入以下命令。

```
library(ggplot2)
ggplot(mydata,aes(x=a0802,y=a0801,color=factor(a0201)))+
  geom_point()+
  facet_wrap(~ a0201,scales="free")+
  coord_cartesian(ylim=c(50,200))+
  theme_minimal()
```

结果见图 6-87。

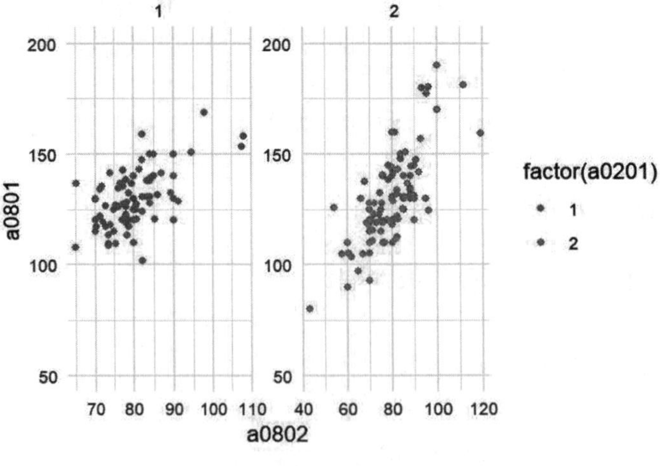

图 6-87　简单散点图

(3) 添加回归直线后散点图。输入以下命令。

```
library(ggplot2)
ggplot(mydata,aes(x=a0802,y=a0801,color=factor(a0201)))+
  geom_point()+
  geom_smooth(method="lm",se=FALSE)+
  facet_wrap(~ a0201,scales="free")+
  coord_cartesian(ylim=c(50, 200))+
  theme_minimal()
```

结果见图 6-88。

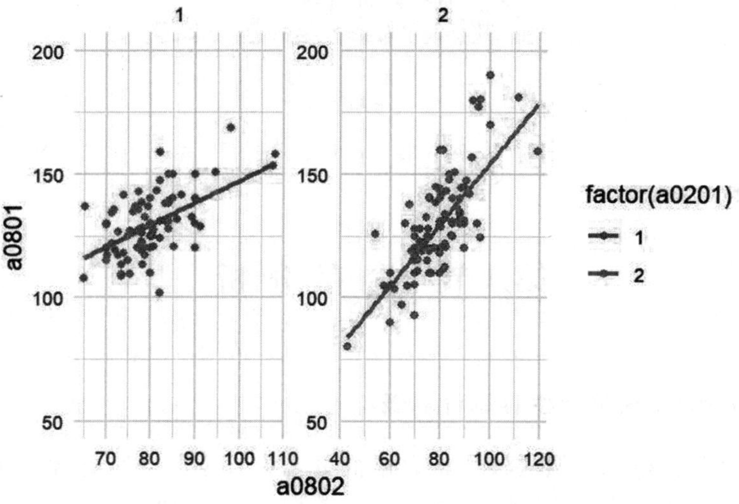

图 6-88　添加回归线散点图

五、直方图及其他图形

绘制收缩压的直方图。(收缩压:a0801)

操作步骤如下。

(1) 打开 R 语言文件“mydata. csv”。

(2) 输入以下命令。

```
library(ggplot2)
ggplot(mydata, aes(x=a0801))+
  geom_histogram(aes(y=..count..),binwidth=5,alpha=0.5)+
  stat_function(fun=function(x) {
    dnorm(x, mean=mean(mydata$a0801, na.rm=TRUE),
      sd=sd(mydata$a0801, na.rm=TRUE))*length(na.omit(mydata$a0801))*6.5
  })+
  theme_minimal()+
  coord_cartesian(ylim=c(0, 50))
```

结果见图 6-89。

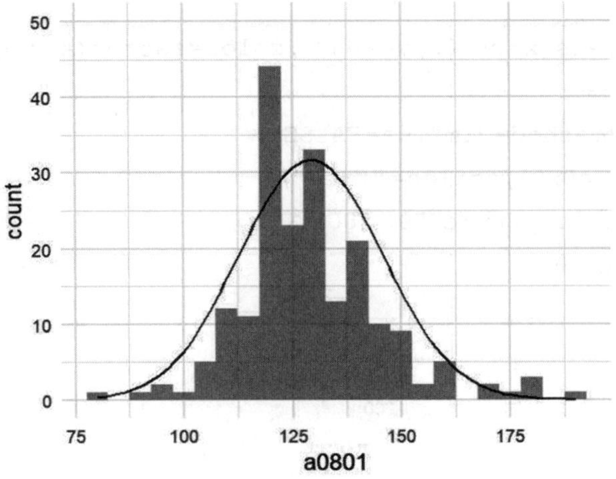

图 6-89　直方图

第八节　生 存 分 析

一、Kaplan-Meier 法估计生存率计算表

(1) 打开“生存分析. dta”数据库，将数据框更名为“mydata2”，并导出为 R 语言文件“mydata2. csv”。读取生存分析数据:`mydataz < - read.csv("mydata2.csv")`。

(2) 绘制生存曲线。输入以下命令。

```
library(survival)
library(survminer)
fit<-survfit(Surv(time,outcome)~ treat,data=mydata2)
ggsurvplot(fit,data=mydata2)
```

结果见图 6-90。

二、生存分析基本操作

(1) 参考第四章第八节的图 4-112 在 Stata 数据表中手工录入到 Excel，months、group、end 三个列标题分别修订为 time、treat、outcome，另存为“mydata2. csv”。直接用 RStudio 打开文件 “mydata2. csv”。

(2) 计算中位生存时间。输入以下命令。

```
library(survival)
library(survminer)
fit<- survfit(Surv(time,outcome)~ treat,data=mydata2)
summary(fit)$table
```

结果见图 6-91，第二组较早出现了截尾数据，故该组的中位生存时间无法进行估计，用缺失值 NA 表示。

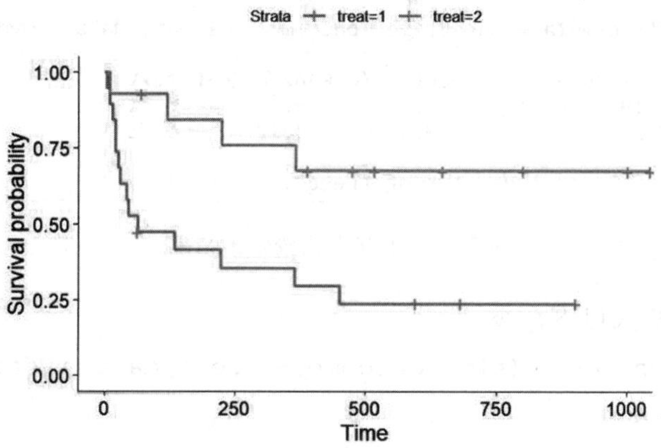

图 6-90　KM 生存曲线图

```
Call: survfit(formula = Surv(time, outcome) ~ treat, data = mydata2)

        n events median 0.95LCL 0.95UCL
treat=1 19     14     64      30      NA
treat=2 14      4     NA     366      NA
```

图 6-91　中位生存时间输出结果

（4）输出生存率、生存率的标准误。输入“summary(fit)”，结果见图 6-92。

```
Call: survfit(formula = Surv(time, outcome) ~ treat, data = mydata2)

                treat=1
 time n.risk n.event survival std.err lower 95% CI upper 95% CI
    3     19       1    0.947  0.0512        0.852        1.000
    9     18       1    0.895  0.0704        0.767        1.000
   15     17       1    0.842  0.0837        0.693        1.000
   20     16       2    0.737  0.1010        0.563        0.964
   26     14       1    0.684  0.1066        0.504        0.929
   30     13       1    0.632  0.1107        0.448        0.890
   41     12       1    0.579  0.1133        0.395        0.850
   46     11       1    0.526  0.1145        0.344        0.806
   64     10       1    0.474  0.1145        0.295        0.761
  135      8       1    0.414  0.1145        0.241        0.712
  223      7       1    0.355  0.1124        0.191        0.661
  365      6       1    0.296  0.1082        0.145        0.606
  450      5       1    0.237  0.1015        0.102        0.548

                treat=2
 time n.risk n.event survival std.err lower 95% CI upper 95% CI
   10     14       1    0.929  0.0688        0.803        1.000
  120     11       1    0.844  0.1019        0.666        1.000
  225     10       1    0.760  0.1218        0.555        1.000
  366      9       1    0.675  0.1344        0.457        0.997
```

图 6-92　summary( )函数输出结果

（5）两组或多组生存率的比较。输入以下命令。

```
result1<-survdiff(Surv(time,outcome)~ treat,data=mydata2)
print(result1)
```

结果见图 6-93。

图 6-93 显示 $P=0.01$，两组生存率有统计学差异。

```
Call:
survdiff(formula = Surv(time, outcome) ~ treat, data = mydata2)

         N Observed Expected (O-E)^2/E (O-E)^2/V
treat=1 19       14     8.57      3.43      6.71
treat=2 14        4     9.43      3.12      6.71

 Chisq= 6.7  on 1 degrees of freedom, p= 0.01
```

图 6-93　生存率比较输出结果

（6）Cox 模型。输入以下命令。

```
cox_model<-coxph(Surv(time,outcome)~ treat,data=mydata2)
summary(cox_model)
```

结果见图 6-94。

```
Call:
coxph(formula = Surv(time, outcome) ~ treat, data = mydata2)

  n= 33, number of events= 18

         coef exp(coef) se(coef)      z Pr(>|z|)
treat -1.3748    0.2529   0.5708 -2.409    0.016 *
---
Signif. codes:  0 '***' 0.001 '**' 0.01 '*' 0.05 '.' 0.1 ' ' 1

      exp(coef) exp(-coef) lower .95 upper .95
treat    0.2529      3.954   0.08261    0.7741

Concordance= 0.665  (se = 0.054 )
Likelihood ratio test= 7.04  on 1 df,   p=0.008
Wald test            = 5.8  on 1 df,   p=0.02
Score (logrank) test = 6.73  on 1 df,   p=0.01
```

图 6-94　Cox 模型输出结果

图 6-94 显示治疗方法改进（treat）对结局的影响有统计学意义，死亡风险比降低为原来的 25.29%，不改进的死亡风险是改进后的 3.954 倍。

（7）多因素 Cox 模型。

如果有更多的协变量，可以放在指令的～treat 之后，Cox 模型可以筛选出对结局有影响的因素。

实习指导

一、使用 Epidata 3.0 处理简单的调查问卷

```
社区居民高血压流行现况调查表
入机流水号:{id}<idnum>
问卷编号:{code}________________
1.姓名:
2.性别:① 男 ② 女      {a0201}#
3.出生日月年:{a0301}<dd/mm/yyyy>
4.文化程度:   {a0401}#
① 文盲  ② 小学  ③ 初中  ④ 高中或中专  ⑤ 大专  ⑥ 本科及以上
5.您是否被确诊患有高血压?{a0501}#
① 是→您是否服药?{a0502}#
    ① 规律服  ② 难受服  ③ 不服
② 否

6.身高:  {a0601}###.#  厘米
7.体重:  {a0701}###.#  千克
8.收缩压:{a0801}###.#   mmHg
舒张压:{a0802}###.#   mmHg
脉  搏:{a0803}###    次/分

调查日期:{a0901}<dd/mm/yyyy>
调 查 员:{a0902}________
```

(1) 按照上表建立 Epidata 的问卷,根据问卷建立数据库。

(2) 添加质量控制:添加变量标签、跳转,试着录入前面 Excel 示例数据的前 20 条数据。

(3) 添加高级控制:自动计算年龄、收缩压减舒张压小于 20 mmHg 时给出错误提示。

(4) 两名同学之间进行双录入比较,然后将两份数据纵向连接。

(5) 对 Epidata 系统进行设置。

二、使用 Epidata 3.0 建立关联数据库

家庭信息表

编号{id} @####
户主姓名{name}@ ______
家庭人口{popu}@#

→

个人体检表

家庭编号{id}@####
个人编号{code}@####
性 别{sex}@#

身高{Height}@###.# cm
体重{Weight}@###.# kg
收缩压{sbp}@###.# mmHg
舒张压{dbp}@###.# mmHg

(1) 如上所示建立一个关联数据库,自编数据录入 20 条记录。

(2) 使用不同的设置横向连接这两个数据库,观察连接结果。

(3) 把连接好的数据导出到 Excel、SPSS。

三、将 Excel 数据导入到 SPSS,并计算新变量、选择记录

(1) 把表 1-2 录入的 Excel 数据导入到 SPSS。

(2) 参见正文添加各变量的属性。

(3) 使用 SPSS 计算新变量:参见正文计算年龄、年龄组、是否高血压、肥胖指数、肥胖等级。

(4) 选择记录:女性高血压患者,重新选择全部样本。

四、使用 SPSS 做统计分析

使用已创建的 SPSS 数据库完成以下操作。

(1) 计量资料的描述性分析:收缩压、舒张压、身高、体重。

(2) 分析男性、女性脉搏是否有差异(两独立样本 t 检验)。

(3) 分析肥胖等级间的收缩压差异(单因素方差分析)。

(4) 描述年龄组、肥胖等级的构成(Frequency)。

(5) 比较本地高血压患病率与 33%的全国情况相比是否有差异(Binomial)。

(6) 比较男性、女性高血压患病率的差异、肥胖率的差异(Crosstab)。

(7) 分析男性、女性脉搏是否有差异(两独立样本非参数检验)。

(8) 描述收缩压、舒张压的相关性,并构建直线回归方程;描述身高、体重的相关性,并构建直线回归方程。

(9) 使用 Logistic 回归分析"是否高血压"与其他诸多变量的多元关系,请思考自变量中是否可以选入收缩压和舒张压两个变量?

五、使用 SPSS 构建基本统计表格、绘制统计图表

使用已创建的 SPSS 数据库完成以下操作。

(1) 做一个基本表格,显示肥胖等级在性别、年龄组、文化程度、是否高血压之间的分

布；显示舒张压的平均值在性别、年龄组、文化程度、是否高血压之间的差异。

(2) 使用百分比条图显示：不同肥胖等级中高血压的构成；不同肥胖等级中舒张压的均值。

(3) 使用线图显示：随年龄组不同，高血压患病率的变化。

(4) 使用饼图显示：肥胖等级的构成。

(5) 使用散点图显示：收缩压与舒张压的相关关系、身高与体重的相关关系。

(6) 使用直方图显示：年龄的分布(分别使用年龄变量和年龄组变量)。

(7) 使用线性回归，预测当收缩压为 120 mmHg 时舒张压的值；预测当身高为 170 cm 时体重的值。

六、使用 Stata 完成教材中的运算，并理解 Stata 指令

略。

七、使用 R 完成教材中的运算，并理解 R 语言

略。

参考文献

[1] 卡巴科弗. R 语言实战[M]. 3 版. 王韬，译. 北京：人民邮电出版社，2023.
[2] 孙业桓. EpiData 软件实用教程[M]. 合肥：安徽大学出版社，2009.
[3] 天明教育 IT 教育研究组. Word Excel PPT 办公应用实操大全[M]. 沈阳：辽宁大学出版社，2023.
[4] 杨维忠. Stata 统计分析从入门到精通[M]. 北京：清华大学出版社，2022.
[5] 杨维忠，陈胜可. SPSS 统计分析从入门到精通[M]. 5 版. 北京：清华大学出版社，2022.
[6] 张文彤. SPSS 统计分析基础教程 [M]. 3 版. 北京：高等教育出版社，2017.